国家科学技术学术著作出版基金资助出版

# 中医脑理论创新与退行性脑病共性证候要素研究

主编 张俊龙 郭 蕾

科学出版社

北京

## 内 容 简 介

本书对中医脑理论产生和发展的演进轨迹进行了梳理，总结出中医"脑主元神论"的理论基础。围绕脑的生理、病理状态和临床实践，提出建立以脑神五脏为中心的中医藏象学说新体系的构想。中医藏象学说新体系的建立，具有认识方法论、理论建构和指导实践等多方面重要意义。在长期科研与临床工作中，选择常见的神经退行性疾病——阿尔茨海默病和帕金森病为研究对象，结合"内实外虚""动态时空""多维界面"的证候特征，从文献梳理、模式推导、流行病学调查、临床观察、实验研究等方面对中医脑病的证候变化规律、同病异证内在生物学机制、异病同证内在生物学机制进行了多角度的研究和探索，论述了中医藏象学说新体系指导下的中医脑病证候要素研究成果，并对退行性脑病共性证候要素机制的研究思路进行了探讨和展望。

本书适合从事中医临床、教学、科研的工作人员及广大中医药院校医学生参考阅读。

图书在版编目（CIP）数据

中医脑理论创新与退行性脑病共性证候要素研究 / 张俊龙，郭蕾主编. —北京：科学出版社，2024.2

ISBN 978-7-03-078125-3

Ⅰ. ①中… Ⅱ. ①张… ②郭… Ⅲ. ①脑病–中医临床–研究 Ⅳ. ①R277.72

中国国家版本馆 CIP 数据核字（2024）第 044631 号

责任编辑：鲍 燕 / 责任校对：张小霞
责任印制：徐晓晨 / 封面设计：陈 敬

科学出版社 出版
北京东黄城根北街 16 号
邮政编码：100717
http://www.sciencep.com
北京中科印刷有限公司印刷
科学出版社发行 各地新华书店经销
\*
2023 年 2 月第 一 版 开本：787×1092 1/16
2023 年 2 月第一次印刷 印张：13
字数：309 000
定价：**88.00 元**
（如有印装质量问题，我社负责调换）

# 编 委 会

# 目  录

## 上篇  中医脑理论创新

上 篇

# 中医脑理论创新

# 第一章 导 论

## 一、令人反思的文化现象

脑学说是发生于《黄帝内经》(以下简称《内经》)的传统中医学理论。《内经》认为，脑位于颅内，由髓汇聚而成，其生理功能主要表现为与神志活动和视觉、听觉有关，在机体生命活动中具有重要的意义。然而，在《内经》的作者所完成的中医学理论体系构建中，本应重视的脑却未被列到适当的体系架位中，以致功能分属五脏，存在也无足轻重。因而在脏腑属性归类时，没能跻身于标示在人体功能活动中重要程度的体系——"十二官"中，仅屈为奇恒之腑[1]。

《内经》是一部以理论研究为主的学术论丛，中医体系的完整结构，尤其是辨证论治、方药技术等实践部分则由张仲景奠定基础，后世医家逐渐完成[2]。可能是受到《内经》以五脏为中心整体观的影响，后世医家在这些实践环节的操作上也同样冷落了脑学说。一些具有划时代历史地位的医学家如张仲景、孙思邈、李时珍、张景岳等尽管也认为脑具有主神明等一些重要功能，但却并未将这一认识真正纳入到他们的学术体系中，既无理论上的实质提高，也没能十分在意地指导临床实践[3]，已经产生的一些临床成果大多归之于心、肾等脏范畴。时至今日，中医传统理论对脑的研究基本上还停留在《内经》时期的水平上。

耐人寻味的是，与中医学同属中国传统文化背景下的道家文化体系却接受和发展了脑学说。在道家学术体系中近乎经典的《黄庭内景经》一书中，对脑的形态解剖和功用都有深入细致的研究，比同期医学的认识要深刻得多。后世著作《金丹正理》等则在《黄庭内景经》的基础上，用脑主神明的观点解释思维过程及梦等生理、心理现象，取得了很大的成功。尤其在导引、吐纳等养生和祛病疗法中，广泛地接受了脑主神明、为生命之本的理论，形成了一套较为系统，且与中医传统理论迥然异趣的道家脑学说。

从中医学发生发展的历史看，医学和道家学术的关系是密不可分的[4]。在中医学理论体系建构的秦汉时期，以老庄学说为中心的道家学术对中医学理论的形成起过重要的作用，至今我们仍可从《内经》的文字中看到道家学术的痕迹。道家学术的种种特征，使中医学打上了深刻的民族烙印，对中医学的发展产生了极为深远的影响。历史上，医、道往往是一家，凡修道之士，大多精通医理，修道士兼行医者，代代有之，有些还著书立说。其中的代表人物如孙思邈著《备急千金要方》《千金翼方》；葛洪著《肘后备急方》《抱朴子》《服食方》《金匮药方》；陶弘景著《本草经集注》《药总诀》《效验方》《肘后百一方》等都在中国医药史上占有重要地位。

医、道的思想渗透、体系融合是显而易见的，表现出文化现象的"相生相长律"[5]。作为一个重要的方面，正是这种渗透、融合和相生相长推动了医、道学术的发展。本属医学范畴的脑学说，在中医学中萎缩而在道家学术中发展的历史事实，留待我们研究的恐怕不只是"是否需求"这一简单的命题了，还应有深层次上的多元因素。对这些因素的剖析，无疑将有益于把握中医学的发展规律，促进中医学理论体系的解构和重建[6]，以期获得某些环节上的发展。

## 二、仅仅是巧合吗？

尽管中医学在理论和实践中不重视脑学说，但其既无法否认脑实体的存在，也无法否认脑与神志、视觉、听觉等功能活动有关，在一些难以执正统理论解释的理论和实践分析中，还不得不用到脑的上述功能，这就使得中医学的脑学说在历史的冷寂中延续下来。传至明清，对脑的认识却引发了一场轰轰烈烈的学术运动。

明末清初，以实验科学为基础的西方医学传到中华伊始，出于发展需要的目的，或许更多的只是一种新鲜感，中医学家们试图将这些外来的医学观点纳入到中医的理论体系中，这便是早期的中西医汇通。在对中西医学的若干理论进行深度的比较研究后，医学家们发现，中西医的概念内涵不同，研究的方法和理论基础有着明显的差异，汇通存在着很大的障碍，将西医融入中医体的想法只是中医学家们的一厢情愿。虽然这项革命性工作由于认识论、方法论、医学基础等诸多因素最终以悲壮的结局而告终，但却为后人留下了可贵的开拓精神和丰富的经验，其中也不乏许多通向成功的线索。

中西汇通，肇始于脑[7]。这是因为，在西医学专业资料传到中国之前，最先进入中国本土的是传教士的宗教文化。西方宗教对人性的分析中提到的脑主思维记忆的观点在医学尚未传入之前就引起了中医学家的注意和认同。因为人们发现，在脑与神志相关这一点上，中西方的观点是一致的。可能正是这个原因，中医学家对中西汇通产生了极大的信心和热情，随后的中西医学全面汇通，实由脑理论的汇通开始。

也正因此，中西汇通中最成功的是脑理论的认同。中西医学尽管在许多方面不可通约，但在脑的位置及其与神志相关的功能上，双方的认识是相通的，这就为中医学吸收西医学有关脑的理论奠定了基础。一些中西医汇通学家如王清任、唐容川、张锡纯等不但接受了西医学的脑理论，而且较为成功地将其纳入到中医学的体系中，赋予新的认识，并在临床实践中取得了成功，如用脑汇通理论指导癫痫、中风、头痛、痴呆等病的治疗上，成绩不凡。

两种完全不同的医学体系，在对脑的认识上却存在着几乎相同的看法，这是一种巧合，还是寓有更高层次的含义，值得我们深思。

# 三、主题的认识设定与选择

中西医对脑与神志活动关系的文化认同，反映了在这个环节上中西医认识主体的相同认识设定。

结构和功能是物质世界的普遍属性，两者之间存在着"结构决定功能"和"功能反作用于结构"的辩证关系，具有高度的适应性和统一性。认识论的一般原理认为，作为认识主体的人，在对客观事物的认识中，并不是对客观事物结构和功能的所有因素都毫无取舍的一览无余。客观事物是一个多侧面、多层次、多因素构成的复杂存在，究竟哪些因素能进入主体的认识视野而成为认识的对象，要取决于认识主体的条件。而认识主体的个体差异则取决于主体所处的历史环境和文化背景构成的时空及主体的知识结构、认知方式等多元因素。这样，同一客体对不同主体可以有不同的意义；不同主体对同一客体可以从结构和功能的不同侧面、不同层次，以不同方式、在不同意义上去掌握和评价，从而形成不同的观念和理论，做出不同的判断。因此，客观事物的结构和功能构成了主题的认识设定和选择。

根据这种认识，不同条件的认识主体，对同一客体可进行不同认识设定和选择，从而使得同一客体对不同认识主体出现了不同的认识论和价值[8]。以人体的生理病理为例，受元气论哲学和"上守身，粗守形"认识方式的影响，中医学形成了从功能状态把握人体的认识设定。这种认识设定使得人体表现为功能状态的生命信息成为中医学的认识对象，通过对人体功能的研究，巧妙地完成了藏象理论从实体到功能的演化，构筑了具有"整体观念"和"辨证论治"特点的中医学理论体系。而正是这种设定，使得中医学对人体形态解剖资料，尽管在千百年的实践过程中并非没有看见，而且从汉代至清代还一直不乏解剖尝试，但由于中医学认识主体条件决定的本质力量，使得这样的事实虽然客观存在着，却始终没有成为中医学的认识对象，中医学始终没有把解剖事实建构在自身理论体系之中。受原子论哲学和分析还原认识方式的影响，西医学形成了从结构分析中认识人体的认识设定，建立了以形态解剖为基础的医学理论体系。同样，西医学的这种设定，使得进入中医视野成为重要认识对象的内容，西医认识主体却完全不知其义，舌象和脉象即为其例。再如发热症状，中西医都能观察到，但认识论的指向和设定却大不相同。西医重视的是可以客观测量的热型，诸如弛张热、稽留热、间歇热等，并可画出曲线，给予准确解释。中医对此则大异其趣，它重视的是用主观体验的热型，如蒸蒸发热、骨蒸潮热、日晡潮热、寒热往来等，中医理论可对此进行自身理论说明。这种发热的不同描述，对中西医的不同主体来说，就很难沟通了。

而同属中医认识主体群的单个主体，由于其各自主体条件的差异，对中医理论的认识和结论也不相同。以中医发展为题[9]，具有传统文化根基及修养且对中医有着深刻理解的学者，主张发扬用新文化背景去改造中医，以求推陈出新。而另外也有学者，他们有着新的文化背景，但缺乏对传统中医的全面理解和正确认识，则自觉或不自觉地反对中医、否定中医。

具体到中医学对神明活动的认识中，主体由于其条件的差异，而形成对这一生命现象从结构或功能的不同层面来理解的不同认识设定，其结果产生了不同的学术观点。一些学者的主体认识设定于传统文化背景中的整体性功能认识上，提出神明之主在心不在脑的观点[10]。认为心主神明是中医学的传统理论和特色理论[11]，而脑主神明则"违背了中医理论"[3]，并指责持脑主神明论者不能"从中医理论中理解中医"[12]，是在用"西医理论取代中医"[13]。他们提出的理论检验标准是"你提出的新理论必须符合中医学的理论原则，必须能够正确地指导中医辨证论治、处方用药"[3]。而另外一些学者，将其主体认识设定于现代文化背景中的结构认识上，用西医的大脑理论去比附中医的心主神明理论，在未能深入理解中医的前提下，片面提出神明之主在脑不在心的观点[14, 15]，实际上把中医理论简单化了。

上述两种观点用"主体的认识设定"理论不难得出认识发生学的理解。他们在对神明活动这一同一客体的研究中，根据主体的认识设定，从结构或功能的不同侧面进行认识，其理论都是片面的，并非神明活动的本质所在。根据一元论的真理观，认识的终极目的在于把握事物的本质规律。无论从结构到功能的认识或从功能到结构的认识，最终都要实现结构与功能辩证统一这一目的。因此，在神明活动的认识中，将主体的认识设定定位于结构和功能的辩证统一，当属最佳选择。实现这种认识设定的前提条件是，其结构和功能的设定区域均应属中医范畴，是中医认识主体所能认识到的认识对象。也就是说，要从中医理论中理解和发展中医。缺乏结构基础（这里指未能实现结构与功能辩证统一）的心主神明理论，其理论发展再也无法用设定于功能状态把握的认识论方法去实现；而用西医大脑生理取代和改造中医神明理论的做法，则由于中西医主体认识设定的差异而难以沟通，是一种违背中医认识论原则的选择，应当摒弃。中医学关于脑与神志关系的理论，既有结构（注意：从道家学术发展了脑与神志关系的文化现象中可以看出，传统文化对脑与神志相关理论是认同的，这说明了医学和道家对脑形态和物质基础的分析当属中医的主体认识设定区域）的线索，又有功能的理解，是中医神明活动结构与功能的辩证统一。用脑与神志相关的理论去发展中医神明理论是我们根据主体认识设定于结构和功能辩证统一而后得出的结论。

临床学家的主体设定常常是最具有使用效应的。目前临床上对神志病变治疗中用益气养神的西洋参治疗神志衰弱、反应迟钝；用补肾填精益智方药治疗阿尔茨海默病、记忆力低下；用疏肝解郁药治疗情志病变等，均体现了神明之主不是在心，更在脑，结构与功能辩证统一的认识设定，颇有改造传统中医心神理论的意蕴。一些学者对此进行了理论总结，提出了心脑合主神明或脑主神明等论点[16, 17]，体现了这种认识设定正在启动的理论和实践。

基于上述认识，以"脑主元神论——兼论建立中医藏象学说新体系的构想"为题，以全新的主体认识设定，通过理论探讨和实验研究，对中医脑与神明相关理论进行了系统的考查与分析，提出中医脑主元神理论，并对这一理论进入中医理论体系的过程和方法，以及由此产生的藏象学说新体系重建进行了全方位探索。

# 第二章　理论演进轨迹

脑是中国传统文化中认识最早的事物之一。从汉字产生之时起，脑就被赋予与神志相关的特定含义，后世中国传统文化的各个分支如医学、道家、文学等对脑的传播也均基于这个原始观点。研究传统文化中的脑理论演进轨迹有助于我们从历史与文化背景的全方位把握中医脑理论本质，为脑主元神论的确立奠定基础。

## 一、认识原点（商周时期）

汉语文字是造字者依据自己已获得的知识创造出来的表意符号。造字者把自己对事物的理解和认识通过文字的形态、结构和音声表达了出来；而汉字的构造规律（如六书中象形、指事、会意和形声）则使造字者赋予文字的思想脉络清晰可见。因此，分析古汉字的结构不失为探索古人科学思想和认识水平的可靠途径[18]。许慎《说文解字》（以下简称《说文》）在论说"思"字的字形时说："从心从囟。"其意为"思"字是由"囟"字和"心"字组成。囟，代表头脑。熊忠《古今韵会举要》对此解释说："自囟至心，如丝相贯不绝也。"朱骏声《说文通训定声》释曰："思者心神通于脑，故从囟。"郝懿行《尔雅义疏》曰："人从囟自心，如丝相贯，心囟二体皆慧知所藏。人之思虑生于心而属于脑。"这些论述表明，从造字之时起，"思"便与心、脑相关，脑具有与神明相关的功能。而"思"字却是古老的字，早在《书经·尧典》中就有"钦明文思安安"的字句，对此"思"字，郑玄解为"虑深通敏谓之思"。《尧典》这篇文献，历代学者一直公认为是殷末周初的作品。由此可知，脑与神明相关的认识可推到公元前 11 世纪[1]。

类似"思"字，与精神活动有关的字还有"慐"和"愿"等。"慐"又作"忧"，其主要构件是"心"和"页"，这里"页"指头颅。这个字也证明它的创制者认识到愁忧之类的心理活动既属于心，也关乎脑。"愿"是一个形声字，意为"思也"（《尔雅》），"欲思也"（《方言》），"念也"（《邶风·郑笺》），其构成部件中仍有代表头的"页"，同样可证明脑与神明有关。

脑与神明有关的功能活动是我们从上述表示人精神活动的汉字结构分析中得到的结论。那么"脑"本身又是一个什么物体呢？《说文》曰："脑，颅中脂也。"意即脑是指颅腔中的膏脂状物质。而又说"髓，骨中脂也"。由上二说，我们可以看出，汇聚于颅骨内的髓就是脑。

从上面的分析我们可以认识到，脑位于颅内，由髓汇聚而成，具有与神明相关的功能活动。这当属中国传统文化对脑的最原始认识。

## 二、体系选择（战国至秦汉时期）

在这个时间跨度内，传统文化的分支学科开始建立，中医学的理论体系也形成于这个时期。医学的研究对象是人，而脑又为人体重要的功能活动单位，在中医学的理论体系中，不可避免地存在着关于脑的本体论认识。

成书于战国末年至秦汉时期的《内经》，代表着中医学理论体系的形成，它的理论体系是以五脏为中心的，心主神明是书中明确提出的论点。对脑的认识是：解剖上"脑为髓之海，其输上在于其盖，下在风府"（《灵枢·海论》），功能上"头者，精明之府，头倾视深，精神将夺矣"（《素问·脉要精微论》），以及"髓海有余，则轻劲多力，自过其度，髓海不足，则脑转耳鸣，胫酸眩冒，目无所见，懈怠安卧"（《灵枢·海论》）。从其论述中可以看出，脑的功能活动与神明和视觉、听觉有关。从《内经》建立的中医学理论体系看，人体生命的中心是五脏系统，五脏皆与神明相关，其中心又"主神明""为君主之官"（《素问·灵兰秘典论》）。脑与神明相关的认识并未进入到中医藏象学说的核心体系中。从中也能体会到脑主神明的论点和心主神明、五神脏等论点不属同一学派，《内经》的作者舍弃了脑的主要功能，仅在分析眩晕、耳鸣、眼花时偶有论及[19]。

这种思想影响了东汉末年的医圣张仲景。他虽然对脑主神明基本上持肯定态度，在《金匮玉函经·卷一·论治总则》中提出："头者，身之元首，人神之所注。"但在他建立的六经辨证论治体系内关于精神思维疾病的理论分析与临床证治中，并未将这一认识纳入其学术体系，以致未能形成关于脑与神明的辨证论治体系。这便是这个时期医学对脑的全部认识。

在同时期的传统文化中，对脑也多有认识。西汉末年的儒家纬书《春秋元命苞》说"脑之为言在也，人精在脑""头者，神所居"。这里，脑与头可分又不可离；而"神"尤精明；"居"尤府舍。扬雄《扬子法言·问明》曰："子贡辞而精之。"李轨注："精，明。"《文选·神女赋》曰："精交接以来往兮。"李善注："精，神也。"精是智慧之渊，《淮南子·俶真训》曰："神者，智也，渊也。"《周礼·大宰》曰："治官府。"郑玄注："百官所居曰府。"如此看来，《春秋元命苞》中的"人精在脑""头者精明之府"等，都说明脑为精神智慧产生之处。

文学作品中，西汉韩婴著《韩诗外传》提到"人生……三月微的而后能见，七月而生齿而后能食，期年髌就而后能行，三年脑合而后能言"。语言是由神明支配的，如《内经》"衣被不敛，言语善恶不避亲疏者，此神明之乱也"。韩氏指出孩童必待脑合而后能言，不无有脑与神明相关的意识。

总结这个时期中国传统文化对脑的认识，可以看出，中国传统文化始终认为，脑与神明相关。中医学的体系形成于这个时期，对脑的认识为何没能融合于传统文化之中，的确令人费解。

# 三、演进发展（晋唐宋元明时期）

这个时期的医学著作中关于脑与神明相关的论述很多，有的还将此认识运用到临床实践中。如《颅囟经》曰："元神在头曰泥丸，总众神也。"泥丸指脑，说明脑具有总众神的功能。唐代医家孙思邈在《备急千金要方》一书中曰："头者，身之元首，人神之所注，气口精明三百六十五络，皆上归于头，头者诸阳之会也，故头病必宜审之，灸其穴不得乱，灸过多伤神。"说明他对脑与神明相关及脑在人体生命活动中的重要性有着相当的认识，并运用到针灸的医疗实践中，具有重要的意义。宋代陈无择《三因极一病证方论》曰："头者诸阳之会，上丹产于泥丸宫，百神所集。"明代朱橚《普济方》指出："头者诸阳所会，脑者物所受命。"李时珍在《本草纲目》中也说："脑为元神之府。"在这些认识中，朱橚"脑者物所受命"一语说明脑是人体接受外界事物进行思维的器官，李时珍"脑为元神之府"的论述，则总结了道家与医学的认识，从理论上明确提出了脑主元神的论点，具有重要意义。其后从明万历年间起，由于西方医学开始传入中国，故汪昂等有关脑与神明相关理论的认识则明显受到了西医大脑说的影响[7]，已不再是中国传统文化的脑学说了。

值得特别指出的是，从公元4世纪的晋代起，道家书中对脑有比较深入的研究，如东晋魏华存《黄庭内景经》和元代赵友钦《金丹正理》。

《黄庭内景经·至道章》云："泥丸百节皆有神。"梁丘子注云："泥丸，脑之象也。"这里的百节，颇与西医之大脑沟回相似，"泥丸百节皆有神"即言脑的许多沟回，乃是人神明所居之处。《黄庭内景经》又说"脑分九宫"，据梁丘子注引《大洞经》，其九宫为明堂宫、洞房宫、丹田宫（泥丸宫）、流珠宫、玉帝宫、天庭宫、极真宫、玄丹宫、太皇宫。《黄庭内景经·常念章》云："九室正虚[墟]神明舍。"梁丘子注曰："九室谓头中九宫室。"故"九室正虚[墟]神明舍"是说脑中九宫的正虚都是人神明所居之处。《东医宝鉴》"头有九宫"条引《黄庭经》说："头有九宫，脑有九瓣。"此处列举九宫之名，与上文梁丘子所引《大洞经》之九宫名基本相同，盖系《黄庭内景经》之另一注本。据其"脑有九瓣"一语，表明古人确已看到脑的沟回。

《金丹正理》曰："头有九宫，上应九天，中间一宫，谓之泥丸，又曰黄庭，又名昆仑，又名天谷，其名颇多，乃元神所住之宫，其空如谷，而神居之，故谓之谷神。神存则生，神去则死，日则接于物，夜则接于梦。"又云："天谷，元宫也，乃元神之室，灵性之所存，是神之要也。"赵氏在这里明确指出，人在昼日应处一切事物和夜间的做梦，都是由于脑的活动，同时也说明了脑是人生命之本。

纵观这个时期对脑的认识，道家学术的研究要深入一些，并将脑的有关理论运用到导引养生和祛病方法中，自成一个体系，取得了很大的成功。相对而言，医家的认识基本上还停留在《内经》时期的水平上，一些发挥也多是受到道家脑说的影响，如上述孙思邈、朱橚、陈无择、李时珍的论述，基本上取义于道家。

从文化发生学的角度看，道家脑说虽有其自身内涵，但并非新生独立的学说。从本原上讲，乃前代中国传统文化对脑认识的进一步阐述。根据前述，早在公元前11世纪，人们就已认识到了脑与神明相关的功能活动，到《内经》时期，由于学术派系的不同，未能纳入到中医体系的核心内容，致使以后的医学发展中没有对脑学说进行更深入的研究。然而，这一传统的脑学说却被道家继承和发展下来，《黄庭内景经》之论脑，乃是古代主张"以脑为脏"一派医家学说流传至后世者[20]。《素问·生气通天论》有云："其气九州、九窍、五脏、十二节皆通乎天气。"对这段话，自王冰以下诸注家皆以中国古代地理分九州之说为解，此为谬论。因为与其并列之九窍、五脏、十二节都是人体中的事，何独"九州"扯到大地分九州上去？我们认为此"九州"应是指九宫而言，因为人脑分九宫，九宫各有神明，每宫之神明亦应各有所主，如地分九州，各有管辖范围，故将九宫分九州，犹如《素问·三部九候论》称九脏为九野。如果这一分析正确，则道家脑分九宫之说，乃承自古代主张"以脑为脏"一派医家的学说，并非臆断。

# 四、汇通尝试（明清时期）

## （一）理论上的接纳与汇通

明代末年，西方医学知识随着传教士传播教义来到中国。根据有关史料，宗教著作先于医药书籍进入中国[21]。最早见到的资料是利玛窦《西国记法》，这不是一本医学著作，但他在解释"灵性"的神学问题时，提到了西方神经学关于脑的内容。《原本篇》有云"记含有所在脑囊，盖颅囟后枕骨下为记含之室。故人追忆所记之事骤不可得，其手不觉搔脑后，若索物令之出者，虽儿童亦如是。或人脑后有患则多遗忘""博学强记之士，人以石头击破其头，伤脑后遂尽忘其所学，一字不复能记。又有人坠楼者遂忘其亲，知不能复识"。这些论述对记忆的分析可谓深入浅出，比喻也尚称允当，较之中医学"脑为元神之府"要清晰明白得多；而经验事实，人多共识，极易为人接受。因此，舶来之脑说别开生面，自是十分容易造成震撼的。

中国传统医学对西学脑说开始接受，以求纳入中医体系；后则汇通，企图衷中参西，以长补短。首传者为金声。

金声（1598～1645年），字正希，精西学而奉西氏之教。其同乡叶世寅在《金忠节传》中说："顾余世治医者，尚悉公有脑主记忆之论，为世人所鲜知。汪昂之《本草备要》、王清任之《医林改错》皆著其说，而儒者不传。余闻之，公尝与徐光启习历算于西人，意者固有所受欤，则吾华脑识起信，公实发蒙之懿矣。"由这段史实可知，金声先师西人学知西方脑说，而后又传至他的小同乡汪昂（字讱庵，1615～1694年），其所传之说，也可从汪昂《本草备要》中见到。汪氏在"辛夷"条下云："吾乡金正希先生尝语余曰：'人之记性皆在脑中。小儿善忘者，脑未满也；老人健忘者，脑渐空也。凡人外见一物，必有一形影留于脑中'，昂按：今人每记忆往事，必闭目上瞪而思索之，此即凝神于脑之意也。不经先生道破，人皆习焉而不察矣。李时珍曰'脑为元神之府'其于此义殆暗符欤！"从中可以看出汪昂本人对西学脑说的笃信。如此，金声传汪昂，汪昂合纂西方"脑主记忆"与李时珍"脑为元神之府"二说，可谓进行了一次初步汇通。

由于汪昂的《本草备要》是一简赅而通俗的读本，自刊行后流传甚广，脑说便由此广为传播，引起了医学界的强烈反响。如王学权《重庆堂随笔》（1808年）论"虚终"曰："健忘，亦虚劳之萌也……人记性含藏在脑，凡人追忆往事骤不可得，其手不觉搔脑后，若索物令之出者，虽儿童亦如是，此其明证也。"并举例验证说："天台齐次风先生，学问淹博，记性过人，后官礼部侍郎时，坠马破脑。蒙古医人刳生牛腹，卧公其中，并取生牛脑，乘热纳公颡。愈后尽忘所记，不能握笔。则西士之言，已有征验。"并进一步引申云："盖脑为髓海，又名元神之府。水足髓充则元神清湛而强记不忘矣。若火炎髓竭，元神渐昏，未老健忘，将成劳损也奚疑。"

王清任是一位独立自创的中国解剖学家，虽有史料表明其与西人无直接接触，但受汪昂所传脑说影响颇大。在《医林改错》中，他以百倍的热情鼓吹脑说，并加以引申发挥，如该书"脑髓说"中云："灵机记性在脑者，因饮食生气血，长肌肉；精汁之清者，化而为髓，由脊骨上行入脑，名曰脑髓。盛脑髓者名曰髓海。其上之骨，名曰天灵盖。两耳通脑，所听之声归于脑；脑气虚，脑缩小，脑气与耳窍之气不接，故耳虚聋；耳窍通脑之道路中若有阻滞，故耳实聋。两目即脑汁所生，两目系如线，长于脑，所见之物归于脑。瞳人白色是脑汁下注，名曰脑汁入目。鼻通于脑，所闻香臭归于脑。脑受风热，脑汁从鼻流出，涕浊气臭，名曰脑漏。看小儿初生时，脑未全，囟门软，目不灵动，耳不知听，鼻不知闻，舌不言。至周岁，脑渐生，囟门渐长，耳稍知听，目稍有灵动，鼻微知香臭，舌能言一二字。至三四岁，脑髓渐满，囟门长全，耳能听，目有灵动，鼻知香臭，言语成句。所以小儿无记性者，脑髓未满；高年无记性者，脑髓渐空。李时珍曰：'脑为元神之府。'金正希曰：'人之记性皆在脑中。'汪切庵曰：'今人每记忆往事，必闭目上瞪而思索之。'脑髓中一时无气，不但无灵机，必死一时；一刻无气，必死一刻。试看痫症，俗名羊羔风，即是元气一时不能上转入脑髓，抽时正是活人死脑袋。活人者，腹中有气，四肢抽搐；死脑袋者，脑髓无气，耳聋、眼天吊如死。有先喊一声而后抽者，因脑先无气，胸中气不知出入，暴向外出也；正抽时，胸中有漉漉之声者，因津液在气管，脑无灵机之气，使津液吐咽，津液逗留在气管，故有此声；抽后头疼昏睡者，气虽转入于脑，尚未足也。小儿久病后，元气虚抽风，大人暴得气厥，皆是脑中无气，故病人毫无知识。以此参考，岂不是灵机在脑之证据乎？"

王清任的脑髓说明显地受到了西说的影响，他的工作有两点必须肯定。其一，他的脑髓说谈到了脑主记忆和运动两个功能，并于五官功能与脑的关系中说明颇详，总赅之曰"灵机记性在脑"，不仅如此还主宰生命，"一时无气，必死一时"。其二，他实际上已进行了理论上的汇通，将气及饮食气血精汁与脑髓功能的关系密切结合起来，兼以解释五官功能及癫痫病机，并对小儿抽风、大人气厥亦作了同理解释。其汇通工作在此也表现为推玄入理，言"通几"于"质测"基础上。他在中西汇通脑说上的功绩于是可见一斑。

又有郑光祖著《一斑录》（1798～1845年完成），在脑说中，自创"心主思，脑主记"，以此汇通中西。并谓"人寐则脑与心神相会，梦每因之而成"，堪称中医"心肾相交"说之引申。他还用中医理论汇通脑之营养及生理功能关系，曰："人之食入于口，至于胃乃化而成液，散给周身。液又化而为血，融养百骸。血在肝肾者又化而成精，精又凝而成髓，充实骨中，髓又结而成脑，一条从命门、两肾贯脊背而上，入额中结大块，为人身之至宝。脑分两股，率肝精开窍于目，以察五色；又分两股，率肾精开窍于耳，以听五声；又分两股，率肺精开窍于鼻，以别五嗅；若心通于脾，以旺中宫，其精气亦通脑也。"如此汇通颇能自圆其说，且无离题支绌、方枘圆凿之弊。

又有王端履，著《重论文斋笔录》记嘉庆末（1820 年）汪苏潭曰"久患头风，脑已枯涸。矧脑处至高之位，药力所不能及，后竟不起"，并谓"此证有医者云：'凡人记性皆司于脑'"。亦有一脉之传，自此而始见有医者以脑说释中风病机矣。

又有陈定泰，著《医谈传真》（1844 年撰，1875 年刊），其书依西方解剖学对王清任的《医林改错》进行评述，其汇通脑曰"有形之始，结脑髓，为先含祖气也""目，神之视窍，犹耳为听音之窍、鼻为辨气、舌为尝味之窍也""神者，祖气之灵也，祖气者，即生气也，即元阳之火也，受于父母，故曰祖气。祖气居于头骨脑髓之内，而神光常在于目""耳听、目视、辨气、别味、皆神主之"。他这里改王清任"脑气"为"祖气"，并发挥了中医元阳学说，以祖气–元阳之火来说明脑的总司功能，确为其汇通之一说。又论癫狂痫之病源在脑，乃袭清任之论，另加西说佐证，亦甚有理。

## （二）临床理论的汇通尝试

理论上的汇通终须傍其临床价值方能自成体系。因此，一些汇通大家致力于这方面的尝试。不过，这种尝试主要是在临床理论上的汇通，具体的舶来之药和西学之法当时尚属少见。

朱沛文之《华洋脏象约纂》（1892 年刊）重实践，反尊古，脑说中提出"肾精主脑髓"理论，颇能自圆其说，至今也有沿用。该书云："然内肾为脑之原，脊髓为脑之本……《经》曰'人始生，先成精，精成而脑髓生'。夫精生于睾丸，藏于精宫，而连络于内肾。故《经》又谓肾为藏精之府，其曰精成而脑髓生者，谓肾精成而脑髓乃生也。金正希云：'人之灵机记性，皆在于脑。小儿精少脑未满，老人精虚脑渐空，故记性皆少'。脑原于肾，非明证乎。惟脑既原于肾，故脑之于肾，其为病亦相类。《经》曰：'脑为髓之海，髓海有余，则轻劲多力，不足则脑转耳鸣，胫酸眩冒，目无所见，色夭，屈伸不利'是也。它如脑有黄水为湿头痛，脑有血水为热头痛，风涎入脑为掉眩，邪气客脑为湿毒癫狂，风痰迷脑为中风暴死。脑之关系，殊属非轻。第世俗医生鲜言脑者，良以古人以六脉配五脏，而脑无外候，故后人详脏略脑耳。岂知脑源于肾，其外候即与肾同耶！盖肾水亏则脑亦缺，而左尺之脉亦虚。尚滋其肾水，斯脑缺复满矣。推之水停脑而尺脉壅，血侵脑而尺脉洪，风乘脑而尺脉弦，寒伏脑而尺脉紧，热蒸脑而尺脉数，风痰迷脑而尺脉模糊，而以外证合参，按法治疗，验如桴鼓。"朱氏之论实为开拓性尝试。然由于对中西医两大医学体系的根本差异未能予以明确，因而尽管指导思想正确，最终在学术上也仍是了无具体的成就。惟其以临床验证为准则的倡导，尚颇具实践指导价值。

后有张锡纯，著《医学衷中参西录》（刊于 1918～1934 年），书中论神与心脑关系曰："中医谓人之神明在心，西说谓人之神明在脑。及观《内经》，知中西之说皆涵盖其中也。《素问·脉要精微论》曰：'头者精明之府'，此西法神明在脑之说也。《素问·灵兰秘典论》曰：'心者君主之官，神明出焉'，所谓出者，言人之神明由此而发露也。此中法神明在心之说也。盖神明之体藏于脑，神明之用发于心也。"亦不失为一家之言。又若中风一病，张锡纯论曰："中风证，其人忽然眩仆，更或昏不知人，其剧者即不能复苏，其轻者虽然能复苏，恒至瘫痪偏枯。西人谓此非中风，乃脑充血也……细绎《内经》之文，原与西人脑充血之议论句句相符合，此不可谓不同也……至西人对于此证虽有治法，亦难期必效。余曾拟有建瓴汤方，重用赭石、牛膝引血下行，而辅以清火镇肝、降胃、敛冲之品，用之救人多矣，其脑中血管破裂不甚剧者，皆可挽回也。"此乃汇"大厥"与"脑充血"，并据汇通之理组方治疗，实为临床汇通之一功。

综观上述，汇通学家在中西脑说方面作了大量的研究，其理论上的汇通成绩较大，若王清任、陈定泰、郑光祖等皆以中医理论阐释脑之生成及与主神明的功能，大致可圆其说。临床汇通上则较为欠缺，朱沛文、张锡纯从实践角度得出的结论，可作为中医脑理论发展的参考。其汇而未通者，在于对中西医比较研究、中医进化的规律未能深入探讨，方法和角度的错误亦不失为一诱因。这些问题即使在今天仍有待于深入探讨，古人囿于学识与文化背景，诸种局限当属情理之中。

# 五、反思——中医体系为什么没接受脑

## （一）从吴有性和王清任的悲剧式命运谈起

明末以降，中医界出现了两位不同凡响的人物，他们作为时代的觉醒者，捕捉到了中医学发展的新契机，并以他们的发现，提供了带有近代科学意义的线索。但是，十分不幸，由于他们的发现曲高和寡又惊世骇俗，只被时人斥为"非圣无法"，其成就没有被中医体系接受，从而造成了中医史上可悲的"流产"[22]。这便是明末的吴有性和清初的王清任。从他们的悲剧式命运中，我们或可体味出脑理论受中医学冷落的历史原因及发展的出路。

### 1. 戾气学说的蜕变

1642年，生活于明末瘟疫流行年代的著名医学家吴有性，推出了《温疫论》这部试图超越中医传统模式，从"本体论"角度探讨医学规律的著作，总结了当时对热性病治疗的经验，结合自己的实地观察分析和诊治实践，从临床上将伤寒与温病区分开来，并认为瘟疫是由不同于六淫外感病因的"戾气"所致，感染途径由"口鼻而入"，特定的"戾气"可以引起相应的疾病，治疗上宜采取针对性较强的方药以"逐邪"，并指出外科感染与传染病属于同一范畴。这一整套的理论，突破传统的六淫致病模式，发前人之未发，揭示了传染病的许多规律，预测到了致病微生物的客观存在。这些，在没有显微镜的条件下，已经达到了科学发展的最高限度。

然而，在明清时代的文化背景中，中国传统文化中封闭、崇古、内省、求同的特质已经登峰造极。吴有性超出中医传统模式的新理论与整体观念指导下的辨证论治体系显然格格不入，与"儒者不能舍至圣之书而求道，医者岂能外仲师之书以治疗""言必本于圣经，治必尊于古法"的医学意识更是水火不相容。因此只能成为"非圣无法"的异端邪说，被指责为"独出心裁，并未引古经一语""创异说以欺人"。在这种文化背景与医学环境中，吴有性的天才发现便以夭折而告终。

也正由于《温疫论》有其指导临床的独特价值，故后世乃崇吴有性为温病学派的开山祖师，对"戾气说"这一"群目为怪物"的异端邪说，并没有采取像西方送上火刑柱那般残酷的手段，却以中国传统文化特有的"中庸之道"所具备的最大宽容性加以改造。具体的方法是从《内经》《难经》、仲景之书中为温病学说寻找近似的理论依据，以使其重新纳入到传统范式之中。叶天士、吴鞠通、王孟英等温病大家的著作，全部从传统典籍中找到了理论根据。他们所创造的三焦辨证、卫气营血辨证体系，都是《内经》理论的扩充运用，将温病学派的优秀经验纳入传统医学体系，因而被改造为可以被接受的"正宗"。而吴有性这个创始人的戾气学说亦被杨栗山、余师愚等及其嫡传弟子改头换面，复归于六淫病因，成为火邪的一种类型，"疫既曰毒，其为火者名耳"。至此，戾气学说"虎头"已失，灵魂被抽，只剩下清热解毒治法这一"蛇尾"了[23]。

### 2. 解剖医学的坎坷

清代医家王清任，在文化禁锢最严重的时代强调人体解剖学在中医理论中的重要性，并大胆地对古代医学典籍中的解剖记载进行怀疑和匡正。他在《医林改错》中疾呼："著书不明脏腑，岂不是痴人说梦；治病不明脏腑，何异于盲子夜行？"为了实现自己的主张，王清任以超人的胆略，并付出极大的心血和汗水，亲临刑场、坟冢观察尸体，描图绘形。他正确描述了动静脉，发现了脑神经，指出"灵机记性不在心在脑""两目系如线，长于脑，所见之物归于脑"等。

王氏的成就，并不在于他所描绘的解剖图谱，因为这在当时的世界范围内已不具先进性，何况有些地方还没有突破《难经》的认识，但难能可贵的是他的革新、实证精神和敢于冲破封建礼教的束缚、敢于批判前贤之不足的态度[24]。

然而，历史又一次嘲弄了中医学的探索者。由于王清任的研究方法与中医强调整体直观性、模糊性的认识方法相抵牾，他的认识设定违背了传统中医的主体认识，注定他的医学成就逃脱不了类似戾气说的沉沦命运。《医林改错》一问世，中医的卫道者便群起而攻之，指责王清任"越改越错""错上加错"。本来，王氏的《医林改错》完全可以以它独特的科学精神和思维敲醒沉睡的中医学术界，为中医学的发展提供一种新的可能。然而，令人惋惜的是，尽管后学也"高度地"评价了王清任，但仅仅是因为他的气血学说、活血化瘀理论和临床方面的成就，而他孜孜以求的解剖学研究，试图把传统医学建立在一个全新的基础之上的愿望和努力不仅没有被后世继承和发展，甚至未能引起应有的理解和重视。于是乎，注重实证科学的思想萌芽被传统的劣根性又一次掩埋了。这不仅是王清任的个人悲剧，也是中医学术的一大悲剧。

### 3. 悲剧的原因

根据文化进化论的观点，中医体系是适应整个中国传统文化背景的产物，同时又构成了其体系内外新信息的选择环境。只有适应这个体系特点的新信息，才能得到这个体系的认同。也只有保持这个体系的特点，才能使这个体系适应更为广阔的文化背景。这里，任何一个企图破坏这个体系特点的新发现都是不容许的。因为这样的新发现不仅要冲破这个体系的完整性，而且其可能的发展，还会进一步威胁到整个文化背景的生存。基于这样的分析，吴有性和王清任的成就不被中医体系接受，就不再是一个难于理解的问题了。相反，这恰恰是合乎文化进化规律的事情，从中可以找到必然的历史原因。

首先，因为他们的发现与中医体系存在着本质的冲突和矛盾，这种矛盾和冲突不可调和，具有互相否定的性质[25]。他们的发现所要动摇的不是中医体系中无关紧要的因素，而是关系中医体系能否继续存在的根基。其次，由于他们的发现及其所带来的自然科学实证精神，不能被中医体系进行合乎其混融特点的理论解释。以往，中医体系曾有效地整合同化了许多发明发现，诸如各种疾病的特异表现和药物的特定功效等，为什么对吴有性和王清任的发现就失去了以往的同化功能呢？原因就在于以往的发现只是作为结果而没有具体的客观实证过程。而仅仅是结果，就允许和可能被中医体系做出合乎其自身要求的理论说明，而掩盖起还没被阐明的客观过程。吴有性和王清任的发现却与此不同，它们具有清晰明白而又不许更改的实证过程。这种已经发现的客观过程是不能再掩盖起来的。所以，既然他们的发现与中医体系存在着矛盾和冲突，又不能被中医体系整合同化，必然的结果只能是遭到拒斥了。这时，中医体系的自我保护机制顽强地发挥了作用，为了维护体系的生存和稳定，它以传统的强大力量，排除了吴有性和王清任反传统的潜在危险。

如果不仅仅是为了某种情感，而从理性的角度去思考，我们不难看出决定吴有性和王清任的悲剧式命运中其自身因素的重要性。他们未能深入分析中医范式的特点，没能掌握中医体系进化的一般规律，他们的发现与以实证为基础的西方自然科学相吻合，但与中医体系却格格不入。他们的认知方式决定其失败的必然。有人曾以惋惜的口吻说：如果 200 年前中医接受了他们的成就，那么吴有性将成为中国的列文虎克和巴斯德，王清任将成为中国的维萨里。但我们不禁要问，如果接受了又能怎么样？其结果只能是西方的细菌学和解剖学发源于中国，西方医学早些发展而已，对中医学体系绝无任何有利影响。个中存在着的由主体认识设定而决定的考查角度、认知方式不容置疑。我们从中得到的不应只是对历史的责备和对他们个人的惋惜，应该是如何把握中医体系的进化规律，以具有中医特色的认知方式，总结中医学实践中的规律，纳入中医学的体系，带动中医学的全面发展。

## （二）排异的诸多因素

中医学为什么冷落了脑，这是一个值得研究的论题。它既是一个历史之谜，又是关于中医发展的前瞻性问题。了解排异的具体原因，对把握中医体系发展规律，创建当代中医脑学说具有重要的意义。下述将依据历史的发展，探讨不同历史时期中医理论体系发展的不同阶段，排异和冷落脑理论的诸多因素。

### 1. 学派之争与《内经》的初始选择

成书于战国末年至秦汉时期的《内经》，奠定了中医学的理论体系。这个时期，由于战国末年的诸子蜂起、百家争鸣的文化繁荣，致使医学也形成了各抒己见的学术流派。秦汉时期，政治一统，国家统一，但并未能使各种学术流派汇为一流。

根据《汉书·艺文志》的记载，医经七书中可分为黄帝、扁鹊和白氏三个学派。这三个学派各有其理论体系，同时又兼收其他学派的观点。一般认为，黄帝、扁鹊和白氏的"内经"是指自己学派的学术体系，"外经"乃其他学派的学术观点，至于白氏尚有"旁经"25卷，则又恐为民间医学知识了[26]。

根据这种认识，《内经》就是黄帝学派的医学理论体系，而这个理论体系就是当今我们从《内经》中所能看到的中医学理论体系。至于扁鹊和白氏的医学理论由于历史上的其他原因而未能流传于世，我们也无从知其全貌。

我们有理由说黄帝学派在对人体生命活动进行论述时，采用了以五脏为中心的理论体系。这个体系对精神活动是从古人认识到的心与神明相关的联系中考查到的，从而形成"心主神明""五神脏"等理论。而汉字起源时就已认识到的，与神明活动有关的另一个脏腑——脑，就未被纳入其体系。倒是其他医学流派认识到脑在人体生命活动中的重要性，而列脑为脏，这在《内经》中也能看到"余闻方士，或以脑髓为脏……或以为腑"。但《内经》的主流学派于此并未予以采纳，而定脑为"奇恒之腑"。

从历史唯物主义的角度看，我们不能对黄帝学派的这种选择有任何微词，限于当时的医疗水平和他们所接受的哲学思想支配，这种选择也属情理之中。邹衍是阴阳五行学说的集大成者，他的学术观点倍受黄老学派的推崇，故《内经》引入的哲学主体自然是阴阳五行学说。用五行学说说明以五脏为中心的生理体系时，舍脑而求心乃其必然，哲学所产生的体系结构和认知方法决定了这样的选择。

**2. 主体认识设定和选择的缺陷**

主体的认识设定，决定着客观事物能否进入主体的视野而成为认识对象。根据我们在导论中的分析，中医学的主体认识设定于功能状态的研究中，人体生命现象的功能状态构成了中医主体的主要认识设定，而结构形态则难于成为中医主体的认识选择。

无论我们怎样评价中医学独特的认知方式，仅仅从功能状态把握人体认知方式仍是偏颇和片面的。认识的终极目的是全面把握客观事物的本质，实现结构与功能的辩证统一。从认识的发展过程看，目前中西医的认知方式都是认识的一种低级形式，随着医学研究的深入，主体认识设定和选择决定的认知方式也会相应地发生某些质的改变。脑学说在中医学的冷遇和道家学术中的发扬光大这一发展轨迹，反映的正是这种认知方式上质的改变。

中医和道家处在同一个传统文化背景中，这个背景对神明活动的认识自古以来一直存在心神说和脑神说两种观点。虽然医学和道家的研究对象都是"天人合一"前提下的人，但两者的侧重点和目的却截然不同。道家的学术特点决定了它对神明认识的需求和体验高于医学，以需求为动力，引发了道家学术对神明理论的深入研究。道家较之医学在神明认识上的深入，使得它的认识设定开始由功能状态向结构和功能的辩证统一跃迁。认识设定的改变，使它能够接受和发扬传统文化背景中的脑理论，以满足其理论建构的需要。而中医由于对神明认识上的相对薄弱（较道家），未能实现认知方式的改变，故难以接纳传统文化背景中的脑理论。

中医学主体认识设定与选择的缺陷，使中医未能深入研究神明理论；而对神明理论认识的相对薄弱，则又阻碍了主体认识的进一步完善。这便是脑理论在医学和道家中不同际遇的原因。

### 3. 经学传统决定的真理检验标准

经学传统是中国封建社会长期以来以儒家经学为文化主体的一种历史产物。映射在医学领域，强烈的尊经意识僵化了医人的头脑，束缚了他们对疾病等客观现象的探求欲望，对医疗实践中不断产生的新问题不再感兴趣，只是一味地注释经典，在先人的经验中找答案，一俟在经典中找到证据便大功告成，这便是《内经》以后中医界普遍存在的医经注释现象[27]。

这种研究方法显然涉及中医理论体系中真理检验尺度的价值判断[2]。尊经崇古的文化传统诱使人们习惯于从经典中寻找解释疾病过程、生理功能、病理机转、诊疗法则等的理论依据，用古圣先贤的思想语言来印证自己观点的正确性和可靠性。这里"检验"的尺度便是经文和古人之论。事实和实践要像有轨电车一样在先人理论的"轨道"中行驶。以圣贤之书、先验的理论代替了检验科学真理的实践尺度，后果必然是排斥新生事物，否定后世的医学实践。脑理论在《内经》时代未被纳入其理论体系，而对圣贤之书的结论后世则鲜有异议者。因此，他们只有因袭《内经》的思路，发挥了"心主神明说"和"五神脏"理论，而脑仍受冷落。

实践是真理发生的源头，更是真理的归宿。用两千年前的学术理论一成不变地指导后世不断积累、不断丰富、不断深化的实践活动，很难摆脱守株待兔式的结局。况且，医学科学是具体的，用一种即使是正确的自然哲学观念或是古代的理法方药，来应付无限复杂的现实问题，又怎么能避免"捉襟见肘"的困境。那种认为"《素》《难》者，垂万世无弊"的真理观无疑阻碍着中医学理论体系发展、概念更新、手段方法丰富和诊疗效果提高。

### 4. 超稳定范式结构的羁束作用

从系统进化论的观点看，中医学的理论体系在发展中不但具有一定的稳定性，能保持某种基本一致的调节方式，而且还存有能不断消除或"缓冲"不稳定因素冲击的强有力负反馈调节机制，使原有的结构得以长久地延续下去。这是系统演变进化的一种罕见方式，被称为"超稳定结构"[28]。中医学的超稳定结构范式的特点决定了其在吸收新知识时，采用强制性同化和保护性淘汰的手段，改变原有知识的本来面貌，纳入到自身体系。这种体系结构，在中医学理论体系形成的早期，具有重要的作用。具体而言，这种体系以元气论为基石，阴阳五行学说等为主要方法，其学科框架具有很强的包容性。借助这一框架，上下数千年中无数医家的经验和知识都可以被网织成一体，被有序地贯穿起来。甚至有些相悖的认识，如"无痰不作眩""无虚不作眩""诸风掉眩，皆属于肝"等都能在这一框架中找到各自"适宜"的位置，相安无事地掺和在一起。但对一些无法在这一框架中找到位置的理论，如脑，以及与中医体系相矛盾的新理论，如戾气说和解剖方法，则加以保护性淘汰。

脑与中医学理论体系不相吻合，在这一体系中找不到它生长、生存的适宜位置，当是《内经》乃至以后历代医家忽视脑的根本原因。但由于传统文化对脑的深刻认识及广泛的渗透传播，中医学对脑的认识就不得不处于这样的窘迫状态：既不否认脑的存在，也不认为脑有重要功能；既认为"心主神明"，也不否认脑与神明有关。如此矛盾，不正预示着脑说应有的发展吗？

从本质上讲，中医体系的这种超稳定结构，在今天确是羁束了中医的发展，也限制了脑理论的进一步深入研究。突破这一羁束，是当代中医学发展的需要，脑理论发展也应由此发端。

### 5. 异质土壤导致的不可通约

当西方医学来到中国的时候，医学家们就开始了两种医学的比较和汇通。总体评价，这场工作并未取得任何具体的成就，只是它毕竟开阔了人们的视野[29]，反思中医的历史和未来，增加了对自身体系的理解，一些方面的尝试对中医学的发展仍有一定的意义。

脑说的汇通是中西医汇通比较成功的一个范例，这是因为她吸引了无数医家对中西脑说进行比较研究，基本上形成了中医关于脑的新理论的萌芽，生理上用中医的理论和概念描述脑的功能，病理上有自成体系的脑病证候，一些具体治法也是针对脑病，给后人以诸多启示。

根据现代科学哲学家库恩、费耶阿本德等关于文化"不可通约性"的论点[6]，中西医学显然属于不可通约的理论框架。从科学发生学角度看，两者是在两种异质的文化土壤和社会背景中发生发展起来的。自然观点上，中医学系有机自然观，强调整体、恒动、功能、天人相应等，其理论的可证伪性弱；而西医学属于构造型自然观，强调结构、局部、静态、分析，其理论具有较强的可证伪性。在概念语言工具方面，中医的概念术语常常比较多义、歧化、模糊、涵盖面广，具有一种历史感和辩证特色，基本上由日常自然语言所组成；西医学术语则比较单义、明晰、精确，大多为人工或形式化语言。在科学方法结构方面，中医学长于辩证思维、经验总结和猜测性的天才思辨；西医学则擅于在系统的事实和严格的逻辑体系上构筑理论和学说。在诊断技术和手段上的不同更是显而易见，中医学讲究"四诊""八纲""辨证论治"，以自然药物和养生调理为主要手段；而西医学则尽可能动用一切科学技术的发明，讲究辨病施治，以化学药物、手术治疗为主要手段，以去除局部病灶为首务。这种不可通约性决定了中西医学间存在的屏障，也说明了这种汇通尝试的必然结果。

# 第三章　脑主元神论的立论基础

从《内经》起，心主神明说便在中医神明理论中占据主导地位。延至今日，历代医家对这一理论的发挥和临床实践的不断丰富，已使该理论初步形成完整体系。但仔细分析其体系结构，则又不难发现其中的诸多悖论环节。运用这种理论进行临床辨证论治，其定位、定性诊断和疗效也可反映出该理论与实践的若干脱节。对这一理论的严密性和系统性研究引发了将脑主元神理论纳入中医理论核心体系的研究课题。由心主神明论演化发展为脑神五脏论是这项研究的重要理论内容，创建全新中医脑主元神论则是其终极目的。本书将在理论探讨和实验研究两方面为中医脑主元神论的建立并切入中医理论体系提供翔实可靠的论据。从中医理论本身理解和发展中医理论，是本书贯穿始终的准则。

对于人体心理活动的认知、情感和意志过程，传统中医学是用心神五脏理论来表述的。心神五脏理论认为，心是感知外界事物进行思维的器官，为君主之官、五脏六腑之大主，在心神主宰下，五脏协调配合的整体功能共同完成人体心理活动。至于这种理论是否系统完善，是否反映人体心理活动的本质，则需要从认识发生论的角度对心神五脏在人体心理活动的每个具体过程中的实际作用进行考察。在现有理论的悖论分析中，否定心神五脏论中业已经过过分放大的心神作用，代之以说理更严密、更能反映人体心理活动本质的脑神五脏论，是中医脑学说的立论基础。中医脑理论的重建是建立在现有心神五脏论解构基础上的理论重组和有序演进。

## 一、脑为至尊对"心为君主之官"的否定

《素问·灵兰秘典论》曰："心者，君主之官也，神明出焉。"其义如张介宾所注："心为一身之君主，禀虚灵而含造化，具一理以应万机，脏腑百骸，惟所是命，聪明智慧，莫不由之，故曰神明出焉。"可知，由于心为"君主之官"，故可主宰脏腑功能活动，为"五脏六腑之大主"，故可"神明出焉"[17, 18]；反之亦然。

"心为君主之官"是心神五脏论的核心观点之一。后世医家受君权神授思想的影响，对心神理论中的悖论不敢越雷池半步，无法解释的理论问题也只能牵强附会，封建文化对医学的负面影响在这里暴露无遗[11, 16]。如心包代心受邪的理论，纯属维护君权的虚构玄学，其理论和实践无任何医学本体可言。

"心为君主之官"对后世医家的误导是严重的。否定了它，无论从语言上还是从理论结构上都可达到解除封建文化伦理道德对医学羁束之目的。又因为从"心为君主之官"可导出"神明出焉"的结论，故否定心神五脏说立脑神五脏说的研究便应由此首先发难。让我们先考查一下"心为君主之官"这一命题中的悖论之处。

1) 心、肝、脾、肺、肾五者均有"藏精气而不泻"的功能特点，故同属为脏，合称五脏。根据其生理功能，分属五行，有心火、肝木、肺金、脾土、肾水之划分。五脏依五行之生克制化以完成人体各种生理活动。由此可知，五脏本属同类，其生克制化的生理关系似无等级优劣之分，何故心凌驾于其余四脏之上而为"君主"？臣固可同属一类，而君臣断不可同类，更何况还存在克君（水克火）者，岂不犯上作乱？因此，悖论之一：若心、肝、脾、肺、肾同属为脏，心便不能为"君主之官"；反之，心若为"君主之官"，便不能与肝、脾、肾、肺同属为脏。

2) 在倡立"心为君主之官"的《素问·灵兰秘典论》中就存在着悖论。其文曰："心者，君主之官也，神明出焉；肺者，相傅之官，治节出焉；肝者，将军之官，谋虑出焉；胆者，中正之官，决断出焉；膻中者，臣使之官，喜乐出焉；脾胃者，仓廪之官，五味出焉；大肠者，传道之官，变化出焉；小肠者，受盛之官，化物出焉；肾者，作强之官，伎巧出焉。三焦者，决渎之官，水道出焉；膀胱者，州都之官，津液藏焉，气化则能出矣。凡此十二官者，不得相失也，故主明则下安，以此养生则寿，殁世不殆，以为天下则大昌；主不明，则十二官危，使道闭塞而不通，形乃大伤，以此养生则殃，以为天下者，其宗大危，戒之戒之。"明代医家赵献可曾对此提出异议"玩《内经》注文，即以心为主。愚谓人身别有一主，非心也。谓之君主之官，当与十二官平等，不得独尊心之官为主。若以心之官为主，则下文主不明则十二官危，当云十一官矣"（《医贯》）。赵氏所言，结论是正确的，即"心不能独尊为主"，他所看到的悖论是"谓之君主之官，当与十二官平等"和"则下文主不明则十二官危，当云十一官矣"。赵氏未能否认"心为君主之官"这一命题，不能不说是一憾事。但其以敏锐的目光观察到了"人身别有一主，非心也"实属难能可贵。在赵献可的认识中，归"主"为命门，而命门为"七节之旁，中有小心"，喻命门为"小心"，蕴含命门与神明相关之含义，说明赵氏已体验到"肾（命门）-脑（神明）"在人体生命活动中的重要作用。本书以为"主"为脑神，实引申发挥赵氏之论。

3) 若"心为君主之官"作"心主宰其余脏腑功能活动"理解，则《内经》中"肺者，脏之长""肝者，罢极之本""凡十一脏取决于胆也"及后世"脾胃为后天之本""肾为先天之本"又当作何解？事实上，五脏各具功能特点，在人体生命活动中各自扮演着不同角色，执其对生命活动的最重要作用来描述，故有上述称谓。举凡如肺主气而为"脏之长"，肝主筋藏魂而为"罢极之本"，胆主决断而有"十一脏取决于胆"之论，脾胃运化水谷故为"后天之本"，肾藏精方被尊为"先天之本"等。心为"君主之官"的提出实际上因于心为阳中之阳，又属火，由阳气对人体生命活动的作用言心的重要性。将其理解为"独尊于脏腑"而能"主宰其余脏腑的功能活动"显然是错误的。

既然"心为君主之官"的提法有悖于中医理论，那么，人体生命活动的调控核心是什么，是否存在像赵献可所言的"人身中别有一主"？答案是肯定的，脑为诸脏腑之主，为一身之至尊[30-32]。

在《内经》中有两篇文献论及何脏最贵的问题,一为《素问·灵兰秘典论》:"愿闻十二脏之相使,贵贱何如?……心者,君主之官也,神明出焉。"以心为至尊。二为《素问·阴阳类论》:"阴阳之类,经脉之道,五中所主,何脏最贵? 雷公对曰:'春,甲乙,青,中主肝,治七十二日,是脉之主时,臣以其脏最贵。'帝曰:'却念上下经,阴阳从容,子所言贵,最其下也。'"说明根据阴阳之理,经脉之道,肝脏为至尊。究竟何者为尊贵,据有关文献分析如下。

1)根据《素问·阴阳类论》提出的"阴阳之类,经脉之道"以决"五中所主,何脏最贵"。首先,依阴阳之理,论列人形。《灵枢·邪客》云:"天圆地方,人头圆足方以应之。"《素问·阴阳应象大论》又云:"惟贤人上配天以养头,下象地以养足,中傍人事以养五脏。"由此二论不难看出,人体的头(脑)类天属阳,属天阳之位。

其次,依经脉之道,端络经脉,看其循行。《素问·阴阳类论》有"三阳为经""三阳为父……一阴为独使"的论述。何曰"三阳为经"? 张介宾释为"周身之脉惟足太阳为巨,通巅下背,独统阳分,故曰经"。何故"三阳为父……一阴为独使"? 张介宾又注云:"此详明六经之贵贱也。太阳总领诸经,独为尊大,故称呼父……雷公以肝为最贵,而不知肝属一阴,为阴之尽,帝谓其最下者以此。"南京中医学院注"父"曰"有高贵的意思"(《黄帝内经素问译释》)。《灵枢·经脉》论足太阳经循行曰:"膀胱足太阳之脉,起于目内眦,上额交巅……其直者从巅入络脑,还出别下项……络肾属膀胱。"可知,独为尊大之足太阳经,以其十二正经中唯一直行而有两络,与脑、肾络通。

再次,分析"五中所主"的含义。对此语一般注家多以五脏主时为训,也有释为古经书名者。笔者同意李维贤[20]的见解,释为"五脏中所尊之主及其主时"更属切当。《素问·诊要经终论》曰:"五月六月,天气盛,地气高,人气在头……九月十月,阴气始冰,地气始闭,人气在心;十一月十二月,冰复,地气合,人气在肾。"以此可知,头主五六月。《灵枢·九针论》又说:"身形之应九野也……膺喉首头(刘衡如按:《针灸甲乙经》卷十一第九下及《千金翼方》卷二十三第二均作'头首',可据改)应夏至,其日丙午……腰尻下窍应冬至,其日壬子。"此两篇均将"头"与阳气最旺的"上天宫"离位相匹配,而把腰尻下空窍与阴气最盛的"叶蛰宫"坎位相匹配。

据以上三点,头(脑)居"上天宫"离位,属天阳之至巅;足太阳(三阳)起于头,通巅下背,六经中属父位为独尊大者;头首应夏至,其日丙午,正位正时,由此可以得出头(脑)是人身最贵之脏的结论。

2)《素问遗篇·本病论》曰:"心为君主之官,神明出焉,神失守位,即神游上丹田,在帝太一帝君泥丸宫下。"该经文乃针对"心为君主之官"。言心若为凡间君王,则泥丸宫(脑)便为太乙神君,总比心君尊贵。正如张介宾所注:"人之脑为髓海,是谓上丹田,太乙帝君所居。"谢观《中国医学大辞典》训"太乙"为"至尊无上之义",训"太乙帝君"为"脑髓也。脑为人体之所最尊,犹神明中之太乙帝君"。《颅囟经·序》曰:"太乙元真在头,曰泥丸,总众神也,得诸百灵,以御邪气;陶甄万类,以静为源。"

孙思邈《备急千金要方》曰:"头者,身之元首。"意即脑为人身最贵之脏。《医述》引《杂症会心录》进一步释曰:"夫六腑清阳之气,五脏精华之血,皆会于头,为至清至高之处,故为天象,谓之元首至尊,而不可犯也……盖脑为神脏,谓之泥丸宫,而精髓藏焉。

人生精气实于下，则髓海满于上，精神内守，病安从来……脑脏伤，则神志失守。"

综合上述医家之见，脑因藏神、至清、至高，故为人身之至尊。《内经》"太乙帝君"说对后世影响极大，针灸、中药、导引、吐纳等都从不同的角度实践着该理论。对该理论的发扬光大，当推道家学术为最。

3）《素问·刺禁论》曰："刺中心，一日死……刺中肝，五日死……刺中肾，六日死……刺中肺，三日死……刺中脾，十日死……刺中胆，一日半死……刺头，中脑户，入脑立死。"该篇主要讨论针刺的禁忌部位，如高士宗注曰："脏有要害，不可不察。"根据针刺这些禁忌部位后的机体反应，可反证该部位在人体生命活动中的重要性。一般来讲，"中伤脏气则死，中伤经脉，或病或死"（《黄帝素问直解》）。脏腑之中，又以针刺后之死期定其贵贱。根据《素问·刺禁论》的上述文献，可知"入脑立死"，其死最速，为第一；余者若"刺中心，一日死""刺中胆，一日半死""刺中肺，三日死""刺中肝，五日死""刺中肾，六日死""刺中脾，十日死"依次排序。这样的排序说明《内经》的作者以脑为至尊之脏，贵过于心君。机制如王冰注："然脑为髓之海，真气之所聚，针入脑则真气泄，故立死。"

综合上述，"心为君主之官"的命题有悖于传统中医学理论，脑为人身至尊之脏，是人体生命活动的最高统帅，组成人体的各脏腑组织只有在脑的调控下才能完成生命活动。

# 二、脑主感知对"所以任物者谓之心"的否定

现代心理学认为，心理活动中的认知过程包括感觉、知觉、注意、记忆、思维和想象等心理过程[33]。其中，感觉是人对客观现实个别特性（声音、颜色、气味等）的反映，它包括视觉、听觉、肤觉、味觉、嗅觉、机体觉等。这些都是当外界事物刺激人的"五官"时所产生的各种感觉，即是五官生五识，有眼识、耳识、鼻识、舌识、身识。知觉则是当客观事物直接作用于人的眼、耳、鼻、舌、身等感觉器后机体对这些事物的各个部分和属性的整体反映。上述心理学常识告诉我们，感觉和知觉（以下简称感知）的产生在人体主要取决于眼、耳、鼻、舌、身等感觉器官，以及与之密切相关的调控反映"装置"——内脏器官。从某种程度上可以这样认识：与眼、耳、鼻、舌、身等感觉器官的关联程度决定着某一脏器是否能成为感知的调控反映中心，也就是现代心理学所说的思维器官。本着这一认识，研究心与脑在感知过程中的具体功用，何为思维主宰者，便昭然若揭了。

《灵枢·本神》提出了"所以任物者谓之心"的观点，这里的"任"若《说文》所言："符，信也。汉制以竹长六寸分而相合。"故"任物"是合于、担任、反映客观事物，亦即感知过程。"所以任物者谓之心"即谓心是主持感知过程的脏腑。这种认识是否成立，从以下对感知器官功能活动的分析中便会找到答案。

## （一）七窍感觉

### 1. 目——视觉

在组织结构上，《灵枢·大惑论》说："五脏六腑之精气，皆上注于目而为之精，精之

窠为眼，骨之精为瞳子，筋之精为黑眼，血之精为络，其窠气之精为白眼，肌肉之精为约束，裹撷筋骨血气之精，而与脉并为系，上属于脑，后出于项中。"《灵枢·寒热论》又说："足太阳有通项入于脑者，正属目本，名曰眼系。"由此可知，双目与脑直接相通，是脑向外反映及视物之器，接纳分辨万物之官。后世医家对此多有发挥，《证治准绳·七窍门》云："华元化云：目形类丸，瞳神居中而前，如日月之丽东南而晦西北也，内有大络六……外有旁支细络，莫知其数，皆悬贯于脑。"

在功能上，目之"视万物，别白黑，审短长"（《素问·脉要精微论》），实为脑所主。脑为髓海，髓海充足，则两目炯炯有光，否则，若"髓海不足，则……目无所见"。《灵枢·大惑论》又云："故邪中于项，因逢其身之虚，其入深，则随眼系以入于脑，入于脑则脑转，脑转则引目系急，目系急则目眩以转矣。邪其精，其精所中，不相比也，则精散，精散则视歧，视歧见两物。"此语既言物象可由目入脑，又论述了脑髓耗散不能养目则两目视物不清的病理。同时，真气虚损"脑无阴气则眼目不明"（《云笈七签·仙籍语论要记部》），"上气不足，脑为之不满"也可导致"目为之眩"（《灵枢·口问》）。此外，当阳热亢盛出现煎厥时，因脑病也可影响到双目。如《素问·生气通天论》所言："阳气者，烦劳则张，精绝，辟积于夏，使人煎厥，目盲不可以视。"这里，阳热伤精，致脑髓灼烁形成煎厥而见目盲。又当脑外伤时，双目也会受到影响，"轻则头目眩……甚则昏迷目闭，少时或明；重则昏沉不省人事"（《正骨心法要旨》）。

由上论可见，脑与目存在着密切的关系，视觉由脑主宰[34]。此正《类证治裁》所言："凡人外有所见，必留其影于脑。"

再看心与目的联系，虽有经络上的"心手少阴之脉……系目系"（《灵枢·经脉》）和功能属性上的"目者，心使也"（《灵枢·大惑论》）、"夫心者，五脏之专精也，目者其窍也"、"志与心精，共凑于目也"（《素问·解精微论》），但多属不同医学流派的相悖观点，无任何实际意义。具体而论，心病多无视觉障碍，则为其证。心与目远不如脑与目的联系直接和更具生理病理意义。据此则不难得出脑主视觉的结论。

### 2. 耳——听觉

耳为听觉器官，两耳之听声聆音，也直接受脑的支配。如"髓海不足，则脑转耳鸣"（《灵枢·海论》）。头部真气不足，则脑髓不充，也会导致耳鸣，如"上气不足，脑为之不满，耳为之苦鸣"（《灵枢·口问》）。若五志过极，气血逆上或痰瘀交阻致脑髓失常，同样也可影响到耳，如"煎厥"证可见"耳闭不可以听"（《素问·生气通天论》），《素问·五脏生成论》关于"下虚上实……徇蒙招尤，目冥耳聋"的论述也可为证。至于脑部外伤，轻度时便可导致"耳鸣有声"（《性命圭旨全书》），严重时则不言自明矣。耳窍既主于脑，故有时耳的病变可为脑病提供诊断参考依据或者作为脑病的先兆，如《诸病源候论》云："凡患耳中策策痛者……则卒然变脊强背直，成痉也……所以然者……上焦有风邪，入于头脑。"

至于心与耳的联系，虽有"南方赤色，入通于心，开窍于耳"（《素问·金匮真言论》）之论，但此语与肾开窍于耳理论相悖，尽管有张介宾的"舌本属心，耳则兼乎心肾也"的折中之论，然于临床无验，难以成立。心与耳的某些方面的联系是必然存在的，但绝决不如脑与耳关联密切。相对心君言，脑主听觉亦为定论[35]。

### 3. 鼻——嗅觉

鼻有主嗅之功能，当脑的功能正常时，鼻才能正确地辨别气味。《素问·解精微论》曰：“泣涕者，脑也。脑者，阴也。髓者骨之充也，故脑渗为涕。”王冰注曰：“鼻窍通脑，故脑渗为涕。”后世医家张洁古也曾云：“视听明而清凉，香臭辨而温暖，此内受天之气而外利于九窍也”（《脾胃论》）。说明目之能视、耳之能听、鼻之能嗅，均由脑所主导。正因为脑与鼻的密切关系，故脑病常可影响及鼻，如《素问·气厥论》指出“胆移热于脑，则辛頞鼻渊”。临床上，尚有脑病而嗅觉异常者。而心与鼻的直接关联，《内经》似无明确论述。

### 4. 舌——味觉

中医学认为，“舌为心之官”，心开窍于舌，这一命题表现在当心主神明成立时，换言之，即舌的发音、味觉由神明主宰，才具有价值。除此之外，两者任何表现在语言和味觉的生理病理联系均无实际意义。脑与舌也有经脉沟通，如通过足太阳膀胱经和足少阴肾经可以与舌直接相通。考诸人体生理，婴幼儿由于肾气未实，肾精未充，而脑髓未满，故舌不能言，味觉不敏；及长，肾精足而脑髓满，则舌能语言，味觉灵敏；至老，髓海空虚又见语言迟钝，味觉迟钝，诸如此类，足以为证。

由上述可见，七窍感知均由脑主司，故《翠虚篇》曰：“天有七星地七宝，人有七窍权归脑。”王惠源《医学原始》曰：“五官居于身上，为知觉之具，耳目口鼻之所导入，最近于脑，必以脑先受其象而觉之，而寄之，而存之也。”不失作为脑主七窍感知以否定“所以任物者谓之心”的总结性论述。

## （二）魂魄与躯体感觉

躯体感觉包括肤觉的触觉、温觉、痛觉三类和机体觉的饿觉、渴觉等。中医学认为，这些感觉由魂魄主司，而魂魄又受脑髓志意调节[20]，在《内经》中对此已有记载。

《灵枢·经脉》曰：“人始生，先成精，精成而脑髓生，骨为干，脉为营，筋为刚，肉为墙，皮肤坚而毛发长。”《素问·调经论》又说：“志意通，内连骨髓而成身形五脏。”这里的“通”，如《周易·系辞》所谓“往来不穷谓之通”。所谓“连”，段氏《说文解字注》云：“凡训连者，皆有连贯之意。”至于“骨髓”，《素问·脉要精微论》说“骨者，髓之府”；又说“髓者，骨之充”。《素问·奇病论》说：“当有所犯大寒，内至骨髓，髓者，以脑为主。”《素问·五脏生成》曰：“诸髓者，皆属于脑。”故“志意通，内连骨髓而成身形五脏”，意即志意内连骨髓而主于脑，外则连贯于身形五脏，往来不穷。脑主志意，其义明矣。

志意谓何？《灵枢·本脏》曰“志意者所以御精神，收魂魄，适寒温，和喜怒者也”；又说“志意和，则精神专直，魂魄不散，悔怒不起，五脏不受邪矣”。这里只研究“志意者……收魂魄”这一生理机制（余者暂且不论，下文将有细说）。

“收”，含有接收、受纳的意思。魂魄，《左传·昭公七年》曰：“人生始化曰魄，既生魄，阳曰魂。”疏曰：“附形之灵为魄，附气之神为魂也。附形之灵者，谓初生之时，耳目心识，手足运动，啼呼为声，此则魄之灵也。附气之神者，谓精神性识渐有所知，此则附气之神也。”张介宾于《类经》中引朱子语曰：“生则魂载于魄，而魄检其魂……魄盛则耳目聪明，能记忆。老人目昏耳聩记事不得者，魄衰也……阴主藏受，故魄能记忆在内；阳主运用，故魂能发用出来。"介宾自注曰："魄之为用，能动能作，痛痒由之而觉也。"

由上述可知，"魂魄装置"也是构成人体的一个重要组成部分，故《灵枢·天年》说："魂魄毕具，乃成为人。"从人体结构言，"魂魄装置"多镶嵌在身形与脏腑，特别是肺所主的皮毛部位与肠道的内腔部位，它是多种感受体的总称，故有"肺藏魄"之说。不同的魄，相应有不同的魂，即所谓"魂载于魄，而魄检其魂"（《类经》）。

《灵枢·大惑论》曰："目者，五脏六腑之精也，营卫魂魄之所常营也，神气之所生也。"即言"目"是人体最大的"魂魄装置"。目的全体功能活动（即魂），可以看作是人体神气的总代表。其次如耳之听、鼻之嗅、舌之味、身之痛痒、觉冷热、觉平衡、觉姿势，以及由刺激而立刻发生的打喷嚏、咳嗽、呕吐等，皆为魂魄的功能反映。魄还有另外一种重要作用，就是脑髓中的记忆系统属于魄。它是"所以任物"及"有所忆"的基础，也是提供意识与思维的大本营，记忆的活动方式也是"魂载于魄，而魄检其魂"。其神机活动也是有陶（综合）有甄（分析），但都必须"以静为源"（《颅囟经》）。

魂魄表现于机体，还包括各种本能动作，如初生时的手足运动、啼呼为声，以及成人的无意识动作等。御精神所表现出来的各种支配动作，就是志意驾驭魂魄而行使的变本能动作为支配动作、变感觉为知觉、变记忆在内为记忆在外、变啼呼为声为语言吟咏。在整个人体的生命活动中，这种由低级到高级、从简单到复杂的神机活动，也是从无到有，由弱而强，又由强变弱，自聚自散。如果把这部分魂魄理解为效应器，那么在效应器中，也存在有感受体，如觉姿势、觉平衡等。

所谓收魂魄，就是把魄所感受的一切刺激，以魂的方式，通过志意的收而把信息传递到太乙元真脑髓内，然后即出现感觉或感应。在《内经》中有肾心痛、胃心痛、脾心痛、肝心痛、肺心痛、真心痛等痛觉，其过程见图 1-3-1。

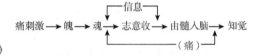

图 1-3-1　《内经》痛觉传导示意图

当然也有感而不觉者，这种情况称感应，这样的感受体（魂魄）多分布于内脏，与知觉受体同样重要，唯吐纳功底深厚者方能部分掌握。

魂魄的上述功能均需气血、营卫、津液的支持，方能得以实现。如《素问·五脏生成》说："肝受血而能视，足受血而能步，掌受血而能握，指受血而能摄。"《素问·逆调论》也说："荣气虚则不仁，卫气虚则不用，荣卫俱虚，则不仁且不用。"《素问·六节藏象论》亦谓："津液相成，神乃自生。"均说明不同的精微物质，都是完成神机活动的物质基础。

尚需指出的是，有的魂魄能够感应，但不一定全能感觉；也能记忆，但不一定完全意识；能够表现出来，但也不一定能知其态势。收魂魄就是把魂魄的各种感觉、印象，通过脑神的记忆给予接收与受纳，使之清晰准确而不模糊散乱。

通过上面的论述可以看出，人体的感知活动由脑主宰，心对各种感知活动的作用远不如脑为重要。因此"所以任物者谓之心"的提法是不能成立的。

# 三、脑主元神对"心藏神"的论域界定

## （一）神的概念

神本是一个哲学概念，医学家在构筑中医学理论体系时，将其进行了医学的专门化改造，并赋予了医学意义的内涵，神亦因此成为一个医学概念，广泛地运用到中医学的理论解释中。由于中医学与传统文化背景有着难以割舍的密切关系，故中医学术中所出现的神既有哲学的含义，也有医学含义。分清这些不同内涵的概念层次，对研究神的产生与归属具有重要的意义。以《内经》而论，神的含义依其内涵由小到大和外延由大到小共有如下五层含义。

第一层之神，《灵枢·小针解》曰："神者正气也，客者邪气也。"这里将正邪相对并提，指与一切致病因素相对的反面。它不仅指人体内在的正气，而且泛指天地间一切正常的现象。再从神的本义看，《说文》曰："天神引出万物者也。"徐浩注："天地生万物，物由主之者曰神。"这就是说：主宰万物的这种力量及其天地间的正常现象称神。《内经》进一步论述了神的广阔画面，如《素问·五运行大论》曰"天地之动静，神明为之纪，阴阳之升降，寒暑彰其兆"；《素问·阴阳应象大论》曰"神在天为风"。即以风为例说明神的意义，论述的是自然界的正常运动。又如《素问·天元纪大论》论运气时有"神明之府""阴阳不测谓之神，神用无方谓之圣"等说，这里的神显然指天地宇宙、自然气候有规律地运动，当然也包括人神在内。《素问·至真要大论》又说："天地之大纪，人神之通应也。"就是要求人们应认识和适应这些自然规律。这一层次的神体现了天人一体的整体观念。

第二层之神，是指包括人在内的动物生命的存在标志。《素问·六微旨大论》说："出入废，则神机化灭；升降息，则气立孤危。"王冰注云："出入，谓喘息也。升降，谓化气也。夫毛、羽、倮、鳞、介（指当时的动物分类法）及飞走蚑行，皆生气根于身中，以神为动静之主，故曰神机也。"这里指出具有呼吸、饮食、排泄等"升降出入"运动的各类动物，其标志为"神机"。《周礼·大司徒》中更明确地注释曰"动物"即"此神机"。此意与《素问·五常政大论》之"根于中者，命曰神机，神去则机息"亦同，机运息则死亡，故此义之神为动物生命存在的标志。

第三层之神，是人体身心活动正常表现的总称，有时也单指机体某些生理方面的正常现象。如《灵枢·平人绝谷》说："神者，水谷之精气也。"乃指水谷精微正常生化的体现。《灵枢·序》又说："神气者，正气也，神气之所游行出入者，流注也，井荥输经合者本输也。"这里指气在经络五输穴中正常的循行状态。《灵枢·平人绝谷》曰："五脏安定，血脉和利，精神乃居。"指脏腑功能正常，气血和畅，心身健康的状态。精气血是神的物质基础，神是精气血的综合表现，精气血足则神旺，精气血衰则神怯，神反映出生命的总貌，故有"失神者死，得神者生"（《灵枢·天年》）之论。

第四层之神，主要指心理活动，也就是通常所说的思维意识活动，如《灵枢·本神》所论之神。这层神含有神、魂、魄、意、志、思、智、虑等心理活动，相当于现代心理学的感知、记忆、思维和想象等认知过程，并涉及意志过程和情感过程。

第五层之神，是指灵感，即所谓创造性思维的新形象、新概念忽然产生。正如《灵枢·病传》所言"神自得之"；《素问·八正神明论》云"视之无形，尝之无味，故谓冥冥，若神仿佛""慧然独悟……故曰神"。这种境地，仅部分人可偶尔得之，是神的最高境界。

## （二）脑主元神论点的提出

"元神"一语，出于道家，本属哲学范畴。《老子》中有"谷神"的记载，这里的"谷"可训为"元"，故谷神即元神也。元有本原、根本、起初之义，元神即指自然界最原始、最根本的运动。它是研究世界万物本始、真元为特色的道家学术氛围的必然产物。在中医理论中，许多概念如元气、真气等均最先出自道家，后经医学家的改造，用以论述人体生理、病理，便具有医学含义而成医学概念了。元神也是医学家选以改造借用的概念之一。

这种改造也是先在道家学术中进行的。道家学术用元神说明脑的生理功能，而有脑主元神的论点。如《太上灵枢神景内经》云："天门自开，元神自现，顶窍开而窍窍开，元神居而神神听命。"宋代白玉蟾亦云："唯人头有九宫，其一宫名曰谷神。"

医学家们早已认识到了脑与神的关系，如《素问·脉要精微论》曰："头者精明之府。"《金匮玉函经》云："头者，身之元首，人神之所注。"如何分析脑神与其他诸神的关系，就要从脑神的生成上研究了。

《灵枢·本神》曰："故生之来谓之精，两精相搏谓之神。"其义为生命来源于生殖之精，父母精血的媾合就会产生新生命之神。《灵枢·经脉》又云："人始生，先成精，精成而脑髓生。"说明从形体而言，人体同样源于生殖之精，但人体化生的第一步就是"脑髓生"。此二语，前者以用言，后者以体论，体用合一，则脑中所藏之神当属人体最根本、原始之神。脑神产生后，随着胚胎的发育，再派生出五脏之神和生命活动。

脑中所藏的这种本始之神，与道家的元神意相近，故自明代李时珍[36]起，医学界引入元神的概念以说明脑中所藏的本始之神，脑因此而被称为"元神之府"，元神也就成为一个有医学内涵的医学术语了。其含义有三：第一，由于元神可"御精神"、主意志，故与神的第三层含义相当。第二，因于脑可主感知，且能从化他神，与第四层含义之神相当。第三，灵感也由脑中元神所发，故又相当于第五层含义之神。由此看来，元神概念内涵极为丰富，涉及神的多层次含义，人体其他诸神也就只能从属于在其统领下的神概念层面。

## （三）脑主元神论对"心藏神"的论域界定

"心藏神"语出《内经》多篇，《素问·宣明五气》《素问·调经论》《灵枢·九针论》均有记载。与之语义相近的尚有"心藏脉，脉舍神"（《灵枢·本神》），"心者，神之舍也"（《灵枢·大惑论》），"心……神明出焉"（《素问·灵兰秘典论》《素问·本病论》）等。这里心所藏的神，目前公认是指第四层含义之神，也就是赅神、魂、魄、意、志、思、知、虑等认知活动在内的精神意识思维活动。

随着上述脑主感知对"所以任物者谓之心"命题的否定，心便就不能看作思维器官，而主持精神意识思维活动了。然而，"心藏神"又是五脏藏神功能的一个方面，反映着脑与脏腑功能活动的整体协调以进行心理活动的正确认识，因此，又不能全面否定。否定了它便意味着否定了以五脏为中心的整体观。正确的做法是根据脑主元神的理论对心所藏的神进行部分否定，提出内涵的界定。这样，既可避免中医理论在"主神"认识上出现新的混乱，又可为脑神理论进入中医体系扫清障碍。

进行这种界定有赖于对《内经》中所记载的"心病"表现进行深入的分析。

《素问·脏气法时论》曰："心病者，胸中痛，胁支满，胁下痛，膺背肩甲间痛，两臂内痛，虚则胸腹大，胁下与腰相引而痛。"《灵枢·胀论》曰："心胀者，烦心短气，卧不安。"《灵枢·五阅五使》曰："心病者，舌卷短，颧赤。"《素问·气交变大论》曰："岁水太过，寒气流行，邪害心火。民病身热烦心躁悸，阴厥上下中寒，谵妄心痛。"《素问·刺热》曰："心热病者，先不乐，数日乃热，热争则卒心痛，烦闷善呕，头痛面赤无汗。"《素问·至真要大论》曰："诸痛痒疮，皆属于心。"《灵枢·厥病》曰："真心痛，手足清至节，心痛甚，旦发夕死，夕发旦死。"《灵枢·五邪》曰："邪在心，则病心痛喜悲，时眩仆。"《灵枢·本神》曰："心气虚则悲，实则笑不休。"《素问·方盛衰论》曰："心气虚则梦救火阳物，得其时则梦燔灼。"《灵枢·淫邪发梦》曰："心气盛则梦善笑恐畏。"《灵枢·五乱》曰："气乱于心，则烦心密嘿，俛首静伏。"这些文献，基本上概括了《内经》认识到的心病症状，其结果见表 1-3-1。

表 1-3-1　《内经》心病症状列表

| 篇名 | 心病症状 | | | | | | | |
| --- | --- | --- | --- | --- | --- | --- | --- | --- |
| | 形病 | | 神病 | | | | | |
| | 痛（胸、心、胁） | 其他 | 心烦 | 悸 | 梦 | 悲 | 喜 | 失眠 |
| 脏气法时论 | √ | | | | | | | |
| 胀论 | | 短气 | √ | | | | | √ |
| 五阅五使 | | 颧赤，舌卷短 | | | | | | |
| 气交变大论 | √ | 身热 | √（谵妄） | √ | | | | |
| 刺热 | | 热争，善呕，无汗 | √ | | √ | | | |
| 至真要大论 | √ | 痒、疮 | | | | | | |
| 厥病 | √ | | | | | | | |
| 五邪 | √ | 眩仆 | | | √ | | | |
| 本神 | | | | | √ | √ | | |
| 方盛衰论 | | | | √ | | | | |
| 淫邪发梦 | | | | √ | √ | √ | | |
| 五乱 | | | √ | | | | | |

结果显示：心病的主要形病是以心痛为主的痛证；余者根据病机不同可兼短气、舌卷、颧赤、身热、善呕、痒、疮、眩等。而神病则以心烦、多梦、心悸、失眠及悲喜等情志变化等为主。形病符合临床实际。由神病出现的症状表现可知：第一，其中并无思维意识失常的病变（如健忘），可反证心不能主思维，为否定"所以任物者谓之心"提供佐证，也对目前公认的"心藏神"含义提出了疑义。第二，可据此对"心藏神"的"神"做出概念内涵的界定。

根据上述神病症状，可反证出心脏生理功能，即"心藏神"的"神"内涵应是指心的本体感觉，以及有主司睡眠功能。心的本体感觉是脑中元神作用于心后的一种自我感觉。心功能正常时，无异常感觉，若心病则见心烦（甚则谵妄），心中怵动不安。心主司睡眠，当心血充足时睡眠正常，反之则失眠、多梦。心神的这种含义，将神与魂、魄、意、志、思、智、虑等同排列，并都受脑中元神支配。至于病理表现中的悲喜情志变化，反映了心在志为喜的功能，也受脑中元神的支配，详见后文。

脑主元神的功能和心藏神的这种内涵表明，脑中元神为人体神明之主，心藏神只是脑中元神支配的一种具体功能活动。这种界定，匡正了后世医家对心藏神概念的过分放大，使原有的心神五脏理论发生解构，纳入了脑主元神的理论，对中医心身医学具有重要的意义。这也是中医脑理论进入中医理论核心体系的重要基础和立论依据。

## 四、脑总众神对五脏神、五志的统御

脑主元神的一个主要功用是总众神。《颅囟经》曰："太乙元真在头，曰泥丸，总众神也。"《修真十书》曰："天脑者，一身之宗，百神之会，道合太玄，故曰泥丸。"清代刘思敬《内镜》曰："头有九官……泥丸乃一身之祖窍，万神汇集之都也。"《景岳全书》曰："人之脑为髓海，是谓上丹田，太乙帝君所居，亦曰泥丸官，总众神者也。"即便一向崇古的清代医家喻嘉言也有"脑之上为天门，身中万神集会之所"之论（《寓意草》）。总众神，是指脑中元神具有统御全身各脏腑组织器官诸神的功能。

### （一）脑统御五脏神

五脏神是指五脏所藏之神。《内经》认为，五脏均与神志活动有关，故有"心藏神，肺藏魄，肝藏魂，脾藏意，肾藏精志也"（《灵枢·九针论》）之说。五脏神即指神、魄、魂、意、志五者，它们分别是人认知与意志过程的重要环节。心藏神已具上述，这里仅就其余四者分别叙述，并分析脑中元神与五脏神的关系。

1）肝藏魂：魂，《易·系辞》曰："游魂为变。"指能离开形体而存在的精神，有二元论的含义。后世据此常把梦游、梦语及其他种种幻觉归于魂的活动。《灵枢·本神》说："随神往来者谓之魂。"指魂属神的一个活动方面。又说"肝藏血，血舍魂"，对此进行了心身一元论的解释，并将其纳入五神脏理论中。医者有从肝藏血"淫气于筋"出发，释魂为一切运动技能；也有从"肝者，罢极之本，魂之居也"释魂为人体兴奋与抑制之调控器。后世医书多从梦寐、游魂等方面探讨肝不藏魂病变。

2）肺藏魄：魄，指人的本能及一些感知过程。《左传·昭公七年》曰："人生始化曰魄，既生魄，阳曰魂，用物精多，则魂魄强。"疏曰："附形之灵为魄……附形之灵者，谓初生之时，耳目心识，手足运动，啼呼为声，此则魄之灵也。"《礼记·祭义》曰："耳目之聪明为魄。"张介宾曰："魄之为用，能动能作，痛痒由之而觉也。"故凡出生后的一些本能的动作，如哭啼声音、痛痒感觉、视觉、听觉等皆称魄。从字义来看，"魄，白也……白，明白也"（《孝经·授神契》），靠五官、身肤等感官去了解世界，才能明白，魄是认知过程的基础。《内经》将魄与肺配合，并说"并精而出入者谓之魄"，赋予魄以相应的物质基础。魄与魂常并提，然亦有区别。王冰注"魄"为"精气之匡佐也"，注"魂"为"神气之辅弼也"。前者侧重生理本能，后者侧重心理活动。肺藏魄失常的病证，可见感觉失常、幻觉、错觉。其实证则可见发狂。

3）脾藏意：意，其含义有三：一为记忆，如王冰曰："记而不忘者也。"《灵枢·本神》也说："心有所忆谓之意。"二是思维，"脾藏意"通"脾主思"。故又曰"思发于脾而成于心"。三是推测、意度之义。《说文》说："意，志也，从心察言而知意也。"王文禄《医先》也说："医者，意也，度时致病者意起之。"此外，意字还有意志、思念、怀疑、任意等义，医籍中偶可见之。脾藏意乃因"脾藏营，营舍意"，指从记忆、思维等心理活动的物质基础而言，脾具有化生营血提供脑进行记忆思维的物质基础。临床上，脾藏意失常可见健忘及某些智力障碍。

4）肾藏志：志，《内经》中有三义。其一通指心理活动，如《素问·阴阳应象大论》提出的五志：肝"在志为怒"，心"在志为喜"，脾"在志为思"，肺"在志为忧"，肾"在志为恐"，非"肾藏志"狭义之志。其二指意志过程，如张介宾曰："谓意已决而卓有所立者曰志。"《论语·为正》也说："吾十有五而志于学。"其三，有记忆的含义。如《灵枢·本神》曰："肾盛怒而不止则伤志，志伤则喜忘其前言。"肾藏志的表意多指其三。临床上智力发育障碍多属肾藏志失常病变。

5）脑神对五脏神的统御作用：《灵枢·本神》曰"故生之来谓之精，两精相搏谓之神，随神往来者谓之魂，并精而出入者谓之魄……心有所忆谓之意，意之所存谓之志，因志而存变谓之思，因思而远慕谓之虑，因虑而处物谓之智"。这是《内经》关于人心理活动中认知过程的详细描述，从这个过程中，我们可以看出脑神对五脏神的统御关系。

生命起始于精，父精母血化生成生命的同时就产生了神，这便是脑中元神。形体一立便有魄，元神一生即存魄。元神、魂、魄此时尚在母体胎中。一俟出生，元神归脑，统御全身众神；魄归肺，明白本能及感知；魂归肝，司技能、梦寐。"魂魄毕具，乃成为人"（《灵枢·天年》）。人在了解事物时，要通过感觉器官去感知，脑统意志，收魂魄，故可借魂魄感知以"任物"，而非心也。以后的意、志、思、虑、智，皆为在脑神统御下的各具体认知环节。诚如《云笈七签》所言："（元神）在头，曰泥丸君，总众神也。照生识神，人之魂也。司命处心，纳心源也。无英居左，制三魂也。白元居右，拘七魄也。桃孩住脐，保精根也。照诸百节，生百神也。所以遍身，神不空也。元气入鼻，灌泥丸也。所以神明，形固安也。运动住止，关其心也。所以谓生，有由然也。子内观之，历历分也。"此语说明五脏神上归于脑，脑为元首，统率五脏之神，是众神之长。众神自此而生而长，而行其生理功能。全部认知过程是在脑中元神的作用下完成的。心神、肺魄、肝魂、脾意、肾志均在脑的作用下各自发挥生理功能。

尚需指出的是，脑中元神不仅统御五脏之神，而且还支配着五脏实体，同时还协调五脏之间的功能平衡。《黄庭内景经》曰：脑神能"下和六腑绍五官"。即认为脑神具有协调脏腑功能的作用。脑中元神正常，则五脏各自的形神就协调平衡，五脏之间的生克制化就能平衡稳定。正如《元气论》云："脑实则神全，神全则气全，气全则形全，形全则百关调于内，八邪消于外。"可谓至理要言。

### （二）脑主五志

五志，是指人体对外界事物的一种反应，它具有独特的主观体验和外部表现形式，是机体在心理和生理的许多水平上的整合[37]。中医称之为情志，又称七情，指喜、怒、忧、思、悲、恐、惊七种情绪变化。七情根据五行的属性进行调整与归类，便是五志，即喜、怒、思、悲（含忧）、恐（含惊）。根据现代心理医学理论，情志活动又相当于人心理活动的情感过程。

#### 1. 情志释

喜，归属心火。喜本为良性反应，对人身心有益，故曰"喜则气和志达，荣卫通利"（《灵枢·举痛论》）。然"正复为奇，善复为妖"（《老子·五十八章》），凡物太过，其气偏激皆为患。故《医学入门》说："暴喜动心不能生血。"喜之太过则气缓，心气耗散，"神惮散而不藏"（《灵枢·本神》），临床上喜笑太过可伤心。

怒，归肝属木。陈无择说："怒伤肝，其气击。"怒是一种勃发粗糙的感情。凡人之欲望被阻拦，需要受压抑，或事见不平，令人愤慨，怒火内生向上悖击，为不良冲动的情绪反应。大怒或郁怒日久均可影响及肝而致病。

忧，归肺属金。忧是预感或经过某种不顺意的事情，沉浸在担忧愁郁的不良心境中所表现的情绪变化，日久不解即可为病。《三因极一病证方论》曰："预事而忧……忧伤肺，其气聚。"忧郁日久则伤气而为病。

思，归脾属土。思维本是认知过程的中心，由于在对环境事物的认识体验中决定了情绪活动，而脾主土居中治四旁，故将思归属于脾。思虑太过则伤脾，故《内经》有"思则气结"之说。

悲，属金。陈无择将悲归于心包，郑树珪将之归于肺，两者均依据《素问·举痛论》所言："悲则心系急，肺布叶举。"又据"悲则气消"（《素问·至真要大论》），而肺又主气，故多将悲归于肺。悲由失望而生，心境凄凉、无可奈何是其情绪特点。悲之太过或日久亦可"气消"而为病。

恐，归肾属水。恐是感到自己的安全受到威胁而产生的畏惧心理。是在异常情况下的应激心理，常与惊同时产生，事后还可以持续一段时间。陈无择说："恐伤肾，其气怯。"常表现为坐卧不安，心中惶惶，如人将捕之。

惊，《内经》归之于心，戴原礼以为归心包，陈无择以之归胆，尚乏统一。惊与恐虽相近，然亦有区别。惊为自不知，从外而入为阳；恐为自知，从内而出为阴。惊是骤遇危险，不知所措，以致"惊则气乱"（《素问·至真要大论》）。

#### 2. 七情与脑神

陈无择《三因极一病证方论》曰："七情人之常性，动之则先自脏腑郁发，外形于肢体。"说明情志活动是机体对外界精神刺激或既往刺激做出相应的反应或调节。这种反应和调节属人心理活动的一部分，它不能离开主宰人体心理认知过程的脑而存在。其理有三。

第一，《素问·天元纪大论》曰："天有五行御五位，以生寒暑燥湿风；人有五脏化五气，以生喜怒思忧恐。"由于脑位头而象天，故天御五行，脑御五脏，主五脏之神而统生五志，"以生喜怒思忧恐"，因此而有"脑—五脏—五志"的必然联系。只有脑主七情正常，五脏才能顺应安和而有正常生理功能；反之，太过或不及均可导致脑与脏腑病变。

第二，志意属脑，理见上述。然《灵枢·本神》曰"志意者，所以御精神，收魂魄，适寒温，和喜怒者也"；又说"志意和，则精神专直，魂魄不散，悔怒不起，五脏不受邪矣"。由此可见，脑主意志，而意志可"和喜怒"，若脑神功能正常，则志意和，而"悔怒不起，五脏不受邪也"。脑神通过意志系统而调节情绪变化，同"适寒温"一样，均是人体为适应外界的变化（自然环境、社会环境）而必需的反应。

第三，情志不仅与精神活动密切相关，且本身就是精神活动的一个组成部分。两者的关系是情动于外而神舍于内，情志的变化依赖神志的运握。在生理上两者互为寄托，但均为脑中元神所主。神气有余，内舍职守，则言语洪亮，听视清晰，嗅觉灵敏，行动敏捷，哀愁恐怒因事而至，随事而消。在病理上，常可互为因果，五志伤为因，元神伤是果，可致多种情志病变。

上述之论，阐明了脑中元神与五脏神的主从关系和脑中元神对七情五志的统御作用。近代名医冉雪峰亦有此见，其曰："神也者，妙万物而言者也。五脏之藏神，乃五脏功显著，对内对外，合常变适应而恰到好处。脑之穴曰百会，言百神所要会。曰神庭，言神所居之庭。无上玉清，神所乐宅，言神所居之庭。"可谓真知灼见。

## 五、心包络的否定与心神五脏理论的彻底解构

通过上面的研究工作，我们从发生学的角度，根据中医理论的经典认识，用翔实的资料和可靠的依据否定了心为君主之官、五脏六腑之大主和主精神意识思维活动的传统认识，确立了脑主元神在人体神志活动中的主导地位，并且将五脏神、五志等纳入脑神统御的体系中，基本上形成了脑神五脏理论的体系。然而，这一体系目前尚只能用于生理学解释，病理上的分析还不完善。原因在于传统中医心神五脏论的体系尚未完全解构，与神明相关的还有心包络一脏。心包络在生理上似无作用可言，然在病理上"代心受邪"的理论却作用非凡。心包络的存在，客观上造成了心神五脏论的未能彻底解构和脑神五脏论的重建障碍。以下将着眼于心包络，分析其体用以定其去留。

### （一）心包络是什么？

《内经》中较系统地论述心包络者，当推《灵枢·邪客》，其文曰："心者，五脏六腑之大主也，精神之所舍也，其脏坚固，邪弗能容也。容之则心伤，心伤则神去，神去则死矣。故诸邪之在于心者，皆在于心之包络。包络者，心主之脉也，故独无俞焉。"据该经文，我们大致可以得到如下三点认识。

第一，心包络的概念。心包络是指心外包膜上的络脉。

第二，心包络的功能。生理上，心包外膜的络脉既能保护心脏实体，又可供给气血营养，此据络脉和外膜的作用推理即可得出。病理上，则"诸邪之在于心者，皆在于心之包络"，心包络具有容纳邪气的作用。因心包络是一种络脉，生理上行气血、营阴阳，病理上是邪气通行的通道，此乃常识，理亦当自明。

第三，提出心包络概念的背景条件。前提是心为"五脏六腑之大主也，精神之所舍也，其脏坚固，邪弗能容也。容之则心伤，心伤则神去"。说明心是人体最重要的器官，邪气不能伤，诸邪犯心都容纳于心的络脉（即心包络）中，而非心本身。

我们认为，《灵枢·邪客》的这些认识是正确的。心包络，顾名思义，只能指心外包膜之络脉。既为一种络脉，除实体上对心的保护外，供给气血，亦是本职，病理下则邪客其中，如《素问·气穴论》所言"孙络……以溢奇邪。"除《灵枢·邪客》外，《内经》中虽亦有提及心包络之名者，如《灵枢·经脉》，但并无具体描述。故这应当是《内经》对心包络的本始认识。

倒是《内经》中的另一个名词"膻中"与心包络既有联系，又有区别。根据《灵枢·胀论》提出的"膻中者，心主之宫城也"及《灵枢·海论》说"膻中者，为气之海"可知，膻中位于胸部，其范围较广，举凡胸腔之心、心包膜（含其上的心包络）、气管、食管，均应属于膻中。如《灵枢·海论》曰："膻中者，为气之海，其输上在于柱骨之上下，前在于人迎。"而《内经》认识到的膻中功能有二：一是"心主之宫城"，卫护心；二是"臣使之官，喜乐出焉"，代心示情。

心包络和膻中皆为心之外围，与心有密切联系。在结构上，膻中包含心包络，均可卫护心。但两者的区别是显然的。如《灵枢·经脉》曰："三焦手少阳之脉……入缺盆，布膻中，散落心包。"显然作为两种结构对待。体现在功能上，由于膻中含心于内，故与神志活动有关，而"喜乐出焉"；而心包络只为一种络脉，并无神志活动产生。

然而，有些学者只看到两者相联系的一面，将两者混为一谈，如李中梓曰："膻中即心包络也。"实为大谬。后世对心包络的扩大使用，实导源于此类认识。

## （二）心包络意义的歧变

根据《内经》的认识，心包络只是心包膜上的一种络脉，它除了络脉应有的功能（通气血、溢奇邪）外并无其他的特殊作用。然而，在其同时的另一医学流派和后世医家的研究中，心包络的意义出现了两种歧变。

其一，心包络为脏说。在《灵枢·经脉》中，将心主手厥阴之脉归于心包络。根据十二正经的命名原则，脏经属阴，腑经属阳，既然名曰手厥阴，则心包络就必然为脏了。心包络为脏的提法只可根据《灵枢·经脉》中推求，在《内经》论述脏腑功能的其他重要篇章中均未见有这样的认识，如《素问·六节藏象论》《素问·灵兰秘典论》《素问·五脏生成论》等均无心包络这一脏器名称，更无命之为脏的论述。而且，根据《灵枢·邪客》对心包络的描述和《内经》提出的脏腑属性划分标志，实在不能把这样一种络脉当作一个脏腑看待。因此，我们有理由说，将心包络作为脏对待并配以正经的应是《内经》另外一种学术流派。考虑到《灵枢·经脉》的具体内容，我们认为是经脉学派的见解。

将这种认识纳入中医藏象学说体系中实出于无奈。根据现有的史料，1973 年我国长沙马王堆汉墓出土的《足臂十一脉灸经》和《阴阳十一脉灸经》，两者皆系《灵枢·经脉》的祖本，《灵枢·经脉》对十二正经的论述，实源出于上述两种帛书[38]。令人好奇的是，帛书中的经脉与《灵枢·经脉》的经脉从名称数目上看，其不同点在于帛书中无手厥阴心包络经，而《灵枢·经脉》中却有。当然这是经络学说的一大发展，帛书记载的经脉研究水平远不能和《灵枢·经脉》相提并论，但历史的痕迹却能从其比较中看到。经脉学家从吸收帛书成就到《灵枢·经脉》中变十一脉为十二正经时为什么选择了心包络为手厥阴经（属脏）而不是其他？值得深思。

从上面分析可以看到，研究脏腑的医学家和研究经脉的医学家可能并不属于一个流派。藏象学说以阴阳五行学说为立论基础，在脏腑属性划分上提出了阴脏五，阳腑六的观点，规范了脏腑的数目。其中，五脏受五行学说的影响最大，脏之数目及功能活动都受五行学说的制约。根据五行学说的基本观点，脏数只能有五，多或少均无法用五行学说说明。通过五脏各自五行属性的联系，将五脏与五官、五体、五神、五志、五液、五气及五味等联系起来，形成独具特色的五大功能系统。经脉学家从其名称上看，可能受阴阳学说的影响要深刻些，故以阴阳一分为三的三阴三阳名之。散在的学术观点在《内经》成为相对系统的学说时，就存在一个汇通和融合问题，这个过程必须有一定的选择。经络学家在《灵枢·经脉》中提出自己系统的经脉理论时，多参考了脏腑学派的观点，如阳经为腑，阴经为脏，这在阴经数目上就发生了冲突。脏腑学派认为脏有五，且只能是五，而经脉学家认为阴脉与阳脉相配，必须要有六条，故相应的脏之数目便要求是六。这种矛盾是我国古代哲学阴阳学说和五行学说在汇通中的数理矛盾（有人认为此为阴阳、五行二五对称不全）在医学中的表现[39]。医学家无法解决这样的矛盾，报之以回避的态度，结果就只能从"君主之官"的心上再找一脏，于是选用了心包络。这样，既可体现君王之尊，又可找出一脏，完成十二正经体系，可谓一举两得，其用心良苦与百般无奈由此可见。

这种选择的缺陷是明显的。第一，如张介宾曰："手少阴，心经也，手厥阴，心包络经也。经虽分二，脏实一原……凡治病者，但治包络之腧，即所以治心也。"明确指出，这样的选择只是为了增加一条经脉而从心再分出一条经脉而已。深究之，则一脏分二经，于理不通。故后人程知著《医经理解》时批评说："夫心既为一脏也，岂有心外脂膜复为一脏之理？"可谓中的。第二，心包络为脏，其与五脏关系及与原有五脏系统的诸多冲突，自古以来，并未予以解决。

如果仅仅是为了经脉数目而选择心包络为脏，虽无道理但可理解，然当心包络变为脏后，后世医学家将脏的功能特点（藏神、藏精气）类推到心包络，心包络便成为参与神明活动的脏，其角色由此显要，其负面影响更为扩大，详见后文。

心包络意义的第二个歧变是后世医家将心包络与膻中混为一谈后心包络功用上的改变[40]。这种混同源于对《内经》关于膻中和心包络既相关又区别的比较研究上。膻中包括心包络的结构，这里膻中是整体，心包络是构成这个整体的要素（还有心、食管、气管等）。从系统论的观点来看，整体与要素不能等同，生命机体中，整体大于部分之和。因此，在功能上两者不应等同。一些医家没能认识到这一点，以为膻中与心包络同属一物，功能上便随意假借。结果，心包络便被强加了膻中的许多功能，在生理上既能卫护心主，又能代心行令，为臣使之官，病理上则可代心受邪。

心包络代心受邪的观点导源于《灵枢·邪客》中的"故诸邪之在于心者，皆在于心之包络"一语。《灵枢·邪客》的这句话如果和《素问·阴阳应象大论》的"故邪风之至，疾如风雨，故善治者治皮毛，其次治肌肤，其次治筋脉，其次治六腑，其次治五脏。治五脏者，半死半生也"结合讨论，更有意义。《素问·阴阳应象大论》所言既有由表入里病情渐重的含义，又可表明从内到外器官的重要性和不耐邪气侵犯的特性。相对而言，五脏最不受邪，故邪入于脏则半死半生。《灵枢·邪客》提出的心不耐受邪，本无特殊之处，因五脏均与之同。入心之邪到心包络也无特别含义，只反映了受邪的途径。从脏腑实体看，其间均应有络脉，邪气入脏，可能都是先入其络脉，而后再至实体。这是古人对病传的一种推测，是否如此，不得而知。心包络接受入心的邪气，可为一例。

然而，当心包络为脏参与神明活动及心包络和膻中同一的观点流传下来以后，汇通产生的结果使心包络在心神理论中功用大增，心包络接受入心之邪的观点由于心包络为脏与神相关而有了新的含义。在生理上心主血脉又主神志，其精神情感部分由心包代传；病理上，则心主血脉失常仍由本脏表现，而神志病变则因心包络代心受邪归于心包络。故心主神志异常的实证病变都归于心包络，如神昏、谵语、狂妄等。不难看出，这样实际上是把心的功能一分为二，主血脉属心，发用神明归心包络，与李梴的"神明之心"和"血肉之心"有互通之处。

心包络代心受邪的论点在历代医家对情志病治疗中多有所用，这一情形在叶天士、吴鞠通创立温病学派时几达登峰造极。围绕这个论点的清心开窍、化痰开窍等祛除心包络之邪以疗情志病变的理法方药已成体系，流传甚广、运用甚广。传统心神五脏说的解构必须对心包络的功能正本清源，恢复其本来面目。

### (三) 心神五脏理论的彻底解构及心脑神五脏论为核心的藏象学说体系的建立

从心包络意义的歧变可以看出，由原始的一个络脉演变到为脏而与神明有关，代心受邪而有具体的临床表现，其发挥和流传的主要支撑点就是"心主神明"，为"君主之官"的理论。这些理论从一开始就是为了维护君权而虚构的学说，在脑主元神说代替和否定了"心主神明"，为"君主之官"的前提下，心包络应该恢复到《灵枢·邪客》的认识状态，后世医家强加的代心行令、代心受邪的理论也应该予以摒弃。

或许有这样的认识：以心包络代心受邪病机理论指导的临床实践在情志病治疗中是有效的，而且是中医的特色内容。否定了它就等于否定了中医在情志病治疗中的临床实践。其实不然。中医学在验证其理论的正确性时，通常并不验证其过程，而只追求其结果，这就是说只要在某理论指导下的结果是正确的，某理论便是正确的。根据马克思主义真理检验标准的论述，如果不检验过程，那么对一些结果的解释都必然存在着或然性。中医学常用援物比类、司外揣内等黑箱方法，以某种推测反证疗法、药效机制等过程。对黑箱中的内容也就是反应过程的理论常不加意。如宋代名医庞安时针刺治疗难产颇有效验，其解释的理论是胎儿手误执母肠，针刺令其手松，即令生产。这种理论在中医学体系中是经得住

"检验"的——卓越的疗效即说明了结果，但封闭的视角令人无法直视其过程。这种解释我们能说它正确吗？能够进入中医的理论内容用以指导后人的实践吗？

事实上，庞安时的经验如果用一种符合实际的中医理论予以说明，此理此法便可登大雅之堂。如此荒诞不经，实不可取。心包络代心受邪的理论比庞安时的解释要文雅得多，它的理论也有一定的可信性，但因不符合实际，也同样不能保留，而应代之以正确的脑神说。祛除心包络代心受邪的理论，在做适当的理论调整后，新理论指导下的用药会在此基础上更精确，疗效会更好，中医的特色更能发扬光大。从方法论的角度来讲，更换的是对过程的解释，即为什么某病用某法可治，而原因（病）与结果（疗效）都没有变动。因此这样的担心是不必要的。

至此，传统中医心神五脏说的核心体系（心为君主之官、主神明）及其附属体系（心包络、心神统五神脏、主五志）全部崩溃，理论的解构已经完成，代之而起的应当是以脑神五脏论为核心的藏象学说新学说体系的建立。

# 第四章　脑的生理病理

## 一、脑的形态解剖

### （一）位置

脑者，颅中髓也。脑藏于头颅骨内，由髓汇聚而成。《说文》释"脑"曰："颅中脂也。"说明早在春秋时期，古人就已认识到脑的解剖位置。《灵枢·海论》曰："脑为髓之海，其输上在于其盖，下在风府。"盖，是指位于头颅顶部头盖骨中央督脉之百会穴。之所以称之为盖，乃因督脉之应天道而环转覆盖。风府，指督脉循项之穴，风府穴。《灵枢·海论》这句话进一步论述了脑在头颅中位置的上下限：上在头盖骨以下，下在风府穴以上。风府穴以下脊骨内也由髓汇聚而成，然此不属于脑，可称之为脊髓。脊髓，中医原无此名，自唐容川始，汇通西学，方有此名[41]，今多从之。脑与脊髓虽都由髓聚而成，有其相通的物质本原，然两者之体用却明显不同。脑为髓海，属奇恒之腑，具有藏元神等重要生理功能；而脊髓由髓充，仅为精髓真气升降之道路，兼以壮腰强脊，义通督脉。如《医学入门》曰："脑者髓之海，诸髓皆属于脑，下至尾骶，皆精髓升降之道路也。"又如《医述》云："脑为髓海……髓本精生，下通督脉，命火温养，则髓益充……精不足者，补之以味，皆上行至脑，以为生化之源。"两者区别如此，不可混为一体，而称脑之下限至骶尾。在脑与脊髓的解剖上，应立足于中医主体认识与观察，不可盲目汇通西医之中枢神经系统，造成概念上的混乱。

### （二）形态结构

与中医的其他脏腑解剖一样，中医在脑形态结构认识上只是粗线条的描述。现结合道家认识分析如下。

从外观形态上看，"脑"字古通"𡃊"。有学者以为由"𡃊"字可以看到脑位于"头发"下的颅骨"囟"内，而旁以"土"即说明脑有左右两脑之分[11]。《黄庭内景经·至道章》又说："泥丸百节皆有神。"泥丸指脑；百节，似指脑的许多沟回。故脑分左右，上有沟回，当是源自中医对脑的外观认识。

在内部结构上，《黄庭内景经》又说："脑分九宫。"梁丘子注引《大洞经》明确其九宫为明堂宫、洞房宫、丹田宫（泥丸宫）、流珠宫、玉帝宫、天庭宫、极真宫、玄丹宫、太皇宫。限于当时的解剖水平，古人不可能详细观察到脑的内部结构，上述九宫多为理论推测而得，恐非实际所见。

# 二、脑的物质基础

脑为髓之海，由真气汇聚而成，故髓和真气是构成脑的实体及维持脑生理功能活动的物质基础。

## （一）髓

### 1. 髓的概念

《说文解字注》云："髓，骨中脂也。"由此可见，骨腔中的液态膏脂状物质为髓。髓因其居处不同，而有相应的称谓，此亦构成了它的分类。传统的认识是居于骨中为骨髓，居于颅骨中组成脑的为脑髓，后世医家比附西学将居于脊柱骨内的髓称为脊髓，亦可存。

医学著作论髓，首见于《内经》。然《内经》对髓的认识并不统一，似可分为两种观点。其一，以《素问·五脏别论》为代表，将髓作为奇恒之腑来认识，看作是与五脏、六腑等并列的藏象系统。然髓虽内含真气（精气），具有"似脏"的特点，但其本身为一液状物质，而非"中空有形"的脏器。因此，将髓作脏器看待，既概括不了它的特点，也无任何实际意义，故此类观点在《内经》中并未得到阐发，对后世也无影响。其二，散见于《内经》多篇中的另一观点是将髓看作是与"气、血、津、液、精"相并列的物质功能系统，并对其性质、生成、分布及生理、病理、治疗都作了详细论述。这种观点构成了《内经》髓学说的主体，奠定了后世髓学说的基础，成为中医髓学说的主干部分。本书之髓，义亦指此。

### 2. 髓的性质

髓为一种液态膏脂状物质，这是《内经》的作者通过研究所得到的结论。《内经》对髓为液状物质的论点有三。其一，在《内经》的论述中，有"髓液焦枯""髓液皆减而下"（《灵枢·五癃津液别》）等语句，其"髓液"一词，即说明是将髓作为液状物质看待的。其二，《灵枢·海论》曰："经水者，皆注于海，海有东、西、南、北，命曰四海……人有髓海、有血海、有气海、有水谷之海。凡此四者，以应四海也。"以此可见，自然界海中聚经水、人四海以应之，分别有髓、血、气、水谷等四海，意皆指精微状物质。其三，《灵枢·五癃津液别》有："水谷入于口，输于肠胃，其液别为五。"根据其后文，此处"液别为五"当指汗、尿、泣、唾、髓等五液。

在《内经》中，不唯把液作为一种液态物质看待，更把它与气、血、津、精等精微物质并列讨论，将其作为人体的一种高级物质功能系统进行研究[42]。如《灵枢·海论》将髓海列入四海之一与血、气、水谷之气等人体精微物质并论，并分别论述其虚实病证。又如在《灵枢·决气》中将"六气并论"，其言曰："余闻人有精、气、津、液、血、脉，余意以为一气耳，今乃辨为六名。"其中之"液"即包含了髓海，因其后论"六气者，有余不足"时言"气之多少，脑髓之虚实，血脉之清浊"，并指出"液"脱失的病证为"骨属屈伸不利，色夭，脑髓消，胫酸，耳数鸣"。

根据《素问·四时刺逆从》"冬气在骨髓中……冬者盖藏，血气在中，内著骨髓，通于五脏"及《灵枢·经脉》"少阴者……冬脉也，伏行而濡骨髓者也"的记载，可以看出髓中藏有精气。又据《灵枢·决气》"谷入气满，淖泽注于骨，骨属屈伸，泄泽，补益脑髓，皮肤润泽，是谓液"可知，髓中有液。故髓的组成成分是液和精气，由此亦可证明其为液态物质的性质和营养人体的功能特性。

### 3. 髓的生成

（1）先天之精所化生

《灵枢·经脉》曰："人始生，先成精，精成而脑髓生，骨为干。"说明髓作为构成人体的基本物质，其本原是由先天之精所化生。髓生成之后，先充于脑而后至骨。

（2）后天肾精所化生

《素问·阴阳应象大论》曰："肾生骨髓。"指出了肾藏精，精化髓的生理活动。肾主封藏，具有藏精的生理功能。肾中所藏的精有先天之精，以精室中的生殖之精为主；有后天之精，如《素问·上古天真论》所云："肾者主水，受五脏六腑之精而藏之。"故脏腑功能活动化生的精气可归于肾中所藏，构成后天之精的主要内容。肾中后天之精对髓的生化作用在生命活动中具有重要的意义。

《素问·逆调论》云："肾不生，则髓不能满。"陈修园《医学从众录》云："肾为肝之母，肾主藏精，精虚则脑海空虚而头重。"均从病理角度指出髓必须靠肾精的化生，源源不断地上输于脑，骨髓才能充，髓海才能满，才能维持骨与脑的正常生理活动。程杏轩《医述》曰："脑为髓海……髓本精生，下通督脉，命火温养，则髓益充，精不足者，补之以味，皆上行至脑，以为生化之源。"具体地描述了肾精生髓、填充脑髓的全过程。

在后天肾精化生为髓的过程中，离不开命火的温养。肾中之精是物质基础，命门之火是生命活力，只有两者结合，才能保证肾精生髓生理功能的正常进行。

（3）水谷精气所化生

脾胃运化的水谷精气是人体生命活动的主要物质来源，人身之物质系统气、血、津、液、精（后天）均以水谷精气为基础，通过脏腑的不同功能活动而化生。髓作为人体一种物质，亦不例外。《灵枢·五癃津液别》曰："五谷之津液和合而为膏者，内渗入于骨空，补益脑髓。"即为其证。

（4）血、津液、髓互化而生

髓与血、津液、精一样都是由水谷精微所化生的液状物质，其成分均为水液和营养物质。因其居处、性状不同而有不同的名称。居于脉中赤色者为血，居于骨中者为髓，布散脏腑肌肉皮毛者为津液。其物质本原的相通性决定了髓与血、津液的互化关系。生理方面，津液渗入血脉而化为血，内注骨腔为髓；血中之津可外渗血脉而为津，也可内注于骨腔生为髓。而髓液可转化成津液，散布周身；髓本身也具有化生气血的作用，髓液盈满，气血始旺，如《素问·生气通天论》所云："骨髓坚固，气血皆从。"病理上，津液不足则血虚、血燥，亦可致髓消；血不足则津枯髓不充；髓不充则液干而血虚。凡此，皆为其互化之理。

总之，髓的化生来源于父母先天之精，既生之后，靠肾的藏精功能与脾胃运化水谷精微的先后天共同作用而完成，同时血、津液与髓的相互转化可资其化源以补急时之需。从其生成过程看，肾和脾胃是生成髓的重要脏腑。诚如宋代邵伯温《观物外篇》所论"胃生髓……坎为髓"。此处，坎，水也，乃肾卦。邵氏之论，以脾胃水谷为原料，肾中精气制造为功能，邵氏虽非医家，其说却堪为精论。

#### 4. 髓的功能

髓为液状营养物质。故其作用既有滋润的内容，也有营养的功能。具体如下。

（1）濡养作用

居于脑中的髓，作为脑功能活动的物质基础，既构成了脑的实体，又具有濡养脑的生理功能。髓海足，则脑功能正常，"轻劲多力，自过其度"；反之则"脑转耳鸣，胫酸眩冒，目无所见，懈怠安卧"（《灵枢·海论》）。

（2）舍神功能

与其他物质系统一样，髓也是神明活动的物质基础，脑藏元神的生理功能是以髓的作用为前提的。髓海充足，则元神健旺；反之则元神虚，影响人体的神明活动。

## （二）真气

#### 1. 真气的概念

真气，《难经》中称原气，后世称元气。真气是肾中先天精气与脾胃运化所产生的水谷精气结合而成的一种气。正如《灵枢·刺节真邪》所云："真气者，所受于天，与谷气并而充身者也。"其"所受于天"指源自父母的先天之精气。真气属于气血之气的一个类型。它是维持人体生命活动的最基本物质，故曰真气、元气。真，本原也。元，根本也。义由名见。

#### 2. 真气的生成

首先，真气的生成依赖肾中所藏的先天之精气。肾精在命火的温煦作用下，形成真气。故命门之火的温煦能力在真气的生成中具有重要意义。正如《难经》所言"命门者，原气之所系也"。张介宾曰："命门是元气之根。"其次，需要后天脾胃运化的水谷之精气的不断充养。脾胃运化功能强，水谷精气充足，则真气得以不断充养而化源不竭。肾精、命火与脾胃运化功能之间的功能发挥和协调配合是真气生成的基本环节。

**3. 真气的功能**

真气的功能有四：第一，推动作用，可推动脏腑组织器官功能活动的正常发挥；第二，温煦作用，温煦各组织器官以发挥正常生理功能；第三，营养作用，因其中有水谷精气，故对脏腑组织器官起营养作用，作为物质来源；第四，防御作用，可防御外邪入侵。

**4. 真气与脑**

真气发于肾间命门，而后布散全身，其中主要汇聚于脑，故王冰注《内经》曰："脑者，真气之所聚也。"脑中的髓和真气结合，才能维持脑的功能活动。

根据督脉的循行路线，下起于肾中，上入络于脑，是肾与脑的联系通道。故不仅肾精化生的髓借此道以上汇于脑，如《医学入门》所言："皆精髓升降之道路也。"而且还是肾精命门化生的真气上达于脑的通路。真气、精髓通过督脉源源不断上布于脑，以保证髓海不亏、真气不虚，完成脑主元神等重要生理功能。

# 三、脑的生理特性

## （一）清灵之脏，喜静恶扰

脑为髓之海，而髓属液，至清至纯，水谷精微中"和合而为膏者"方能藏之于脑，较之五脏之气血津液尤为贵重，故谓"中清"。脏藏元神，主思维意识，体事验物，可谓"至灵"。故曰"清灵之脏"。脑髓至清，以静为养，不容邪扰，犯之则病，故"髓海真气之所聚，卒不受邪，受邪则死不可治"（《证治准绳》）。脑中元神，静则能发挥其神明之功，以清明内持；动则掉摇散乱，无以适从。如《奇效良方》曰："二者喜静谧而恶动扰，静谧则清明内持，动扰则掉摇散乱。"故曰喜静恶扰。

## （二）精髓之海，喜盈恶亏

脑为髓海，内藏真气，故曰精髓之海。只有精髓充足，方能"轻劲多力，自过其度"，百神旺而脏腑功能正常；反之则"脑转耳鸣，胫酸眩冒，目无所见，懈怠安卧"，诸神疲而脏腑功能失常，百病由生。故曰喜盈恶亏。

## （三）诸阳之会，喜通恶郁

脑内含精髓，其位最高，在象为天，故诸阳经皆汇聚于头，而成"诸阳之会"（《备急千金要方》）。细分之，则有督脉总督一身之阳而络脑，手足六阳经皆汇聚于头而属脑。脑居头颅中，至高之巅，在位为离，赖阳气通达，方能"若天与日"，使脑髓真气转运疏泄，以敷和布达于周身，故又可称"纯阳之脏"。诸阳之会，故邪扰脑郁，皆易致阳亢火热之脑病。故曰喜通恶郁。

# 四、脑的生理功能

## （一）主元神

元神，是指人体最本原、最重要的神。它是人体百神之主，具有统御众神的功能，人体的各种神明活动均由其主宰。其含义有三：一是人体生命活动的总称；二是指精神意识思维活动，即心理活动；三是指超觉思维所致的灵感。

脑主元神是指脑具有主元神的生理功能，又称"脑为元神之府"。其理论依据前已详述，此处仅就其在人体生命活动中的功能表现简述于下。

### 1. 主感知

主感知是指脑具有主持人体视觉、听觉、嗅觉、味觉和躯体冷、暖、痛、痒等感知的生理功能。人体的感知由五官和身肤感受而得，而五官和身肤的生理功能活动虽直接受五脏的功能支配，但其能否感觉到心理神明活动则由脑中元神主宰。故感觉是脑中元神主宰下的脑神五脏系统共同协调配合的结果。在生理情况下，若脑神健旺，五脏功能正常及脑神与五脏的关系协调，则人体视明耳聪，嗅味灵敏，躯体感觉正常。反之，在病理条件下若五脏功能正常而脑神衰弱，或脑神健旺而五脏功能失常，官窍不利，均可导致人体感觉失常。前者如肝虽能藏血以养目，目视物的功能亦正常，但因脑神衰疲，故目虽可"感"物但并不能"知"物。又如躯体冷、暖、痛、痒等感觉，由肺主皮毛、藏魄功能主持，如仅为肺、皮毛功能正常而脑神不足，则脑神不能"收魂魄"，而皮肤虽"感"也不可"知"。病理的第二种情况是，虽脑神健旺，但五脏功能失常，官窍不利，亦不能正常感知，例如虽脑神充足，体事验物，至为清灵，但肺失宣发，鼻窍不通，鼻塞，则虽可"知"，但不能"感"，终究嗅不到气味。

### 2. 主记忆、思维和智力

主记忆、思维和智力是指脑具有主思维、记忆和智力的生理功能。记忆、思维属人心理活动的认知过程。脑神学说认为，脑是接受万物以进行思维的器官。故一切心理活动都由脑主持。在生理情况下，若髓海充足、真气充沛，则脑中元神健旺而思维敏捷，记忆力强而多智；反之则思维迟钝，记忆力下降而智弱。

脑神发挥记忆、思维和智力的功能尚须五脏功能活动的协调配合。根据脏腑功能表现，脑主思维的功能主要靠心主血脉、脾胃运化气血和肝藏血功能的支持。《灵枢·营卫生会》曰："血者神气也。"脑主元神的功能，除髓外还必须有血作为其物质基础。故参与血生成运行的心、肝、脾三脏能配合脑神完成脑主思维的功能活动。脑的记忆功能和智力则主要是脑、肾配合的结果。肾藏精，主伎巧，又主智。肾精足，则生髓有源，脑海充足，故记忆力强而多智。临床上益智多补肾填精充脑即为其证。

### 3. 主情志

主情志是指脑具有接受外界精神刺激而做出相应的反应和调节，表现出各种情志活动的生理功能。情志活动虽有五脏神的主持，但其表现均为脑主元神、总众神、统御五脏神的结果。脑为思维器官，当外界精神刺激通过各种感觉器官传入人体时，首先到脑，由脑神再根据刺激的种类，分属于具体主司的脏来加以表现。如令人发怒的精神刺激作用于人体时，通过眼或耳等感觉器官入脑，脑再分属于肝，于是肝做出相应的反应——"怒则气上"，表现为面红目赤，粗声大气。故生理上，若脑神和五脏功能活动正常，则表现为正常的情志活动；反之，若脑神或五脏功能失常时，则情志异常。具体地又有两种情况：其一，脑神虽健旺，但五脏功能失常，则情志异常。如脑神健旺而肝气上逆的患者，则外界虽无令人发怒的精神刺激，但其人仍面红目赤，怒气冲冲。其二，五脏功能虽正常，但脑神失常，则亦可致情志异常。如外界有令人高兴之事刺激，传入脑后，因脑神不足，神志错乱，而误将其归属于肝，反过来表现出怒的表现。上述病理，皆属精神疾病范畴。故精神疾病的中医治疗，有治脑者，有治五脏者，应辨证求因而治。

## （二）主运动

主运动是指脑具有主持凡如目视、足步、指摄、掌握等各种肢体、躯体、官窍运动的生理功能。五脏和各种运动功能存在着密切联系，主要有肝主筋为"罢极之本"、肾主骨而为"作强之官"和肢体运动的关系及脾与眼睑开合、心与舌体运动、肝与目的转动等。但其功能活动的正常发挥均需在脑的统御之下。脑为髓海，藏元神，而为人体至尊、五脏六腑之主。故脏腑组织器官的功能活动都由脑的功能主持。具体而言，①人的官窍、身体等感知由脑神所主，故其运动由脑中元神统率。②肝虽藏魂主筋而为"罢极之本"，但"魂检其魄"，魄主肢体运动。故脑主意志、意志收魂魄而使肝"罢极"之源在脑。③肾主骨为"作强之官"，但脑为髓海，髓海有余、不足均可影响运动，故《灵枢·海论》曰："髓海有余，则轻劲多力，自过其度，髓海不足，则脑转耳鸣，胫酸……懈怠安卧。"故脑与肝肾等脏功能正常，则运动功能正常，反之会出现各种运动失调病变。如老年性帕金森病，乃因老年人"阴气自半"，阴津不足，肾精、髓海空虚而致；癫痫之抽搐，乃因风痰阻脑，脑神失常而致；中风偏枯，多因肝风内动，气血上涌于脑，阻塞脑窍而致。凡此等等，不一而足。

# 五、脑与脏腑器官和经络的关系

## （一）脑与经络的关系

脑与经络有着极为复杂的联系，根据《内经》的有关记载，分析如下。

### 1. 直通于脑

《素问·骨空论》曰："督脉者……与太阳起于目内眦，上额交巅上，入络脑，还出别下项。"督脉为直通入脑之脉。

《灵枢·经脉》曰："膀胱足太阳之脉，起于目内眦，上额交巅；其支者，从巅至耳上角；其直者，从巅入络脑，还出别下项。"足太阳膀胱经亦为直通入脑之脉。

直通于脑的督脉和足太阳膀胱经对脑的生理功能具有重要的作用。督脉总督诸阳，为阳脉之海，太阳为巨阳，乃阳气最多之经。二脉通脑，则脑为诸阳之会，属人体阳气最集中之处而为纯阳之脏。督脉上连于脑，下通于肾，脑与肾由此而沟通，成为人体重要的生命线，肾精化髓生真气得以沿督脉上达于脑，脑阳得以下达于肾。如此阴阳升降主宰着人体生命活动。

**2. 从目系入脑**

《灵枢·寒热病》曰："足太阳有通项入于脑者，正属目本，名曰眼系。"

《灵枢·动输》曰："胃气上注于肺，其悍气上冲头者，循咽，上走空窍，循眼系，入络脑。"

《灵枢·经脉》曰"心手少阴之脉，起于心中，出属心系……其支者，从心系上挟咽，系目系""肝足厥阴之脉……上入颃颡，连目系，上出额，与督脉会于巅"。

《灵枢·经别》曰："足少阳之正……别者……系目系，合少阳于外眦也""足阳明之正……上通于心……还系目系。"

《灵枢·经脉》曰"手少阴之别……循经入于心中，系舌本，属目系"（注："目系"，《灵枢·大惑论》说"裹撷筋骨血气之精而与脉并为系"，其路线是"上属于脑，后出于项中"）。

**3. 从目周孔窍（内外眦，上下网）而抵脑**

《灵枢·脉度》曰："跷脉者……属目内眦，合于太阳、阳跷而上行，气并相还则为濡目，气不荣则目不合。"

《素问·骨空论》曰："任脉者……上颐循面入目。"

《灵枢·经别》曰："手少阴之正……属于心……合目内眦，此为四合也。"

《灵枢·经脉》曰"三焦手少阳之脉……其支者……交颊至目锐眦""胆足少阳之脉，起于目锐眦……其支者……目锐眦后；其支者，别锐眦，下大迎"。

《灵枢·经筋》曰"足太阳之筋……其支者，为目上网""足阳明之筋……上合于太阳，太阳为目上网，阳明为目下网"（注：网，是网络于眼胞）。

"足少阳之筋……支者结于目眦为外维。其病……维筋急，从左之右，右目不开，上过右角，并跷脉而行，左络于右，故伤左角，右足不用，命曰维筋相交"。

"手少阳之筋……其支者……属目外眦"。

"手太阳之筋……直者……上属目外眦"。

根据上述经文可知，前人记载直通脑的经脉有督脉、足太阳经；从目系入脑的有足太阳经、足阳明经、手少阴经、足厥阴经；经别有足少阳、足阳明、手少阴之别络；从目周围孔窍组织抵脑的有跷脉、任脉、足太阳、足阳明、足少阳、手少阳、手太阳经筋；从经脉、经筋的出入目周围孔窍组织来说，是否即能言其抵脑？我们认为根据经络系统的循行分布学说，完全说得通，且实际亦如此，从《灵枢·经筋》述说足少阳结于目眦外维，其病"维筋相交"一段来理解，更描述了目眦经脉、经筋通脑的发病机制，故凡经文记有"上属""起于""结于""至"目内外眦或目上下网者，我们认为都可视为其循行路线能直接或间接通脑，是经气循环往复，流注感应传导出入的交叉点。

　　脑与经络的这种多层次联系，是脑作为奇恒之腑、人体之至尊，主持五脏六腑和官窍组织功能活动的前提。举凡脏腑经络中，尚无任何一个脏器之联系经络可与脑相匹配者。谓脑为"奇恒""至尊"，由此可见。

### （二）脑与官窍的关系

　　见前文，此从略。

### （三）脑与脏的关系

　　根据脑主元神的生理功能和脑通过经络系统与人体各脏腑建立起的广泛联系，脑为十二官之主，脑是人体生命活动的主宰。人体的任何一种生命活动，都是脑统领下的脏腑功能活动的表现。如冉雪峰提出"十二官皆秉承于无上玉清的脑，十二官不得相失。十二官与脑更不得相失"[43]。明确指出脑在脏腑活动中的重要地位和主导作用。脑与五脏六腑在生理上相互联系，病理上互为影响。脑的功能正常，则五脏六腑各司其职，胥以相安，维持人体生理活动有条不紊；脑病则"五脏六腑皆摇"（《灵枢·口问》），百病乃生；反之，脏腑功能活动的正常发挥，是脑神髓海充足，脑主元神正常的前提。若脏腑失常，可因髓、血、真气不足而致脑髓不足，元神虚疲，亦可因脏腑之气上郁于脑，而扰动神明。凡此种种皆可致脑神失职而为病。

#### 1. 脑与心

　　从组织联系来看，手少阴心经"其支者，从心系上挟咽，系目系"（《灵枢·经脉》），手少阴之别络"名曰通里，去腕一寸半，别而上行，循经入于心中，系舌本，属目系"（《灵枢·经脉》），从目系"裹撷筋骨血气之精而与脉并为系"（《灵枢·大惑论》）而"通项入于脑者"（《灵枢·寒热病》），故脑与心之间有直接的经脉联系。此正古人所说"从心至囟，丝丝相贯"的实质，也是"思则心气上通于囟"的有力佐证。

　　在生理上，脑为髓海，主元神，心主血脉而藏神。而髓、血可以互化，脑中元神主宰心神，故两者存在着密切的生理关系。脑髓需心血的不断充养，方能髓海足而元神旺，正如孙沛所言："故性动而灵，脑赖心血养之。"而心神对心本体感知的神明活动则需脑中元神的统御。

　　在病理上，若心血不足，则不能充养于脑，"上气不足"，髓海失养而见头晕、神疲、思维迟钝、记忆力差等症，故从心论治，养心血，常可收效。若脑神失常，则不能正常统御心神，而见心本体感觉异常之病。如邪热上扰，脑神错乱，可见心烦以致狂妄。此类病证，则又当兼从心脑而治，方获良效。

　　脑与心的联系在传统中医学中论述较少，因其认为心为君主之官，脑仅属奇恒之腑，且无具体功用，故联系不多。而且，由于中医以脑为脏、脑主神明的观点对心主神明所形成的冲击，难以用旧的理论体系说明，故历代医家也多回避这样的难题。心脑关系，多含糊其辞，未能深入。随着道家对脑主元神的认识及近代西学之脑说的影响，中医界以脑为脏、主神明的论述逐渐增多，一些开明之士吸收了这种观点。然而在处理心脑关系上，由于其认识角度和心态的不同，形成不同的学术观点。约其要有四。

其一，以为"脑为神明之体，心为神明之用，心脑合主神明"。持此论者如张锡纯曰："盖神明之体藏于脑，神明之用发于心。"当今许多学者也主张这种观点[16, 17]。这种认识是用中国古代哲学的体用观来调整脑主神明学说对传统中医学理论体系所形成的冲击时所做出的一种折中式处理。从表面上看，它既吸收了脑主神明的观点，又保持了原有中医体系的完整性不变。事实上，这种观点的立论就存在着根本性错误。体用观是中国古代哲学对事物的物质属性和功能属性两个方面的一种概括认识方法。其论理要求是：必须是同一事物中的体、用两个方面，方有价值。明清时期的许多中医理论分析中，都用到了这个认识观，如"肝体阴而用阳"（《临证指南医案》），讲的是肝实体藏血居下焦而为阴，功能主疏泄而为阳，论述非常确当。而心与脑，是两个事物，非一个事物的两个方面，对两个物体用体用观分析，方法论上是错误的，不符合体用观基本原理，因而结论也必然是错误的。

其二，认为心脑均可主神明，心脑为一统一体[44]。持这种观点的学者实际上是在把中医传统理论的心与现代西方医学的脑进行比较后做出的一种解释上的汇通。他们所谈的脑根本不是中医意义的脑，而是西医的大脑。我们认为，中西医脏腑概念有着本质的不同，不能对号入座地去比附而沟通。这样的认识和结论无任何实际意义。中华人民共和国成立后到 20 世纪 80 年代的许多学者在探讨心脑关系时所指的都是这种观点。他们的一贯做法是在解释了心主神明功能后，附说其相当于西医大脑功能；在说明了脑的历代认识后，加上西医大脑的理论，并与心神五脏说对比。更有甚者，能将西医大脑的大部分功能一一比附到中医的脑上，现在看来，非常荒谬。

其三，认识到也吸收了脑主神明的观点，但由于其对传统心神理论未能做出相应的调整，故脑和脑的理论在中医学理论体系中仍然找不到适当的位置[45, 46]，只是一种表面上的依附，因而出现心主神明与脑主神明并存的局面。这种观点只从临床实用出发，在理论解释和临床运用中，从心从脑，根据需要，择优而从。而对在理论上所造成的混乱局面则听之任之，回避不谈，对传统理论缺乏破坏性，因而重建的理论只能是空中楼阁。引入脑说后出现的诸多悖论足以致其于死地。近年来的以"脑病学"命名的诸多研究多系此说。

其四，本书以脑代心的观点，是建立在对传统心神理论界定基础上纳入脑神学说的中医理论重建，脑神统御五脏是我们建立起的脏腑新体系。它是中医学理论的一个重大发展，新型的心脑关系当是在这个前提下的内在联系，其内容见上述。

### 2. 脑与肾

从经络结构上，脑与肾在体表通过督脉和足太阳膀胱经相互沟通，在里肾主骨生髓，髓充为脑，颅骨卫之，通过骨、髓发生联系。据身形应九野，则脑与肾恰好构成了人体的子午线[20]，故脑与肾是脑与脏腑间关系最为密切的一对。

经络结构上所形成的"脑–督脉–肾"子午线，是人体生命活动的根本，故又称之为"生命线"。人体的精气转输、阴阳升降及生理活动的调控皆由此生命线所主宰。其联系有如下途径。

第一，肾藏精，生髓以养骨，脑为髓海，是精髓汇聚之处。正因为肾精化生脑髓，通过督脉这一"精髓升降之道路"，上输于脑，以成脑神之用。故彭用光说"肾受精气故神生也，传曰：聚精会神者，此也"（《体仁汇编》）。

如果从"肾者，作强之官，伎巧出焉"（《素问·灵兰秘典论》）理解脑与肾的这一联系，则更具意义。作强，作用强力也；伎同技，多能也；巧，精巧也。肾主藏精生髓，又主骨，髓又上通于脑，脑为髓海，府精神明，才可作用强力，多能精巧。从本质上讲，作强之功赖于髓充骨及脑，髓充足而伎巧之所由出，实乃脑中元神之用。故脑与肾通过精髓的联系，以成"作强""伎巧"之功。正如唐容川所说"盖髓者，肾精所生，精足则髓足。髓在骨内，髓足则骨强，所以能作强，而才力过人也。精以生神，精足神强，自多伎巧。髓不足者力不强，精不足者智不多"（《医经精义》）。

《内经》又说"肾藏志"（《素问·宣明五气论》）。志，记忆也，义类肾主伎巧。唐容川评曰："事物所以不忘，赖此记性，记在何处，则在肾经，益肾生精，化为髓，而藏于脑中"（《医经精义》）。章潢又倡"肾主德智"，智即智慧、智力，同"因虑而处物谓之智"（《灵枢·本神》）。由上可见，人之记忆、智慧与由其产生的伎巧皆源于肾精，而无不由脑发出。诚如蔡陆仙所述"人力才力均出于脑，而脑髓实由肾主之。肾生精，精生髓，髓生骨，骨系着于脊骨第十四椎下，是为命门，为人脊最深之窍，即输精入脑之所。人只知脑力足则才智精力从生，而不知所以生者在肾……脑髓生于肾精……精足则髓足，髓足则脑充，伎巧之所以出，故肾为作强之本也"（《中国医药汇海》）。由此勾画出"肾精-髓（督脉）-脑"的统一关系。

也正是脑与肾之间存在着的这种密切关系为持不能另立脑为脏观点者提供了所谓"实证"，以为脑用可赅于肾中，实为谬也。脑与肾的密切关系正反映了中医脑主导下的五脏为中心的整体生理观。记忆、智力活动虽由脑发出，然其物质基础实由肾供给。过分强调脑的功能器官作用和肾提供的物质基础作用的极端做法都是形而上学的观点，难以立论。持此论者的着眼点只在于肾精生髓的原因和因此导出的与记忆、智力相关的结果，并未研究其精生髓、髓充脑、脑主元神的具体过程，其认识必然有一定的局限性，至于由此得出的以肾赅脑的论点则是昧于过程的错误观点。

因此，正确的做法是既认识到脑主元神的生理功能，又重视肾精生髓对脑的充养，脑肾之间协调配合，方能完成记忆、智力等功能活动。从人体的生长发育过程中可以看到，小儿肾气未充，肾精未足，则脑髓未满而记忆、智力低；盛壮之人，精气旺而髓海足，故智力、记性达人生之巅；而老人精虚脑渐空，也会记忆力低下，此乃明证也。金正希、王清任诸学者均以此为据，印证脑说。

在病理上，若肾气虚，肾精不足，或久病伤肾，肾精耗损，皆可致髓不足，脑不充而记忆、智力低下，填精补肾疗之可矣。故益智当求脑肾同治。

第二，肾藏精，靠命门之火的作用化为真气，上充于脑，以成脑神之用。生理联系上，张志聪曰："督脉之从上而下者，起于太阳之命门（睛明穴），上额交巅，络脑出项循肩抵腰，下臀入肾，是起于阳者，出于上之命门，而入于下之命门（肾）也。"督脉是其联系的纽带。在生理上，若肾精足而命火旺，则真气生化有源，脑气充神旺而思维敏捷、记忆力强。反之则虽命火旺但肾精衰或虽肾精足但命火衰，均可致真气虚而脑神疲，出现精神萎顿、记忆力差、思维不敏等病变，临床上当补肾温脑以治之，其理即在于此。

第三，脑为诸阳之会、纯阳之脏，肾主藏精，"受五脏六腑之精而藏之"，脑肾二脏以督脉为通道，实现阴升阳降，以保证人体生命活动的正常进行。在生理状态下，肾精化生为髓，源源不断地上充于脑，濡养脑神，而成脑神主元神、主运动等作用；同时脑阳也不断通过督脉下降，补命火之源，以激发肾气，推动脏腑功能活动。在病理状态下，肾精不能上奉或脑阳不能下降，都可影响人体的生命活动，出现多种病变。如肾精不能上奉，则"髓海不足"或"上气不足"，致脑神失用，治当补肾。如因外伤或邪气上扰，致脑气散乱，脑阳被郁而不能下达，则会出现高热及神志失常病证，同时可以有全身脏腑功能因肾气不能正常激发而出现的病证，治当清热解郁，脑邪祛，脑郁解，则阳可下降而诸症愈。

### 3. 脑与肝

根据前述，肝开窍于目，而目系与脑相通；同时，肝经"交巅入脑"，故肝与脑存在着密切的关系。

在生理上，肝藏血，主疏泄，脑髓靠肝血的不断充养方能成脑神之用；脑中真气及主元神的功能必须依赖肝主疏泄，调畅气机和情志作用的协调配合，因"凡上升之气，自肝而出"（《类证治裁》）。而肝藏血、主疏泄、在志为怒、为罢极之本、藏魂诸功能亦必须在脑神的统御下发挥正常功能。其中，肝藏魂是脑主元神的功能表现，而肝为罢极之本也是在脑主运动作用支配下实现的。

在病理上，若肝藏血功能失常，肝血不能上养于脑，脑神失常可见多梦、惊骇、梦游诸神志病变。治当养血柔肝以安脑神。若肝疏泄功能失常，肝气上逆，气血上冲于脑，扰乱脑神，则见脑神失常，不能感知，记忆、思维能力低下和运动失司诸脑病。肝风内动而致中风即为一证。如《素问·生气通天论》曰："阳气者，大怒则形气绝，而血菀于上，使人薄厥。"此处，病因为怒，病机为怒伤肝，肝疏泄太过，气机上逆，气血上冲于脑，阻塞脑窍，结果导致脑神逆乱的"厥"，见神昏、不省人事等症。"薄厥"，指中风。"上"指脑。《类中秘旨》更明确地指出"今人所谓猝倒暴仆之中风……证是上实，而上实则下虚……盖皆由木火内动，肝风上扬，以致血气并走于上"。故治当镇肝息风，醒脑开窍，从肝脑论治。

反之，脑神失常，也必然涉及肝，出现相应的病变。正如《辨证奇闻》曰："脑气不足则肝之气应之。"临床上如外伤性精神病，本由外伤扰乱脑气，致脑神错乱，但又常可见易怒等肝之病变。又如癔症性瘫痪，亦脑气不足，脑神疲而不能主运动，影响及肝的罢极之本功能。治当肝脑同治。

此外，肝经之寒邪常可循经上达于头脑，致脑寒而为巅顶痛，如吴茱萸汤证。

### 4. 脑与脾

在经络联系上，《灵枢·动输》曰："胃气上注于肺，其悍气上冲头者，循咽，上走空窍，循眼系，入络脑。"而脾与胃互为表里，互有经脉络属，故脑与脾胃在经络结构上存在有必然的联系。

在生理上，脾对脑的生理作用有四：其一，脾运化水谷精微，为气血生化之源，气血可养脑荣脑。其二，脾运化水谷精微，为体内津液生化之源，而液渗入骨腔，可化以为髓，上充于脑海。故脾胃是构成脑的物质基础和组成成分——髓的重要化源和后天之本。正如《灵枢·五癃津液别》所云："五谷之津液和合而为膏者，内渗入于骨空，补益脑髓。"其三，脾主升清，能升清阳上达于脑而荣脑。其四，脾主运化水谷精微，又为脑中真气生化之源。因此，脾运化水谷和升清的作用使脑髓得充，真气健旺，而脑主元神功能正常；反过来，脾胃运化功能也有赖于脑主元神的调节支配。脑神健旺，则思想开朗，忧思可解，脾意得舒，而不致脾气郁结。

脾主运化和升清功能对脑的作用还可从"脾主思"角度认识。《素问·阴阳应象大论》曰："脾……在志为思。"《内经》之所以把"思"作为脾志，是因为脾主运化水谷，以化生气血。水谷精气及化生的气血既是人体生命活动的物质能量来源，更是神明活动的基础。正如《素问·八正神明论》所云："血气者，人之神。"《灵枢·营卫生会》曰："血者神气也。"《灵枢·平人绝谷》曰："故神者，水谷之精气也。"从更深的层次讲，便是上述脾对脑的四种生理作用。

在病理条件下，若脾失健运，气血津液生化不足，则髓海不充，真气不足，脑失所养而出现记忆力减退、思维迟钝等，治当益气健脾以养脑神，方如归脾汤，此亦正是后世补气药如西洋参等能健脑养神的理论基础。若脾失升清，清阳不升，则脑气失养，九窍不利而见健忘、头昏、眼花、耳鸣等，治当益气升阳，方如李东垣益气聪明汤。

### 5. 脑与肺

脑与肺的联系首先表现在脑主元神与肺藏魄的关系上。脑藏元神，元神能主意志，意志可御精神、收魂魄，对魄进行统御作用。而魄藏于肺，具有开达治理调节之功，可助肺主治节、宣发肃降、通调水道以布水津，通行营卫而外润皮毛。故脑藏元神，元神统魄，而魄助肺发挥功能活动是脑与肺的联系纽带。在生理上，脑神足则肺魄得收，表现为嗅觉灵敏、皮肤感觉正常、皮毛润泽，肺生理功能正常。反之，若髓海不充或脑神被扰，都可致肺及相应的体、窍功能异常。前者如老人髓海不足可致肺主气功能低下，嗅觉不灵，皮肤不敏，痛觉减退并见皮痒等其他异样感觉，以及营卫运行障碍的"夜不寐"而"昼不精"，治当健脑益气，通利营卫。后者如痰热上闭脑窍时，除高热神昏外，常有呼吸障碍等肺主气功能障碍。治当清肺开窍。

脑与肺的第二种联系表现为肺主气、主治节、宣发肃降等功能活动，能主持气的生成和运行，缘此进而影响脑中真气的生成和运行。故当生理条件下，肺主气、主治节、宣发肃降功能正常，则真气充足，运行正常，得以上充于脑发挥养脑、温脑之用而不致郁结。在病理情况下，若肺失宣发，治节功能失常，则真气运行受阻，不能顺利上达于脑，或虽达于脑但运行不利而郁闭，均不能发挥应有的作用而表现出脑气郁闭的症状，见头晕、头痛、烦躁或昏昏欲睡等。例如，寒邪犯肺，肺气郁闭，则在发热、咳喘、痰多、鼻塞等肺系症状基础上，兼见头痛、头晕、乏力欲睡等症，治当宣肺散寒。寒邪散，肺郁解，则真气条达而头痛、头晕、欲睡诸症悉除。

## 六、脑 的 病 理

脑病是一组独立的疾病，具有不同于其他脏腑病证的特殊性。现就其病理特点和基础病理介绍如下。

## （一）病理特点

脑病的病理特点是由其生理特性和生理功能决定的。主要有如下四点。

### 1. 清灵之脏，神明易扰

在病理条件下，各种致病因素作用于脑后，易扰动脑神而出现各种神志异常症状，故神易扰为其病理特点[47]。

### 2. 精髓之海，髓易损空

脑为髓之聚，内藏精气，故称精髓之海。生理以精髓为用，喜盈而恶亏。在病理条件下，常因致病因素耗损精髓或髓之化源不足而致髓海不足，出现病端。故曰精髓之海，髓易损空。

### 3. 诸阳之会，阳热易亢

脑为诸阳之会，手足阳经及督脉均上会于头（脑），故脑为纯阳之脏。生理上以阳气布达为用，在病理状态下，各种致病邪气常可郁闭脑阳而致阳气亢盛，出现火热证。故曰阳热易亢。

### 4. 脑病传变，不依次递

一般脏腑的传变都有一定规律可循，或依表里，或循经而传，或依五行生克规律脏腑相传，唯脑病变化多端，其虚实截然不同，且不入五行，不依五行规律之传递，又以七情为病者居多，而"忧恐悲喜怒，令不得以其次，故令人有大病矣"（《素问·玉机真脏论》），故脑病的传变，不依次传递，缺乏严格的规律性[43]。

## （二）基本病理

脑的病理变化依病因不同而表现各异，其基本病理不外虚实两端。

### 1. 脑虚

脑虚是指致病因素作用于人体后，使得髓和真气化源不足或耗损太过，而致脑之精髓不足，脑神失职的虚性病机类型。其病因病机大致如下。

1）热邪为病，热盛日久，耗损人体阴精，久之则灼液消髓，致髓海不足，脑神失常而见心烦、神昏、思维记忆力低下等，或见下肢痿软（如肺痿）等。常见于热性病后期，邪热已去，真阴大伤之时。

2）燥邪易于伤津，津液亏少，则阴血不足，髓海不充，脑神失养，也可见神志异常之病。

3）因于恐伤肾或房劳伤肾，致肾失藏精，肾精不足，化髓无源，而见脑髓不充，表现为头晕、神疲、耳鸣、眼花、记忆力下降等症。

4）饮食失调或思虑太过而伤脾，使脾失运化，则气血不足，无以养神；清阳不升无以荣脑；水谷精微不足，髓失后天化源之本，均可致脑髓不足、脑中真气虚弱，而见乏力神疲、记忆力下降等。

**2. 脑实**

脑实[48]是指致病因素作用于脑后，或实邪阻脑，或脑气郁闭[49]而出现的以神志失常或运动障碍为主症的实证病机类型，其常见病因病机如下。

1）风邪犯脑：风为阳邪，易袭阳位，而脑居巅顶，故风邪最易犯之。其病机或客于阳经，化火上燔于脑，则见狂乱无知，如《诸病源候论》所云："狂病者，由风邪入并于阳所为也。"若由风府入脑则成脑风，而见头痛，如《素问·风论》所言："风气循风府而上，则为脑风。"

2）寒中于脑：头为诸阳之会，阳虚则寒邪易中于脑而为病。其病机或直接中脑，致脑阳被郁，脑之真气、阳气不得敷和布达，卒然不通，而见头痛。亦可"因于寒，起居如惊，神气乃浮""重阴则癫"，阴寒之邪窜于脑脉而见神志失常病证；或由肾阳虚，寒邪直中少阴，阴寒之邪由肾经督脉上达于脑而为厥逆，如《素问·奇病论》云："当有所犯大寒，内至骨髓，髓者以脑为主，脑逆，故令头痛，齿亦痛，病名曰厥逆。"不一而足。

3）暑扰神明：暑为阳邪，其性升散，易耗气伤津而上扰神明。故侵犯人体多上犯于脑，扰动神明，神明失守而见烦躁、神昏、谵语、狂妄等症。如《素问·生气通天论》的"因于暑，汗，烦则喘喝，静则多言"是也。临床常见的中暑、暑温、暑厥等病，均属脑病范畴，即为此理。

4）湿蒙清窍：湿为阴邪，易阻气机，壅遏而伤脑之阳气、真气。病机有二：第一，阻遏脑之真气宣发敷布，出现头目昏重，如《素问·生气通天论》所云："因于湿，首如裹。"其甚者，脑之真气不能布散于经络，可见主运动功能失职而表现为拘挛痿弱，如《素问·生气通天论》所云："湿热不攘，大筋软短，小筋弛长，软短为拘，弛长为痿。"第二，湿邪不解，易凝为痰浊，蒙闭脑之清阳，致脑神失用而见癫痫、痴呆、独语、神昏等；还可蒙闭清窍致窍用失司，上蒙清空则致耳聋、目瞑，湿阻廉泉则令人不语。

5）火热扰脑神：脑为诸阳之会，阳热易亢。火热之邪侵犯人体，可使脑阳亢盛而见高热，同时又必扰动脑神而见神昏、谵语、狂妄等症，甚者可与肝阳、肝风兼夹而影响脑之司运动功能而出现抽搐等症。《素问·至真要大论》中火热为病的"诸热瞀瘛""诸禁鼓慄，如丧神守""诸躁狂越"等表现即为此理。

6）疫毒犯脑，尤以温疫之邪为多。温疫之邪侵犯人体，传染性强，其发病迅速，能直接化火伤阴，火热上冲于脑，扰动神明而为狂妄、神昏；若耗散真气、脑髓，则使脑失运动之司，而见痿弱之症。

7）怒则气上冲脑：怒为肝志，暴怒则肝气升发太过，气机逆上，壅塞于脑，致脑气逆乱，脑神失调而发病。其病既可兼血瘀阻于脑，亦可夹痰浊蒙闭于脑，还可夹火上冲于脑。如《素问·调经论》所云："血之与气，并走于上，则为大厥。"又《素问·生气通天论》曰："阳气者，大怒则形气绝，而血菀于上，使人薄厥。"

8）忧思气结使脑气郁闭：思出于脑而脾应之，故思虑过度一则耗血伤精，致脑髓不足而为虚；再则可"正气留而不行"，从而出现脑气郁结的实证，表现为头昏等，并兼见脾主运化功能失常的症状。

9）痰浊阻脑：肺脾肾功能失调，常致津停而为痰，痰随气行，闭阻脑窍，脑气不舒，脑神失司，可见眩晕、癫狂、神昏等病证，此即"无痰不眩"。若夹内风上行则成风痰之患；若与火热交结，则成痰火上扰，"痰火迷神"之变。

10）饮邪冲脑：津液失于正常运行则聚而为痰，或留而为饮。饮多属寒清稀，上冲于脑，可致脑阳受阻，脑神失司，而见癫证等。

11）瘀血阻脑：凡气虚血不循经、血热迫血妄行及外伤破络等原因均可致血离经脉而为瘀血；或气虚血行迟缓、寒凝血不行、热结血黏稠迟滞等所致瘀阻于脉内形成的瘀血，皆可凝结于脑络，阻塞脑窍，致脑神失常，出现神志异常表现或主运动功能失司的症状，常见病如中风。临床根据有关表现分别采用益气活血、通窍活血、清热平肝活血等治法均依上理。

12）外伤损脑：脑部的击仆损伤，一者可致脑部出血，瘀血阻脑而为病，更多的是使脑中真气散乱而为病，如现代医学的脑震荡可见头痛、头晕、失眠、烦躁等。

# 第五章 建立中医藏象学说新体系的构想

《内经》以降，传统中医理论对神明活动的认识已形成了以心主神明为主导的心神五脏体系，并广泛地用于理论解释和临床实践。本书见于前述的关于脑主元神对心主神明的若干否定和规范，实际上已开始了对原有心神五脏说的解构与新学说脑神五脏理论的重建历程。根据我们的研究，中医学理论体系是一超稳定结构，一种新学说、新观点要想顺利进入到这个理论体系，必须经过该体系的强制性同化和保护性淘汰。我们所提出的关于脑神的理论来源于中国传统文化土壤，这从上述我们所引用的资料中可以看出，明末以后受西学影响的关于脑的认识并未采用，目的就在于保证我们的新理论与中国传统文化背景的同一性。并且，新观点的导源实出于《内经》等中医经典理论，属于符合中医特点的解释。从方法论上讲，这一属于中医主体认识设定范围的理论应当易于同化进入中医理论体系，而不至于像吴又可、王清任的学说那样，被淘汰出去。

然而，新理论进入中医学理论体系，必然会引起对原有理论的冲击，中医学理论体系也必须就此做出适当的调整。新理论冲击力的破坏性大小和体系的调整力度，决定着理论体系的稳定和新理论的命运。当新理论对原有理论体系的冲击力大于体系自身的调整能力时，也就是原有理论体系无法强制性同化掉这种新理论时，产生的后果有二：一是引起原理论体系的崩溃，形成理论的革命性演进，以至出现代替旧理论的新体系；二是通过其他的保护性淘汰手段将新理论淘汰出去。中医学理论体系的革命性演进，是中医现代化的必然结果，我们目前尚无法全面地进行这项工作，着眼点只能是局部的改进。因此，我们所研究的脑理论，虽然在神明活动方面对心神五脏论的旧体系是一革命性的演进，但局部的革命对整个中医理论体系的冲击力毕竟有限。在确立选题的论证过程中，我们有意限制了其对中医理论体系的破坏性，故当中医学理论体系做出适当调整时，这一理论必然会顺利进入中医学的体系结构中，成为独具特色的中医理论内容。

尽管我们在选题时曾有过慎重的考虑：脑理论源于中国传统文化，与中医理论有着通约性；脑不受五行论说，哲学的影响因素少；有关脑功能的传统认识与现代医学存在着文化的认同。但中医理论体系内客观上存在的联系整体特征，注定牵一发而动全身，脑理论演进必然会冲击到中医理论体系的方方面面，中医理论应当就此进行调整，这是我们这一新理论能否在中医理论中"存活"的关键性问题。

# 一、可能的冲击与必要的调整

脑主元神理论进入中医理论体系后，对中医理论体系的冲击是多方面的。辑其要如下。

## （一）脑的脏腑属性对藏象学说的冲击

关于脑的脏腑属性问题，自《内经》始，便有争议。《素问·五脏别论》曰："余闻方士，或以脑髓为脏，或以肠胃为脏，或以为腑，敢问更相反，皆自谓是。"这说明，在《内经》时代，就存在着以脑髓为脏和为腑的不同学术观点。《内经》的主流学派由于接受了心神学说而排斥脑的作用，故将其归类于"奇恒之腑"中，并流传至今。这在当时的背景下，倒也无可厚非。因为脏腑的划分是建立在功用认识基础上的，认识不到脑的重要性，就不会把它列入重要脏腑的序列。然而，当我们从经典理论出发，整理、发掘了"脑为至尊""脑主元神"等若干重要论点后，脑的脏腑属性问题就要重新研究了。

根据我们已经确立的脑学观点，脑由髓汇聚而成，内藏真气，具有主元神的生理功能。这种认识倘若用脏腑属性划分的标志去衡量，与"五脏，所以藏精神血气魂魄者也""所谓五脏者，藏精气而不泻也，故满而不能实"所提出的"脏"的特点呈现出高度的一致性，故当属脏[50, 51]。然脑另立为脏后对藏象学说的冲击是明显的。需要解决的难题有五脏变六脏后，脏与脏之间用五行学说解释生理病理联系的理论就必然不能存在。那么，代之以什么样的方式去说明？此其一；其二，五脏均有官窍、五体、五液、五志及表里的联系，且已由五行属性联系成为一严密的系统，并无可余者，脑若为脏，其窍、其体、其液、其志和表里将由何脏分得？其三，五脏都有直接络属的经脉，脑的经脉是什么？

脑另立为脏对藏象学说造成的冲击所出现的难题实际上反映了脑对建立在五行学说框架上的五脏系统结构的致命性破坏。如果脑为脏成立，则五脏系统便不复存在，五行学说对藏象学说的影响也不复存在。根据目前的医学理论水平，从藏象学说中剔除五行学说是根本不能实现的。尽管它将是中医学理论以后发展的方向和目标，但眼下尚不能完成。因此，中医学体系的必要调整仍应着眼于脑，怎么样的安排才能使脑既能顺利进入中医藏象学说，又不至于出现上述难以解决的难题，则是我们需要研究的一个论题。

让我们将思路再回到脏腑的属性划分中。在《内经》所提出的奇恒之腑中，有脑、髓、骨、脉、胆、女子胞六者。其中，髓为藏于骨腔内的液态膏脂状物质，骨指骨骼，脉指血脉。此三者不属脏腑范畴，只是人体的组织结构而已，当然也不能归于奇恒之腑。根据奇恒之腑的概念，奇者，异也；恒者，常也。奇恒之腑就是由于其所具有的特殊性，既不能划分为脏，又不可分属于腑，是形态像腑、功能似脏的不同于一般脏腑的特殊脏腑类型。这就要求，成为奇恒之腑成员的条件必须首先是一种脏腑组织，其次应不同于一般脏腑，有其特殊性。髓、骨、脉不为脏腑，自然不能归为奇恒之腑。

我们不应把奇恒之腑理解成为只是腑的一种特殊类型，而应理解成是脏腑的一种特殊类型[52]。至于其是脏的特殊类型还是腑的特殊类型，要依其功能特点而定。胆形态中空若府库，其功能与水谷传化有关，符合六腑"传化物而不藏"的特点，故归于六腑。但因其内藏精汁（胆汁），不与水谷直接接触，故又与一般的腑不同，有其异于六腑的特殊性，故可列为"奇恒之腑"，指六腑的一种特殊类型。脑内藏髓与真气，又与神明活动相关，故当属于脏的系列。然其为人体至尊，脑中元神有总众神、支配人体脏腑功能的作用，而这些功能和特点又非一般脏所能与之比拟者，故为脏的特殊类型，可命之为"奇恒之腑"。至于女子胞（男子为精室）实由男女两性特点而定，其具有的特殊性无法用通常含义的脏或腑去概括，名之为"奇恒之腑"也属合理。

如果将脑作为脏的一种特殊类型——奇恒之腑来看待，奇恒所具备的特殊性使它不与五脏同列，它自身的功能为五脏所不备，五脏的一些官窍、五体、五液、五志及表里，脑也不必与之对应，而是以另外的一种特殊方式，通过脑神对五脏神的统御作用来实现。同理，既然不与五脏同列，那么，五脏依五行之理建立起的体系就不必与之发生冲突，五脏与脑均有密切关系，它们之间的关系仍参照先前的说理方式。至于是否像五脏那样必须有经脉，也当由其特性决定，下文将述。

将脑作为奇恒之腑来认识，是中医学理论对脑学说进入藏象学说的一种调整，调整的结果使得脑能进入藏象学说的核心体系，而原有藏象学说的理论结构则不至于被完全破坏。

## （二）否定心包络对经络学说的冲击

在构建脑神五脏说的时候，我们曾以脑主元神代替心主神明，由此便导致了心包络与神志相关、独立为脏这一理论被否定，同时也使心神五脏说彻底解构。

这种否定的意义是积极的。原先由心包络为脏所导致的心包络与五脏系统的根本冲突和心包络直属经脉后所出现的心一原二脉的悖论也都随之解决。但随即出现的问题就又回到令《灵枢·经脉》作者难以为之的困难之中了。

原本出于无奈，经络学家选定了以心包络为脏并赋以正经而成正经十二的理论构建，现在随着心包络为脏的观点被否定，对经络学说形成的冲击和由此出现的新难题是：①心包络不为脏，手厥阴经还能否出于心包络？②人体少一脏后，是否经脉因之少一条而为十一经之数？③如果为了十二正经的系统，这一经又应归于何处？历史把经络学家构建经络学说时难以解决的问题又推回给我们。

这是一个涉及阴阳和五行数理冲突的根本性难题。只要阴阳五行学说在中医学中存在一天，便一天不得圆满解决。阴阳基数是二，由此决定它们论述的数字只能是二的倍数：二、四、六、八……；五行的基数是五，因此它论述的数字只能是五的倍数。阴阳五行完全对称的只能是十的倍数，余者皆有对称不全问题。如用阴阳学说说明五脏属性，二阴二阳的阴中之阳、阴中之阴、阳中之阳、阳中之阴只能说明肝、肾、心、肺四脏，而脾则无法概括；三阴三阳的太阴太阳、少阴少阳、阳明厥阴，则少一脏。凡此皆为阴阳五行学说作为论理工具的传统中医理论体系中的悖论，至今无法解决[39]。

与之同理的是经脉十二的问题。根据阳经属腑阴经属脏的理论，腑为六，符合太阳阳明少阳之手足经数；而脏为五，显然少一脏不成偶数。于是《灵枢·经脉》立心包络为脏[53]。后世也有以肾为二脏的提法如《难经》，这样的做法完全不顾业已造成的悖论，说明为系统经络学说，不得已而为之的心态。当代学者尉迟静[54]根据自身设立的微经络探测法，认为心包经不应属心包，当归于胰。究竟这一条经脉当归何脏腑，有待进一步验证，但尉迟静研究与本书否定心包络的结论相同，不失为一佐证。

基于这样的现实，我们认为脑为脏的特殊类型；而脑又位于上焦，符合手经的特点（上焦之脏其经走手曰手经，如心、肺与被否定之心包络；中下焦之脏走足，归足经，如肝、肾、脾），故将手厥阴经归之于脑为手厥阴脑经[55]。这样做的结果会出现如下问题：①手厥阴经是否如其他脏腑正经一样，直出于脑？②与之相表里的腑是什么？③手厥阴经的病证能否反映脑的病变？

囿于《灵枢·经脉》以前经络学史料的缺如，我们只能根据马王堆汉墓帛书《足臂十一脉灸经》《阴阳十一脉灸经》及《灵枢·经脉》等《内经》有关文献对这一变动的解释作一粗线条的叙述。考诸《灵枢·经脉》对手厥阴经的记载，确无上行于头脑的走向，但"十二经脉，三百六十五络，其血气皆上于面而走空窍，其精阳气上走于目而为睛"（《灵枢·邪气脏腑病形》），脑与经脉有着广泛的联系。与手厥阴经同出一元的手少阴经，就上连系目而通脑，这似可作为脑经之直出者。手厥阴脑经与手少阳三焦经为表里，原因有二：其一，"十二脏之中，惟三焦独大，诸脏无与匹者"（《类经》），而脑又为至尊，藏元神而御百骸，两者功用独特，可为一配。其二，手厥阴脑经下络三焦，而手少阳三焦经从耳中络脑。再看手厥阴经的病变，"是动则病手心热，臂肘挛急，腋肿，甚则胸胁支满，心中憺憺大动，面赤目黄，喜笑不休。是主脉所生病者，烦心，心痛，掌中热"。从中可见，除与心经病变同类的心痛、胸满、臂肿外，多涉及神志病变，如喜笑不休、烦躁、惊悸等。其神志病变部分也可归之于脑。

曾有学者经过对传统中医心包的研究，发现传统中医学所论述的心包与西医丘脑的概念相近[56]。并提出心包的臣使传达与丘脑对传入冲动的整合和选择有关[57]。近年来的大量针麻实验证实[58]，丘脑中的许多核群、分区都在针麻机制中起着重要的作用。这个结论从形态学上支持本论提出的观点。

以手厥阴为脑经，与手少阳三焦经相表里的结论，对否定了心包络以后所形成的对经络学说的冲击是一种有利的调整，但其中仍有许多未尽之理和无法马上解决的问题，有待进一步的研究。

### （三）以脑代心所产生的中医理论解释和术语危机

自《内经》之时起，以心主神明论点为主导的心神五脏体系经历代医家近两千年的理论总结和临床实践，业已形成了一套完整的理论体系和术语体系。这个理论体系的核心是用心主神明的观点去解释各种心理现象。由此亦形成了诸多含有"心"字、意在表述神明的术语。纳入脑神理论后，以脑代心的结果必然会造成原有理论的解释危机，也会造成与之对应的术语歧义。简单地讲，前者如对温热病引起的高热、神昏谵语，我们原有理论的解释是热闭心包，内扰神明，这是建立在心主神明基础上的。现在引入脑主元神论，这样，同一病理，再用同样的理论解释，便不可行了。在肯定了脑主神明的同时，对热病神昏再用热闭心包、内扰神明去解释，如何解释得通呢？因此必须要有相应的调整。后者术语歧义如痰迷心窍一语，原本是指痰浊蒙闭心包所出现的神昏、癫狂等神志病证，随着以脑代心的出现，痰迷心窍一语既难以让人理解，也丧失其原有的含义，以致造成中医学在解释神明生理病理论中缺乏术语的危机,这便要求根据变化了的情况,"有作于新名"(《荀子·正名》)。

缘此而出现的这种理论解释和术语危机,影响范围广,波及层面多,在中医学的理、法等环节中均有体现。但只要中医学做出适当的调整后,危机是会解决的。相对而言,难度较小,因为这只是一些名词或说法上的改进。有难度的倒是中医学如何用脑主元神理论去指导以后的临床实践,其中有思维定式问题,非一时可解决。

规范性的方法有:其一,对神明活动的生理病理,从脑神和脑与五脏神的关系角度去分析,代替原有的心神理论。其二,对与精神意识思维活动有关的含"心"或"心神"术语,要改为"脑"或"脑神"。如痰火扰心、清心豁痰等,应改为痰火犯脑、清脑化痰等;而养血安神等的"神",可不改名称,但应将此"神"作脑神解。其三,凡心窍均可改为脑窍,痰迷心窍可改为痰阻脑窍。而涤痰开窍,此窍也可不改,但应作脑窍理解。

我们可以认真地去规范,医学生们也可以着意地去学习应用,但实际运用中还会遇到来自中国传统文化的阻力。早在春秋时期,《孟子·告子上》就说:"心之官则思。"心与神志相关的认识在中国传统文化中流传了几千年,积淀所形成的心神词语渗透到了传统文化的各个层面。如生活用语和文学用语有"用心听""静下心来"等,其义均本于此,而这些语义与医学又是相通的。在中医文化中,名词术语多是生活用语和文学用语,医学概念可以用这些生活用语和文学用语去描述。文字优美,但独立性差,歧义性强。通常所说的中医概念模糊,实源于此。而西方语体,科技术语与生活用语是有区别的。科技术语随着认识的提高而有名词的不断变换。我们将脑作为主神明之脏,在医学理论中以脑代心,使得心与脑的概念内涵发生了改变,与生活用语和文学用语不相吻合,正是中医术语专业化、科技化的中医文化革命。中医学的现代化需要这样的革命,如果不是从某种情感出发,只要调整一下自身的视角,便不难理解了。

### (四) 以脑代心对中药归经理论的冲击

在中药理论中,归经代表着药物作用的脏腑经络范围。即治疗某脏腑及其所属经络疾病的药物便归某脏腑之经脉。归经和性味一样,是历代医家经过无数次的临床实践所形成的对药物功效认识的经验总结。归经理论由张元素于《珍珠囊》中首创,张氏认为,深入了解药物性味而使之各归其经,则力专效宏,疗效显著。如同为泻火药,黄连归心经则泻心火,黄芩归肺经则泻肺火,白芍归肝经则泻肝火,知母归肾经则泻肾火,木通归小肠经则泻小肠之火,石膏归胃经则泻胃火。如归经不明,则无的放矢,难以收到理想的效果。掌握药物的归经,对临床遣方用药、提高疗效具有重要的意义。后世医家对此也多有发挥,至今已基本形成了规范化的统一认识。

在张元素创立归经学说时,脏腑及其相对应的正经病变是考查药物归经的主要依据。其名称"归某经"也代表了这是脏腑和经脉的结合体。而在当时他认识到的正经有十二,其中脏有六(五脏加心包络),腑有六(胆、胃、大肠、小肠、三焦、膀胱)。显然,药物有归心包经的。但在心主神明说为脑神说所取代,心包络不复为脏的新理论中,原本归心包经的药该当如何改变?原本归心经的药由于心功能变更还能继续归心经吗?凡此皆为以脑代心后出现的对归经理论的冲击，中药理论应当对此做出调整。

规范化的总体原则是：①凡能治疗神志病变的药物，都可增加归脑经一项。②原属心包经的药物改归脑经。③原归心经的药物需结合药物疗效进行调整。凡治疗神志病变归心经的药都改归脑经；治疗失眠、心悸的药物保留归心经，增加归脑经；通过补心血以养神的药物，保留归心经，增加归脑经。余者可据功用以更改。

## 二、建立心脑神五脏为中心整体观的中医藏象学说新体系的构想

当中医学理论体系针对脑主元神论的提出所造成的冲击进行适当调整后，脑主元神论才能被真正纳入中医学理论体系，成为中医学的核心内容之一。脑主元神论对中医藏象学说的冲击，使得原有藏象学说的体系结构发生解构；而中医理论对脑主元神论同化整合的若干调整，便演进产生了藏象学说新体系。这既标志着中医学理论体系的发展，同时，也表明了中医学的一次局部革命的成功。其突破的层面虽然不大，但其影响却极其深远。

### （一）中医藏象学说新体系的提出依据

通过对传统中医学理论的心神五脏论进行系统的研究，发现这一学说体系存在着许多难以自圆其说的悖论环节，如心既为君主之官，却又受五行五脏生克乘侮规律的制约；"所以任物者谓之心"，心为思维器官却与人体的感官无密切关联；心主神明但《内经》中心的病变却不见有关精神、意识、思维等宽泛的神志病谱；心包络本义为心的络脉却虚构为脏，使心一原而二脉；等等。这是我们对原有理论体系进行改进发展的初始依据。

根据对《内经》等中医经典的研究，我们发现，脑为人体至尊，具有主元神的生理功能。脑主元神生理功能的提出，使得脑成为奇恒之腑，人体的神明活动是在以脑为核心，五脏与之协调配合的脑神五脏体系中完成的。前述"脑主元神论的立论基础"之理论研究部分，为这一体系的提出提供了许多翔实可靠的理论依据。

我们设计的实验研究，其结论为脑主元神、主持人体的精神意识思维活动提供了有力的佐证。

鉴于脑主元神论观点对中医学理论体系的冲击，中医学理论体系做出了相应的调整。调整的结果使得脑主元神论进入了中医理论体系的核心内容。有了脑主元神论的中医学理论体系与传统中医理论体系存在着某些环节的本质不同，这便是人体生命活动以五脏为中心的整体观转变成为以脑神五脏为中心的整体观。

### （二）中医藏象学说新体系的总体特征

具有以脑神五脏为中心整体观的中医藏象学说新体系，其革命性演进虽发生在藏象学说中，但其影响范围大，涉及中医理法方药的各个方面，限于本书的主要目的，难以就其具体内容进行详述，故仅示其总体特征如下。

1）人体脏腑有心、肝、脾、肺、肾五脏和胆、胃、大肠、小肠、三焦、膀胱六腑，以

及奇恒之腑的脑、胆和女子胞（男子为精室）。

2）人体有正经十二，分别是手太阴肺经，手厥阴脑经，手少阴心经，手太阳小肠经，手阳明大肠经，手少阳三焦经，足太阴脾经，足厥阴肝经，足少阴肾经，足太阳膀胱经，足阳明胃经，足少阳胆经。

3）五脏开窍、在体、在液、在志和表里关系仍据传统认识。脑通过五脏与官窍发生密切联系，并影响五液、五体，脑统御五志。

4）精神意识思维活动由脑主宰，五脏与之配合。脑神统御五脏神。

5）人体生命活动由脑统领下的以五脏为中心的整体功能完成。

6）出现了含脑或脑神的名词术语去解释和论治情志疾病。

7）药物归经中有归脑经的药物。

8）病机分析中有脑功能失常的机制认识，出现了专门定位在脑的疾病。

9）脏腑辨证中有脑病辨证体系。

10）有针对脑病的方药。

### （三）建立中医藏象学说新体系的意义

以脑神五脏为中心的中医藏象学说新体系，是中医理论演进发展的必然结果。它的建立，具有认识方法论、理论建构和指导实践等多方面重要意义，约其要，有如下内容。

1）当中医学的文化背景由传统向现代转变的时候，中医学与现代文化出现了难以求同的断层。这就导致了整个文化背景包括中医自身在内，随着时代的发展，越来越难以准确理解中医的文化现象。这是一个关系到中医发展的严峻现实。姜春华教授曾指出："问题是中医的群众基础在变，我们不变，是不是会影响我们的基础。"本理论体系的构建，对于促进中医学和现代文化背景的求合，取得中医群众基础，具有重要的意义。

2）中医主体的认识设定由功能态向结构和功能辩证统一的定位改变，是中医学发展的一个重大方法论变更，具有划时代的意义，从认识方法论讲，这种认识设定的改变是中医学发展的最佳选择和必然趋势。人们认识到了这种改变的重要性，但却鲜有实际操作，并无成功先例。本书所采用的认识设定及其构建中医藏象学说新体系这一卓有成效的工作，对这一认识方法论变革的实践可行性提出了有利证据，其成果可为范例。

3）发展医学理论的目的在于能不断地提出新的理论体系去更加准确和圆满地解释复杂的生命现象，中医藏象学说新体系在对人体生命现象，尤其是神明活动的认识上，能在中医理论中达到这一要求。这对中医学的理论建设，可谓是一个不小的贡献。

4）临床实践向医学理论发出了挑战。为数不少的中医师在辩证思维中，早已运用了脑主元神的有关理论，而且多有效验，如补肾益智、益气养神等诸多临床实践，向传统心神五脏论发出了挑战。本体系的建立，在全面继承心神五脏论精华和特色的基础上，能更好地指导临床实践，具有重要的实践意义。

# 参 考 文 献

[1] 赵有臣. 论历代以来对脑的认识及其与五脏论的关系. 辽宁中医, 1979, 5: 8.

[2] 何裕民. 差异·困惑与选择——中西医学比较研究. 沈阳: 沈阳出版社, 1990: 48.

[3] 刘兴仁. 试论"心主神明"与"脑主神明". 北京中医学院学报, 1988, 1: 15-16.

[4] 贺绚素. 东西方宗教对东西方医学发展的影响. 医学与哲学, 1992, 6: 29-32.

[5] 刘兴旺, 周建英. 中医文化学: 问题与思考. 医学与哲学, 1992, 2: 30.

[6] 何裕民. 解构与重建——论中医理论的出路. 医学与哲学, 1990, 9: 32.

[7] 马伯英. 中外医学文化交流史. 上海: 文汇出版社, 1993: 350-357.

[8] 常存库. 中医: 民族主体的选择与创造. 医学与哲学, 1992, 6: 26-28.

[9] 冯恒孝. 论中医与文化背景的分离与求合——对近百年中医发展的一些思考. 医学与哲学, 1987, 12: 4-6.

[10] 曾昭明. 对"心主神明当议"一文的几点看法. 甘肃中医, 1993, 5: 6.

[11] 黄海龙. 从心主神志谈到中医对脑的认识. 江西中医药, 1986(6): 8.

[12] 董在权. 谈谈如何理解"心藏神". 中医函授通讯, 1994(3): 101.

[13] 余韵星. "脑主神明"析. 北京中医杂志, 1989, 3: 14-15.

[14] 吴农荣. 心主神明当议. 甘肃中医, 1993, 1: 7-8.

[15] 李育章. 试论脑主神明说. 湖南中医杂志, 1986, 2: 24-26.

[16] 朱蕴红. 心主神明与脑主神明. 天津中医学院学报, 1992, 4: 6-7.

[17] 张继东. 试论心脑并主神明. 甘肃中医, 1993, 4: 1-3.

[18] 傅延龄. 古代中国对脑与精神关系的认识. 成都中医学院学报, 1988, 1: 12.

[19] 许庆友, 谢海洲. 脑生理初探. 北京中医, 1987, 1: 15.

[20] 李维贤. 论脑髓与志意. 新中医, 1983, 4: 5.

[21] 马伯英. 中外医学文化交流史. 上海: 文汇出版社, 1993, 277.

[22] 常存库. 中医体系为什么不接受他们的成就. 医学与哲学, 1988, 8: 14.

[23] 刘兴旺. 略论杂气学说悲剧式命运的原因. 医学与哲学, 1988, 8: 17.

[24] 何裕民. 差异·困惑与选择——中西医学比较研究. 沈阳: 沈阳出版社, 1990: 320.

[25] 李伯聪. 扁鹊与扁鹊学派研究. 西安: 陕西科学技术出版社, 1990: 119.

[26] 李伯聪. 扁鹊与扁鹊学派研究. 西安: 陕西科学技术出版社, 1990: 144.

[27] 图娅. 医经注释: 一种奇异的文化现象. 医学与哲学, 1990, 11: 24.

[28] 何裕民. 差异·困惑与选择——中西医学比较研究. 沈阳: 沈阳出版社, 1990: 281.

[29] 何裕民. 差异·困惑与选择——中西医学比较研究. 沈阳: 沈阳出版社, 1990: 3.

[30] 赵家祺, 张琳瑛. 脑与脏腑相关论初探. 天津中医药, 1985, 6: 39.

[31] 赵家祺. 中医学中的脑与脑病. 天津中医药, 1985, 4: 29.

[32] 刘正民: 传统医学脑论. 新中医, 1991, 10: 8.

[33] 今田惠. 心理学. 东京: 岩波书店, 1973.

[34] 刘楚玉. 试论眼与脑. 陕西中医学院学报, 1986, 2(9): 10.

[35] 张雪亮. 脑主七窍论. 北京中医学院学报, 1990, 6: 19.

[36] 马伯英. 创"脑说"非独西方, 清本源功载时珍. 上海中医药杂志, 1984, 12: 37.

[37] 王米渠. 中医心理学. 天津: 天津科学技术出版社, 1965: 157.

[38] 周一谋. 马王堆医学文化. 上海: 文汇出版社, 1994: 17.

[39] 王陶冶. 阴阳学说数理论. 济南: 山东中医学院, 1988.

[40] 翟双庆. 内经藏府概念及数目的研究. 北京中医学院学报, 1992, 5: 21.

[41] 郑炜. 髓学说初探. 上海中医药杂志, 1992, 12: 40.

[42] 张作记. 《内经》髓理论探析. 上海中医药杂志, 1991, 3: 40.

[43] 阎孝诚. 实用中医脑病学. 北京: 学苑出版社, 1993: 11.

[44] 李永光. 心神说初探. 中医药学报, 1981, 4: 21.

[45] 刘雅琴. 谈谈祖国医学对脑髓功能的认识. 辽宁中医杂志, 1982, 12: 10.

[46] 刘从明. 略论脑为元神之府的理论及临床意义. 广西中医药, 1984, 2: 9.

[47] 张觉人. 从脑的生理特性探讨脑病证治特点. 上海中医药杂志, 1991, 3: 9.

[48] 唐学游. 中医对脑认识的进展. 中医药信息, 1986, 3: 1.

[49] 唐学游. 脑郁初探. 陕西中医, 1986, 2: 49.

[50] 潘文奎. 试述脑藏神. 四川中医, 1987, 5: 4.

[51] 朱文锋. 略论脑当另立为脏. 湖南中医学院学报, 1990, 3: 113.

[52] 程士德. 内经. 北京: 人民卫生出版社, 1987: 463.

[53] 尉迟静. 六腑与十二经脉配属小议. 云南中医学院学报, 1987, 1: 16.

[54] 尉迟静. 心包经络腺的相对特异性. 贵阳中医学院学报, 1986, 2: 48.

[55] 宋行知. 简论心包. 云南中医学院学报, 1981, 1: 26.

[56] 马绍尔 J. 临床神经生理学. 陈宜张译. 上海: 上海科学技术出版社, 1963: 189.

[57] T. C. 鲁, J.F.傅尔顿. 医学生理学和生物物理学（上册）.《医学生理学和生物物理学》翻译组译校. 北京: 科学出版社, 1974: 306.

[58] 姜春华. 现代中国社会与中医发展趋势. 医学与哲学, 1985, 9: 10-11.

下 篇

中医脑病证候要素研究

# 第一章　中医证候理论的研究

证候概念是构成中医理论体系之网极为重要的纽结之一，深刻体现着中医理论和实践的基本特色，是其他学科认识中医学科学真理性的关键所在。因此，在今天科学发展的现实背景下对这一概念进行诠释，既是正确理解中医理论的需要，同时也是中医科学体系发展的需要，更是实现证候概念、证候诊断和证候疗效评价标准规范的前提和基础。

对证候概念进行诠释，基本的思路是根据诠释学的理论和要求，运用逻辑学（主要是辩证逻辑）中关于概念的知识和理论对中医学的"证候"进行深入剖析，尽可能形成关于中医学证候的本质性认识，并将其更好地用于指导临床实践。

诠释学（hermeneutik）早期的出现，是由于中世纪对《圣经》的研究。当代诠释学的源起，则是基于对理性方法绝对性和科学客观性的批评。诠释学作为一种西方哲学流派，是20世纪中叶以后的事，是随着海德格尔的本体论转向而出现的，伽达默尔是其集大成者，建立起诠释学哲学。经过发展，目前已演变成众多的诠释学体系，如体验诠释学（狄尔泰）、此在诠释学和语言诠释学（海德格尔）、结构主义诠释学（利科尔）、解构主义诠释学（迭里达）等[1]。在此，我们仅从最一般的意义上来理解诠释学，即它是一门关于理解和解释的技艺学。对于诠释学一词，重点把握它的四个方面的含义，即理解、解释、应用和实践能力，前三个方面是统一过程中不可分的组成成分，而最后一方面的意义则说明它不是一种语言科学或沉思理论，而是一种实践智慧。它的主要任务是：①确立语词、语句和文本的精确意义内容；②找出这些符号形式里所包含的教导性的真理和指示，并把这种真理和指示应用于当前具体情况[2]。

对于证候概念，本文将按照诠释学最一般的含义和主要任务来进行诠释，即确立"证候"的精确意义内容，找出"证候"中所包含的真理性本质，并将上述关于"证候"的研究结果应用到当前的中医临床实践中去。

## 一、证候概念的诠释

### （一）证候概念形成和发展轨迹探寻

概念的产生标志着人类思维从原始状态进入逻辑阶段。形式逻辑认为，概念是反映客观事物共同属性（包括特有属性和本质属性）的思维形式；辩证逻辑认为，概念是反映客观事物矛盾属性（或客观事物的矛盾性）的思维形式[3]。中医理论中的概念，大多属于辩证逻辑概念，如阴阳、五行、藏象等。辩证逻辑就是关于辩证思维的系统构成及其规律的学说，辩证逻辑把概念作为理论思维的基本成果与构成理论系统的基本要素来研究。

辩证逻辑研究如何以逻辑思维的形式来表达客观对象的本质及其矛盾运动，把握客观真理，它将逻辑思维的形式看成是客观辩证法的反映，是认识史的总结。因而，"逻辑和历史的统一"是辩证逻辑始终坚持的基本原则。历史既指客观现实，包括自然界和人类社会的历史发展过程，也指人类认识的历史发展过程。历史是逻辑的基础，逻辑指通过概念、判断、推理等思维形式和归纳、演绎、分析、综合等思维方法对历史进行概括，是历史在理论思维中的再现。

辩证唯物主义认为，概念是在实践基础上人的头脑对客观对象的反映形式。概念的形成是在实践的基础上人的思维的一种创造，它体现了人的思维的一种特殊的能动性。概念的形成有一个基本的程序，即从直观表象到前科学概念，再由前科学概念到科学概念。科学概念的形成是一个极其复杂的过程，其中包括着科学概念的系统性含义的获得及科学术语（概念载体）的精确化[4]。一个科学概念由内涵和外延两部分构成。概念的内涵是指它揭示事物本质的深度，概念的外延是指它揭示事物的广度。因此一个科学概念是人对客观对象的认识所能达到的深度和广度的概括。

证候是中医理论体系中的重要概念之一，是古代医家在长期临床实践经验基础上形成的对人体生理、病理规律的认识成果。但是，长期以来，证候概念的不规范始终是中医理论和临床研究的瓶颈，对近10年相关文献的统计发现，对证候概念的不同表述就有30余条，导致这一现状最主要的原因就是对于证候概念的内涵缺乏统一的认识。因此，要真正实现对证候概念的科学界定，只有采用逻辑和历史相结合的原则，根据证候内涵形成和发展的演化轨迹，探究不同社会历史条件下对人体生理病理规律认识的深度和广度，挖掘证候内涵的具体内容，梳理证候内涵的发展轨迹，才能科学、准确地对证候概念做出界定。

### 1. 疾病概念的形成

一个具体概念的形成，首先需要经历直观材料和实践经验积累的阶段。证候概念所反映的客观对象是人体的生理、病理变化，对这一客观对象的本质的认识同样经历了直观材料和经验积累的过程。

有了人类，也就有疾病存在，因而也就要寻求认识疾病、治疗疾病的方法。对辨证论治发展史的研究表明[5]，古人原始直观的疾病认识，首先是从单一的体态或直观表象开始的。如《殷墟卜辞》中甲骨文的"𤕫"字，《说文》解为"倚也，人有疾病象倚箸之形"。说明"疒"字是描述人生病的样子。还有患病部位的描写，如"疒首""疒耳""疒眼"等。有些疾病还能根据其主要特征记述，如"疟""疥""蛊"等。甲骨文的记载说明，殷商时代对疾病的认识还是很原始的，仅仅是对疾病的部位和一些单一的疾病表面现象的初浅认识。

至马王堆汉墓出土的《马王堆汉墓医书》，对疾病的描述已不是单一的疾病表面现象，而是复合症状的综合认识。如"足泰阴温……其病：病足大趾废，内兼痛，股内痛，腹胀，囗，不食，善噫，心囗，善肘"（《足臂十一脉灸经》）。"痔，有赢肉出，或如鼠乳状，末大本小，有空其中"（《五十二病方》）。从上述引文可以看出，当时对疾病的认识已经包括两方面的内容：一是客观的直观的异常现象，如表皮颜色的改变、痈肿、溃烂等；二是主观的异常感觉，如疼痛、胀满、心烦等。这两方面的内容就是今天所说的症状，它是关于疾病的最直接、最表浅的认识和反映。

《武威汉代医简》中也有许多疾病的记载，如所记病名有"伤寒""伏梁""痹""痛"等。所记症状有"久咳上气""手足臃肿""上下行如虫状"等。此时虽然有病名出现，但这些病名仍停留在病因或症状层次上，仍是现象观察的记录。

从上述资料的记载可以推断，早期人们对疾病的认识还停留在具体现象的观察和总结阶段，对客观对象的本质认识还相当表浅，"证候"一词尚未出现，但与其相关的文字标识"疒"已经出现。

### 2. 证候前科学概念的形成

在直观材料和经验积累阶段，人们对客观对象的认识还是零散的、表面的，还没有对客观对象所表现出的共性特征有所认识。但是当经验积累达到一定程度后，前期所获得的关于对象的各种信息就会逐渐融合起来，进而形成"类别"的观念，这一阶段属于概念形成的前期——前科学概念阶段。一个前科学概念是否形成的标志，在于我们能否做到"以类行杂"。所谓"以类行杂"是指以类型把握杂多、以一般规范个别。"类"范畴最重要的作用之一就是分类，即根据事物的本质属性或显著特征进行类别的划分，它是区别客观对象、把握客观对象异同的重要方法，是认识客观对象本质属性和特征的前提。

在甲骨文和《马王堆汉墓医书》里，人们对疾病的认识是单一或一系列表象层次的症状，而到了《黄帝内经》（以下简称《内经》），则开始对导致所见症状的原因进行探求。如"夫百病之生也，皆生于风寒暑湿燥火，以之化之变也"（《素问·至真要大论》）。对疾病所表现出的复杂症状开始进行归类。如《素问·咳论》中将咳嗽分为"五脏咳""六腑咳"十一类；《灵枢·厥病》将心痛区分为厥心痛、肾心痛、胃心痛、脾心痛、肝心痛、肺心痛、真心痛、心肠痛八类。对于同一疾病也开始有分型，如《素问·痹论》中将"痹"分为行痹、痛痹和寒痹三类。《内经》已经开始深入到疾病表象的背后去探寻疾病的本质，开始涉及病机问题"谨候气宜，无失病机""谨守病机，各司其属，有者求之，无者求之"（《素问·至真要大论》），并提出了具体的"病机十九条"，以五脏和风寒湿火热为纲统领系列症状，实现对疾病执简驭繁的把握。

从上述内容可以看出，《内经》对疾病开始有了较深刻的认识，既有对复杂症状的综合描述，又有针对病因和病机的内容，并将各种内容有机地联系在一起，形成关于人体生理、病理变化的认识体系。《内经》还成功地移植了中国古代哲学中阴阳五行的概念，并将其作为分类工具，对自然界各种事物现象和人体的生理、病理内容进行属性和特征异同的划分，阴阳学说将上述内容划分为两大类，五行学说将上述内容划分为五大类。至此，人们对疾病症状、病因、病机等内容的认识已经上升到以阴阳、五行为工具来把握和规范个别的阶段。

但受当时生产力发展水平所限，加上中国古代哲学"天人合一"思想的渗透及"取象比类"思维方式的广泛使用，《内经》中疾病病因、病机和症状之间的联系是建立在与风寒暑湿燥火等自然现象广泛联系的基础之上的，其中涉及的脏腑、经络、气血津液等生理病理核心也是与自然现象紧密联系在一起的，这些内容在《素问·六节藏象论》《灵枢·经水》等中都有详细论述。所有这些都说明人们对包括疾病在内的人体生命活动的认识仍然是表象和直观的，还不能完全透彻地认识其本质，所有的脏腑、经络、病因、病机、症状的联系还都是基于"象"的联系，所有的"以类行杂"也都是基于"象"这一水平的。所以，此时虽然有了类别，但只是"象"这一层面上或异或同的类别。

可见，在《内经》时期，虽然对疾病的认识有了极大发展，已经建立起病因、病机、症状之间的某些本质性联系，并已经开始出现"以类杂行"的疾病、症状分类模式，但证候尚没有作为一个科学概念进入中医理论体系中，而是仅仅出现了以"证"（而不是证候）作为病象（症状）表述的前科学概念。《内经》的生理病理观念是天人合一、顺应自然思想的具体体现，它所采用的中国古代哲学中的阴阳、五行、气等范畴则决定了中医学此后实践方向的独特性，这一时期对于疾病的认识成果还不能作为具体方法直接运用于临床实践，而仅仅是作为一种思想或思维方式留给后人。

### 3. 证候科学概念的形成

前科学概念还没有把握到对象的本质，要把握对象的本质，就要从前科学概念过渡到科学概念。这种过渡主要是通过科学的抽象来实现的。它不仅仅是从对象的一系列属性中抽取出共同属性，也不是仅限于对表象所给予的直接属性进行选择，而是要透过现象把握本质，即把事物的本质属性揭示出来、确定下来。

随着实践的深入和认识水平的提高，人们在医疗实践中更加注重隐藏在疾病表象背后的本质。《伤寒杂病论》的问世，标志着这一时期的医疗实践已由朴素的直接经验实践进步为对疾病有规律性认识的理论实践阶段。

（1）证候概念内涵的确立

在《伤寒论》中，"证"已经作为与疾病密切相关的词反复应用了。其意义主要有三个方面。

一是指疾病。这一用法与《内经》基本一样，证与病是互词，都是以主观感觉和客观体征为主要内容的关于疾病较初浅层次的认识。如"结胸证，其脉浮大，不可下，下之则死"（143 条），与后世之血证、喘证、汗证、厥证等一样，都是指以这类症状为主要表现的一系列疾病而言。

二是指症状。这一用法仍沿用《内经》中"证"的基本意思。如篇名"辨××病脉证并治"中的"证"。但《伤寒论》中对症状的认识已不再是零散的，或复合的，而是将一组有特异性内在联系的症状组合在一起，形成的是有规律可循的症状组合形式，如"太阳病，桂枝证，医反下之，利遂不止，脉促者，表未解也；喘而汗出者，葛根黄连黄芩汤主之"（34 条）。此条中的"桂枝证"就是指适合于用桂枝汤治疗的特定的症状组合，如"发热，汗出，恶风，脉缓"（2 条），"啬啬恶寒，淅淅恶风，翕翕发热，鼻鸣干呕"（12 条）等。

三是指疾病的本质。如"观其脉证，知犯何逆，随证治之"（16 条），前一个"证"为症状或症状组合，而后一个"证"则承接"知犯何逆"，即在明确疾病变化内在机制的基础上针对疾病的本质进行治疗。

其中对于疾病这一客观对象的认识具有实质性进展的应当是"证"的最后一种用法。首先，证不再与病同义，在《伤寒论》中证与病已经有了较为明确的区分，病是某一类疾病病理现象的总括，《伤寒论》中所列的病即太阳病、阳明病、少阳病、太阴病、少阴病、厥阴病共六大类。对于病仅做了纲领性脉证概括，并没有给出具体的治疗方药，说明病并不是治疗的直接对象。

《伤寒论》中治疗的直接对象是"证"的第二层含义，是一组特定的症状组合形式。书中所列 113 方，每方都有与之相对应的症状组合。而且这些症状组合除了一方对应于一个组合这种较单一的模式外，还与病存在着复杂的联系，可以概括为同病异治和异病同治。如"太阳与阳明合病者，必自下利，葛根汤主之"（32 条），"太阳与阳明合病，喘而胸满者，不可下，宜麻黄汤"，此为同病异治。"阳明病，发潮热，大便溏，小便自可，胸胁满不去者，与小柴胡汤"（229 条），"本太阳病，不解，转入少阳者，胁下硬满，干呕不能食，往来寒热，尚未吐下，脉沉紧者，与小柴胡汤"（266 条），此为异病同治。

如果说同病异治的根据仅仅是在于同一种疾病其症状组合不同则治疗不同的话，那么，异病同治的根据则似乎是不同疾病、症状组合相同而治疗相同。这种情况促使我们不得不对"特定的症状组合"（而不是复合症状）这个问题进行更深层次的思考，答案只能是相同的疾病本质可能表现为不同的症状组合，不同的疾病本质可能表现为相同的症状组合，即症状组合与疾病本质直接相关，把握了症状组合的规律，也就把握了疾病的本质。治疗效果是证实这一假设的最有力证据。治疗只有在疾病本质的层面上发挥作用才会有疗效，而《伤寒论》中疾病本质的表现形式正是"特定的症状组合"。因此，《伤寒论》针对症状组合进行治疗，其实也就是针对疾病的本质进行治疗。

因此，到《伤寒论》时期，人们对疾病的认识终于透过疾病的表象（单一症状或复合症状），深入到疾病的本质层次，并通过对症状组合规律的研究来把握疾病的本质，通过不同的症状组合来确定疾病的本质属性，从不同的症状组合中寻找内在的疾病本质性内容变化的规律。此时的"证"（还不是证候）已经是通过科学抽象后对疾病本质属性的认识结果。

应当指出的是，《伤寒论》中并没有明确提出疾病的本质性内容到底是什么，但对病机与症状之间的关系已经有所论述。如"少阴病，欲吐不吐，心烦，但欲寐。五六日自利而渴者，属少阴也。虚故饮水自救。若小便色白者，少阴病形悉具，小便白者，以下焦虚有寒，不能制水，故令色白也"（282 条），根据该条对"小便色白"发生机制的论述，再结合《内经》中病机的含义可以确定，隐藏在特定症状组合背后的疾病的本质性内容就是中医学的另外一个重要概念——病机。

病机是一个综合性的病理概念，它涉及中医病理的诸多方面。从横向看，它综合了病邪、病性、病位、病势等病理要素；从纵向看，它以正邪斗争为轴线，反映了疾病从发生、发展，到传变、结局整个病程的病变规律，对于疾病的诊察和治疗具有决定性的意义[6]。从《内经》开始，直到后世的历代医家，都较为一致地认为，病机是从整体和动态的观点对患病机体所呈现的病理状态和病理变化进行的高度概括；是在辨别、分析、归纳所有症状、体征等的基础上对疾病的本质做出的结论。因此，在中医学理论体系中，病机是对疾病本质的概括，是外在症状的内在根据。《伤寒论》中的证，就是病机与症状组合的有机统一。

（2）证候概念与中医理论体系的融合

一个概念从前科学阶段进入科学阶段的重要标志之一是它经过了人的思维抽象后，对客观对象的本质有了正确的认识和揭示。但仅有这一点还是不够的，一个科学概念的形成过程是非常复杂的，其中还包括科学概念的系统性含义的获得及科学术语（概念载体）的精确化。科学概念作为科学体系的网上纽结，通过一定的科学定律和原理同其他概念相互关联，这就使它获得了系统性含义，从而它的本质就得到进一步的精确规定，其内涵也就随之丰富和深化。

任何科学研究，都是处在一定背景知识下进行的。一个科学概念的形成，总是在原有理论的基础上生长的，它是以前人研究的成果作为自己的起点[7]。证是汉以前医学实践的具体内容经过抽象后形成的关于疾病本质的认识成果，因此，证必然是以汉以前中医理论和实践的成果作为自己的起点。这就决定了证的概念在萌芽时期必须与中医学体系中的其他概念发生必然联系，只有这样它才具有生命力，并且只有在它获得了中医理论的系统性含义后，才能成为真正的中医学体系中的科学概念。

《内经》是中医理论体系形成的标志，它对人体生理、病理活动的认识和阐释已经上升为抽象的理论，在整个理论体系中汲取、移植了中国古代哲学、逻辑、科学等领域的多种多样的范畴，如道、气、阴阳、五行、四时、日月、形神等，形名、应因、故、类等，观察、辨物、取象、证验等，并形成许多具有医学学科特点的范畴，如血、津液、五脏、经络等。这些范畴成为《内经》将长期积累的医学经验事实升华为理论、建构中医理论体系的重要工具。只有当证（当时对疾病认识的成果，也是证候的最初形式）与这些范畴建立起内在联系后，才能够真正成为中医学体系中的一个科学概念。所有这些为证转化为科学概念奠定了基础，同时也决定了证这个概念在以后发展过程中的基本方向与其他医学体系关于疾病本质的认识完全不同的命运。

《伤寒论》在建立证这一概念时，非常圆满地实现了证与中医学体系中其他概念范畴的联系与融合。它运用了《内经》中三阴三阳的概念，将太阳、阳明、少阳、太阴、少阴、厥阴六经作为辨证的纲领，所列的证如伤寒、中风、中寒、蓄血、亡阳、脾约等，所涉及的病因、病机、症状等内容均与《内经》一脉相承，证概念融入《内经》理论体系中，弥补了《内经》中偏于理论思想而缺乏临床具体实践方法的不足，使中医理论和实践体系更加丰满和成熟。同时，证在中医理论体系中，其内涵和外延也得到了进一步精确规定，即作为中医学体系中的一个科学概念，证的内涵就是对疾病本质的认识成果，就是《内经》中强调的病机和《伤寒杂病论》中的症状组合。事实上两者是有机的统一体，病机是内在的本质，特定的症状组合是其外在表现形式。因此证候的内涵就是病机及其相应症状的统一，其外延则是与疾病本质相关的所有内容，包括病因、病位、病性、体质、环境等。从概念的载体语言文字的选择来说，当时与疾病直接相关的名词只有"证"，而《伤寒论》中又有意将病、证分立，以突出证在疾病本质中的地位和作用。因此，对于在更深层次和更广范围中获得的有关疾病的认识结果，"证"字便成为当时最适宜的选择对象。因此，证候这一概念在《伤寒论》中仍是以"证"的形式存在和运用的。

### 4. 证候概念的发展

辩证唯物主义认为，物质世界是永恒运动着和发展着的，客观对象是运动和发展的，人类的认识水平也是不断发展和提高的，人类对于客观对象本质的认识同样在不断深入，从而导致概念的发展。因此说概念是确切性和灵活性的统一，即概念反映客观对象的本质属性，这种反映一经固定下来，其内涵和外延就相对不变。只有这样，概念才能准确地反映客观对象。概念的灵活性是指概念随着客观对象自身及对其认识的发展而发生变化，因此概念的内涵和外延又不是绝对不变的。辩证逻辑要求从动态来研究概念，把确定性与灵活性两方面统一起来。因此马克思说[8]："适应自己的生产水平而生产出社会关系的人，也生产出各种观念、范畴，即这些社会关系的抽象的、观念的表现。所以，范畴也和他们所表现的关系一样不是永恒的。这是历史的和暂时的产物。"

（1）历代对于证候概念的深化

证候概念同样是发展的。证候所反映的客观对象是人的生理、病理活动，是一个极其复杂的对象系统，其构成不是单一的，而是多层次的。人类对这一客观对象多层次本质的认识，是一个由浅入深，由表及里的过程。所以，由于各个历史时期认识的深度和广度不同，证候概念的内容也就不完全相同，总的趋势是随着人们实践能力和认识水平的提高，证候概念不断趋于深刻和丰富。

1）隋唐时期证候内涵的明确：隋唐时期，产生了大量医学著作，其中影响较大的有《肘后备急方》《诸病源候论》《备急千金要方》等。这一时期中医临床医学发展最突出的特点是，实践涉及的疾病范围极其广泛，对疾病病机及更复杂的症状表现进行比较系统、全面的论述，提出了六经以外的脏腑辨证纲领雏形。

如《诸病源候论》举凡内、外、妇、儿、五官、皮肤等科共 39 门，所列病候达 1739 种。王冰将临床各种疾病的病因病机概括为四大类："夫病生之类有四焉：一者始因气动而内有所成，二者不因气动而外有所成，三者始因气动而病生于内，四者不因气动而病生于外"（《素问·至真要大论》王冰注）。所谓"气动"，是指脏气的变化；"内有所成"指因脏气之变乱而内结有形的疾病；"外有所成"指体表疾患。《备急千金要方》对脏腑病的症状表现规律进行寒热虚实的辨别和概括，并明确提出肝实热、胆实热、肝虚寒、胆虚寒等具体的证候名称，是最早关于脏腑辨证的理论认识。虽然这一时期对疾病的种类和临床表现进行了大规模的观察和总结，在数量上有了极大增长，并且在寻求疾病临床表现和病因之间的关系方面取得了极大进展，但在病机理论方面，尚没有取得实质性突破，对证、候和病之间的联系与区别没有做出明确界定。

如《诸病源候论·风病诸候》中即有"风病诸候"的记载，其中如卷一之中风、风口、风痹、风痉、风偏枯等候，都是中风病之常见证候；如贼风、风痹、风湿、风湿痹等候，又为风寒湿三气杂至之病，与中风病又有区别，是为另一类病变。分析这段关于风邪致病的论述，可以看出，当时的候、证候、病是没有明确区分的，候是证候，也是病和病变。

这种对病、证、候和证候缺乏明确区分的状况一直延续到唐代，如前所说，王冰注《内经》时仍将证与病作为同一个意义的词来认识和使用。孙思邈在《备急千金要方》中提出了脏腑证候的雏形，如肝虚、肝湿热等名称和具体的症状表现，但并没有将这些内容与证、候联系起来，说明当时证和候在理论和实践中的价值与作用还没有得到全面体现、推广。

2）宋金元时期证候内涵的发展：宋金元时期是中医学发展史上的一个重要转折时期，主要体现在各派医家根据自己的临证经验体悟，各抒医理，是在实践基础上的理论探索与完善。从证候概念的发展来说，取得了重要进展，虽然在"证候"这一称谓上还未统一，但基本对证候的表里寒热虚实阴阳认识和归整取得了一致，在理论上对证候概念的内涵进行了深化。

宋代证候的用语仍是"证",其基本意思与最初的病象或症状完全一致。如杨士瀛在《仁斋直指方·血滞》中的用法："血之外证：痰呕、燥渴、昏愦迷忘，常喜汤水漱口。"此处"证"后面所跟的具体内容就是症状。但在陈无择的《三因极一病证方论》（以下简称《三因方》）中，如果结合具体论述内容来分析，证似乎又有了更深一层的含义。如《三因极一病证方论·尿血证治》："病者小便出血，多因心肾气结所致，或因忧劳、房室过度，此乃得之虚寒……不可专以血得热为淖溢为说。"此段篇题中所说的"证"，应当是既包含有"小便出血"的症状，同时又包含后面所涉及的"忧劳、房室过度"的病因内容，同时也包含"心肾气结、血热"的病机内容，此处"证"的用法集症状、病因、病机于一体，是所有这些内容的概括，其内涵和外延比隋唐以前丰富得多。

金元时期，证所包含的内容就更加丰富了。如刘完素在《宣明论方·诸证门》中的论述体例："煎厥证，主热。阳气，烦劳积于夏，令人热厥，目盲不可视，耳闭不可听，人参散主之。治煎厥，气逆，头目昏热，听不闻，目不明，七气善怒。"张元素对脏腑辨证进行了完善，如胃病，首先论述胃的生理"胃属土，主容受，为水谷之海"；再论胃所主病证"本病噎膈反胃，中满肿胀……胃管当心痛，支两胁。标病：发热蒸蒸……鼻痛鼽衄赤"；之后是胃病的辨治"胃实泻之。湿热：大黄、芒硝。饮食：巴豆、神曲……胃虚补之。湿热：苍术、白术、半夏……寒湿：干姜、附子、草果……本热寒之。降火：石膏、地黄、犀角、黄连。标热解之。解肌：升麻、葛根、豆豉"（《脏腑标本虚实寒热用药式》）。再如李杲在《脾胃论》中对脾胃病证的论述同样是症状和病机的有机结合。

这些论述与《伤寒论》中的体例已大不相同，是从理论推导病变机制，通过病机指导用药。可见，金元时期已经不再以症状组合而是以疾病本质层次上的病机作为论治的根据。

宋金元时期是中医病机理论突飞猛进的发展时期，金元四大家根据各自的实践体会，结合《内经》的基本理论和学术思想，对内伤杂病的病变机制作了见仁见智的发挥，使中医学对疾病本质的认识更加深入。证作为对疾病本质的认识成果，自然而然地吸收了这些新理论、新学说，其病机内容更加丰富，除原有外感病病机演变规律外，又注入了藏象、阴阳、精、气血津液等多方面的理论成果，使病机理论得到完善和发展，进而使证候概念的内涵更加深刻。

3）明清时期证候概念的应用：宋金元时期完成了证候概念的理论与实践的统一，明清时期则主要是对证候概念的临床应用进行规范和完善，即对辨证方法的规范和完善。《伤寒论》建立了六经辨证方法，张元素、金元四大家完善了脏腑辨证方法。明清时期在上述基础上，又创立三焦辨证和卫气营血辨证。最为重要的是，这一时期完成了中医学辨证方法的总纲领——八纲辨证，从而使证候的概念起到了规范疾病表象和本质、指导临床实践的作用，最终扩展为证候理论。

八纲的具体内容在明代即已有所论述。如孙一奎在《赤水玄珠》凡例中说："是书专以明证为主……凡证不拘大小轻重，俱有寒热虚实，表里气血八个字。"张三锡在《医学六要》中说："锡家世业医，致志三十余年，仅得古人治病大法有八：曰阴曰阳，曰表曰里，曰寒曰热，曰虚曰实，而气血痰火，尽该于中。"最为明确地提出八纲概念的是清代程钟龄，他在《医学心悟》中专设寒热、虚实、表里、阴阳之辨，说："论病之原，以内伤外感四字括之，论病之情则以寒热、虚实、表里、阴阳八字统之，而论治病之方，则又以汗、和、下、消、吐、清、温、补八法尽之。"

至此，证候的概念终于完成了从直观材料和经验积累到前科学概念最终到达科学概念的形成和发展过程。这一过程由如下几个环节组成：借助科学抽象，初步提出与疾病相关的概念——证；使之与其他中医概念相关，纳之于中医学体系之中；逐步精确规定证的内涵并不断地用它去摹写和规范现实中的疾病的表象、本质，根据科学实践的新成果和深化了的认识不断地修正和改进原来的证，丰富和深化其内涵，并通过不断的检验，使其内涵越来越精确，越来越确定，从而最终使该概念作为科学概念建立起来。

从证候概念的形成过程可以得出结论：证候是中医学对于疾病本质的认识成果。就中医学理论体系而言，反映疾病变化本质的内容是病机——它能反映疾病过程中的内在规律，它决定着疾病的发生、发展、变化及结局，对于疾病的诊断和治疗具有决定性意义。病机又通过特定的症状组合得以表现，从而为人们提供了认识和把握的对象。因此，证候概念的内涵是明确的，就是指病机及其相应的症状；证候概念的外延则指与病机相关的病因、病位、病性、体质、气候、地理环境等其他内容。

（2）当代对于证候概念的发挥

中华人民共和国成立以后，随着科学技术的发展，西方医学对人体生理病理活动研究方面所取得的巨大成就，推动了证候概念的进一步发展。尤其是 20 世纪 50 年代初，任应秋等老先生们提出"辨证论治是中医学的基本特色"后，有关证候概念内涵的研究更加深入和丰富。

中医如五版教材《中医基础理论》对证候的概念进行界定[9]：证是机体在疾病发展过程中某一阶段的病理概括。由于它包括了病变的部位、原因、性质及邪正关系，反映出疾病发展过程中某一阶段的病理变化的本质，因而它比症状更全面、更深刻、更正确地揭示了疾病的本质。

有人指出证候不仅仅与疾病相关联，而是包含有多种因素在内的综合表现。如匡调元[10]认为证是整体体质反映特征和整体同环境之间、脏腑经络之间、细胞之间及细胞与体液之间相互关系紊乱的综合表现。还有人认为证候是反应状态。如陆寿康[11]认为证是疾病发展过程中有临床表现的一种机体反应状态，它可以部分地反映疾病发展变化的本质。

也有的结合现代科学研究的最新成果对证候的概念进行界定。如王忠等[12]认为证候是多种基因参与的，且已经超过了人体正常的网络调节能力，处于络病状态的症状群。日本有地滋则认为证是由遗传因子或遗传因子加上环境因子所形成的临床上的综合病理、生理变化的反应，以及针对这种临床表现的治疗依据[13]。申维玺等[14]提出中医的证是机体在致病因素的损害作用下，某些组织细胞的基因表达调控失常，诱生性表达产生一些蛋白质和肽，如细胞因子等，组织中这些蛋白质和肽的含量、生物学活性相对或绝对升高，破坏了细胞因子网络调节系统的自稳态平衡，引起神经–内分泌系统也发生相应的继发性改变，在体内产生一系列异常的级联病理生理生化反应，从而引起证候和实验室改变，即中医的证。陆广莘[15]则将证描述为是人这个主体性开放系统的整体边界效应，是关于健康和疾病相互转化过程的出入信息。

上述关于证候概念的论述看似混乱无序，但从认识发展的角度看，出现这种情况又是非常正常的。证候概念所反映的客观对象是人的生理病理活动，人体系统是一个多层次的复杂系统，对于每一层次的具体内容、本质属性的研究都在取得日新月异的成果，因此，从不同层次、不同方面认识到的具体内容必然是有所不同的。随着人们对疾病本质的认识不断深入，证候概念的内涵应该越来越深刻和丰富，其外延也应该越来越广泛，这是科学发展的必然，也是概念灵活性的典型表现。

但上述研究成果对于充实证候概念的内容尚存在一个问题，那就是这些新的认识成果不是以中医理论体系中的相关概念为基础，因此没有（也许是无法）与中医学原有的其他概念建立起相应的联系，目前也没有好的思路和方法使之与中医学原有的理论体系相融合，因而，虽然它们是对疾病本质形成的新认识、新成果，但由于不能获得中医学科学的系统含义，所以各种有关证候内涵的发挥与原有证候概念之间都存在着貌合神离的现象，均无法真正成为中医证候概念的内容。这一现实既是证候概念发展所面临的现实，同时也是其他中医学概念所面临的现实，需要深入研究和解决。

### （二）证候概念语言和字义演变过程

概念是客观对象在人脑中的反映，概念的最终形式是语言文字，因此，语言文字是概念的载体。社会历史实践的深度和广度决定着人们对于客观对象认识的程度和水平，实践的局限性则决定着概念的局限性。而这一切都可以通过表达概念的语言文字得以体现。证候概念的语言文字经过两千多年的变迁，目前处于多字多义、用法混乱的局面。但如果将文字的变革与相应的历史背景、应用环境、学科特点和学术水平结合起来考察，则可以比较清晰地理清其变化的脉络，最后做出规范的结论。

**1. "证"的含义和演变过程**

证候概念的混乱和歧义在很大程度上与"证"字的变迁有关。

（1）"证"与"證"

证，最早为證。《素问·至真要大论》中说："气有高下，病有远近，證有中外，治有轻重。"王冰注此句为："藏位有高下，府气有远近，病證有表里，药用有轻重。"从王冰注语中分析，證与病同义，说明在《内经》时期"證"已经开始作为另外一个表达病的意义的文字出现在医学典籍中。

證，《说文》："證。告也。从言，登声。"有关證与疾病相关的记载，最早见于《列子·周穆王》载："其父之过鲁，过陈，遇老聃，因告其子之證。"《汉语大字典》解释为"病况。通症"。从当时医学发展的水平来看，證字的意思就是症状。与《内经》同时期的《难经》中有关證的用法也可以作为佐证。如《难经·十六难》中有"假令得肝脉，其外證善洁，面青，善怒；其内證齐左有动气，按之牢若痛"。这里的外證、内證都是指的症状，可见，当时的證就是指的病象、症状、临床表现等层次的内容，这与当时对疾病的认识水平也是相符合的。

到《伤寒论》中，證仍保留着《内经》中的基本意思，但"观其脉證，知犯何逆，随證治之"（16 条）中的后一个"證"字则含有探讨疾病内在机制的意思，其内涵比单纯的症状等要深刻。

金元时期，由于中医理论和临床实践的发展，證字的内涵更加丰富，除保留了《内经》中原有的意思外，还含有病机的意义，体现出"證"的另外一个词义——证据、凭据。这一词义源于《大戴礼记·文王官人》："平心去私，慎用六證。"具体到中医学领域，应当是症状及其背后隐藏着的病机是临床诊断的证据。现今许多学者持此观点，认为证候的证含有证据、凭据的意思。

从上述考证可以断定，"证"的原字是"證"，在金元时期以前，"證"就是证候的原型，其内涵也已经确定，就是指病机。其后的变迁都是文字上的变换，证候概念的内涵始终没有发生根本性的改变。

（2）"証"与"证"

"証"与"证"的关系源于"證"字的演变。

对于"証"与"證"，王力主编的《王力古汉语字典》[16]中做了辨别：宋代以前証与證本不同音，也不同义。証在耕部，證在蒸部。証的本义是谏正。《说文》："証，谏也。从言正声，读若正月。谏，証也。从言柬声。"可见証与谏互训，最初与病和證并无关系。明代开始以証通證，《正字通》："証，与證通。"清代段玉裁注《说文》："今俗以証为證验字，遂改。"说明本来与医学无关的"証"字因为与"證"通假，才有了与疾病相关的含义，所以这一含义只能是"證"的含义。

《汉语大字典》[17]对証、證和证做了概括：証……同證。证，證的简化字。三个字虽然不同形，但同义，因此，无论是"証"或"证"还是"證"，所表达的意思与"證"的意思都是完全一致的。

（3）"证"与"症"

症，据考证[18]首见于宋代李昂英的《文溪集》："症候转危，景象愈蹙。"只是此处并非指疾病，而是比喻当时的环境。也有研究指出[19]，元代郑德辉《倩女离魂》第三折中有"症候"一词出现。最早以症指示疾病者，是明万历进士谢肇淛的《五杂俎·物部》："人有阴症寒疾者。"明代吴有性在《温疫论》中指出："病證之證，后人省文做证，嗣后省言加为症。"明清时期许多医学著作都以"症"命名，如《脉症治方》《方症会要》《杂症汇考》等。

上述考证说明，吴有性的分析是比较客观的，症字出现在宋代，元明清时期是其由初用到约定俗成的阶段，在医学领域仍是證、证的含义。明清时期，证候概念的内涵已经界定得较为清晰，因此，症字在明清时期可以说仍是证的另外一种表达方法，不仅仅是指症状，也有病机的内容在内，《辞源》对此的解释可以作为佐证："症，病徵。古皆作證。"可以说到明清时期，表示证候的字、词已经有多种形式：證、証、症和證候、症候。它们的内涵与宋金元时期的"證"完全一样。

"證""証"在文字上被后世简化规范为"证"字，而在中医学上则被提炼成一个特有概念的专有名词[20]。而"症"却与"证"并行使用至今，但中华人民共和国成立以后，中医药学者逐渐一致地分别赋予了"症"与"证"的字义和概念，不可混淆使用。症指症状，就是患者的主观异常感觉，如发热、恶寒、头痛、咳嗽、呼吸困难等[21]；证指机体在疾病发展过程中某一阶段的病理概括，它比症状更全面、更深刻、更正确地揭示了疾病的本质。

其实，对症与证进行区别，也就是在理论上对症状与病机所作的鉴别，这一规范标志着中医学理论和实践的进步，是对证候的内涵认识得更加清晰的结果。

### 2. "候"的含义和演变过程

"候"字在中医学中的运用经历了单独使用和与"证"联用构成"证候"两个阶段。

（1）"候"字单用

候，《内经》中出现较多，含义也多样。总体上有以下几个方面的运用。一是指古代气候学中的一种基本时间单位，如《素问·六节藏象论》中的："五日谓之候。"二是指气候，如《素问·六元正纪大论》："阳明司天之政……候反温。"三是指不同脉位在变化中呈现的情状或程度，如《素问·三部九候论》中的"候"。四是指观测、实验，如《素问·八正神明论》中的"候八风之虚邪"。五是指征兆，如《素问·五运行大论》中："夫候之所始，道之所生。"其余篇中的"候"均不出上述五个方面的意思。

《汉语大字典》总结了"候"的七个含义：①观察，守望。举例为《后汉书》："故分布祷请，窥候风云。"②侦察，探听。③诊察。举例，段成式："候脉良久，曰：都无疾。"④古代计时单位，五天为一候，现在气象学上仍沿用。⑤气候，时节。⑥征兆。⑦在变化中呈现的某种情状或程度。《内经》中的"候"几乎包含了上述的七个含义。

分析上述对于候的解释，与疾病直接相关的意思是诊察，即《素问·三部九候论》中"候"的意思，作动词，是对疾病症状或现象有目的地进行认识的行为。其余"观察，守望""计时单位""气候，时节""在变化中呈现的某种情状或程度"等意思虽然与疾病没有直接联系，但体现出中医学天人相应的生理病理观，因而这些内容都是研究疾病所必须涉及的方面。

在《伤寒论》中并没有采用"候"这个字，而是换用为"辨"字，《康熙字典》中列《说文》"判也"；《广韵》"别也"；《礼学记》"离经辨志"，[注]辨谓考问得其定也；《周礼·天官》"弊群吏之治六日廉辨"，[注]辨谓辨然于事分明，无有疑惑也……所有这些解释的意思与当今基本一致，为辨别、判定之义。《伤寒论》中以"辨"代"候"，从一个侧面说明医疗实践水平的提高，即对疾病已不再是单纯对疾病症状的收集，而是在收集的基础上进一步辨别，辨别的目的是判断出某一组症状组合所反映的疾病的本质。因此，从"候"到"辨"的转变过程也就代表了对疾病的认识由表象到本质的转变过程。

（2）"候"与"证"联用

《伤寒论》中没有使用"候"字，而晚于《伤寒论》的晋代王叔和的《脉经》则首次将证与候联用，在《脉经·序》中有："声色证候，靡不该备。"同时也有沿用《内经》将"候"作动词的用法："仲景明审，亦候形证。"对于证与候最初的含义，《说文》中有"證，从言，告也""候，司望也"。说明在医学领域，证是通过问或告知得到的关于疾病的信息，候是通过望或观察得到的关于疾病的信息，因此两者都有表示疾病症状、临床表现的意思，对此，《中华大字典》中有："证，候也。"可以佐证。可以说，两者的联用实现了患者主诉与医者检查所见的有机统一[22]。

将候与《内经》中的几个含义结合起来研究分析，就可以看出，候不仅仅是人体生理病理活动的表现，而且还指自然气候变化，指五日一个时间单位，指司望和诊察。因此，如果将候的这些含义与中医学的思维方式、理论特点相结合来认识，候与证的联用则反映出更加深刻的内容，那就是候将证原有的内容赋予了时空特性，候指示出证所反映的病机是运动的、变化的；病机反映于外的临床表现（包括主观感觉和医者的诊察结果）也是动态的、变化的；所有这些变化与自然环境、气候变化存在着密切的联系；这些变化有时间阶段性或周期性规律。因此，与候联用的证不再是静态的、呆板的病机和症状的简单概括，而是一个以天地自然为大背景的、生动的、符合客观实际的关于人体疾病本质和外在表现的认识结果。

**3. "证候" 词义解**

通过上述对证候及其相关字、词的考证和分析，可以确定出证、候、症三字和证候一词的基本含义。

"证" 是 "證" 和 "証" 的规范简化字，是中医学关于疾病的认识成果，是证候的最初表达形式。

"症" 字将 "證" 和 "証" 的部首 "言" 改为 "疒"，成为医学专用语，至明清时期得到广泛使用，中华人民共和国成立后将其字义范围缩小，专指症状。

候包含着空间与时间两方面含义：一是观察到的疾病的临床表现及其变化之情状和程度；二是疾病的临床表现与医者的诊察活动、气候变化密切相关。"候" 既包含了 "症" 的内容，也反映出证的病机内容中运动、变化的特性。因此，"證" 经过一系列内涵和语义的演化，最后通过与 "候" 的联用，"证候" 实现了从抽象概念到具体概念的飞跃。

因此，证候是中医学从疾病最初的表象开始，随着对客观对象本质的认识逐渐深入，而最终得出的关于疾病本质的、最为贴切的载体形式。

## （三）证候概念现代科学的语言表述

概念发展的辩证过程与人的认识的辩证过程是一致的。马克思曾精辟地分析了人的认识道路[23]：在第一条道路上，完整的表象蒸发为抽象的规定；在第二条道路上，抽象的规定在思维的行程中导致具体的再现。概念的发展道路也是如此，"抽象的规定" 即抽象概念，"具体的再现" 即具体概念。要把握动态的对象，思维必须先抽象化、简单化、粗糙化，以获得抽象概念。这样，虽然是远离了活生生的东西，但却是必要的一步，否则就达不到对事物运动变化的认识。然而，思维不能停止在这一步，思维必须上升，要在自己的逻辑发展过程中再现出具体事物，即从抽象概念上升为具体概念[24]。

证候概念的发展同样如此。在证候概念的初期阶段，人们努力探求隐藏在疾病病理表象背后的本质性规律和机制，因此有了证与病的区别和联系，证是对疾病病机的抽象概括。在对疾病的病机有了较为清晰的认识之后，又有了候和证候，如此又从抽象的、静态的证回归到具体的、动态的疾病现实状态。王永炎院士将包含有病机和症状、有相对静止和绝对运动含义的证候概念表述为 "证候是四诊信息表达的人体生理病理反应状态的概括"，这是证候从抽象概念演变为具体概念的表达形式，是关于证候概念内涵和外延的最简练、精确的概括和表达。

**1. 证候是关于人体反应状态的基本概括**

状态本是一个哲学范畴,亚里士多德在"十范畴表"中指出:"状态则是一种很容易改变并且很快地让位给其对立物的情况。"黑格尔在他的《逻辑学》中给出了状态的七条性质。总结起来,可以概括出状态的基本特点:状态是质的外在性,内在的质外化出来就表现为状态。在系统科学中,状态是常用而不加定义的概念之一,是指系统的可以观察和识别的状况、态势、特征等。

人体作为复杂系统的典型代表,具有多种多样的状态,如健康状态、亚健康状态、疾病状态,常态与超常态(应激状态),清醒状态与睡眠状态,等等。每一状态都有各自的生理病理意义和基本特征。因此,从系统科学角度而言,研究人体就是研究人体上述各种状态的基本性质和演化特点,进而对这些状态进行正确区分和描述以达到把握人体系统内在规律的目的。证候是机体的状态,主要表现在以下三个方面。

首先,从证候概念的形成和发展过程来看,证候是对人体病理变化的病机和相应症状的概括。病机是决定疾病性质和病情发展变化的根本原因,病机的外化就表现为症状,包括主观感觉和客观体征,而病机和症状两者的结合正是临床判断机体当时所处状况、态势的依据。另外,候是对时间、对病机和症状随时间变化的情状等内容的概括。证候就是对机体在某一时间段内的病机和其外化的相应的症状的概括,因此,证候是人体系统的状态,是对人体系统在某一时间段内病理变化总体特征的反映。

其次,辨证的过程也证明证候是人体的状态[25]。辨证过程可以分为两个方面:一是收集临床资料,二是在临床资料的基础上用中医的抽象思维进行抽象、做出判断。在收集资料的阶段,要求四诊合参,对患者的主观感觉和客观体征进行全面细致的询问和诊察。进行判断时,又运用了整体思维,主要是二元思维和联系思维。二元思维体现在辨证过程中就是以阴阳为纲纪,并在此基础上向多元拓展,既注重该事物对他事物的影响,也注重他事物对该事物的影响,这些影响都是通过五脏为中心的五大系统的相互联系、相互作用和天人相应来实现的。因此,证候作为整体诊法和整体思维的认识结果,它反映的是人的总体特征,是一种状态。

再者,从证候的最初的含义来看,证候是伴随着人们对疾病认识的不断深入而形成的一个概念,因此,证候应当属于人体疾病状态范围。但当时历史条件、生产力水平和思维方式的特点等,决定了人们对于疾病的认识主要通过对现象的观察和患者的主诉来获取,同时对获取的具体内容又通过阴阳五行等哲学概念和范畴来表达、规范,因此,决定了中医学的疾病与现代医学的疾病具有不完全等同的意义。凡是机体主观感觉到的不适及通过观察得到的非正常表现(如非正常的脉象和舌象),都属于中医疾病的范围,并可以判断为某一具体的证候。因此,个体自身的感觉是决定机体状态的最重要依据,而各种通过其他途径获得的诊察资料则是第二位的。所以,中医学的疾病和证候都是以主体感觉为依据进行判断的,当以主体感觉不适为主的亚健康状态引起人们广泛注意的时候,在中医学中自然而然就归属于疾病和证候的范围,由于这个原因,证候被定义为"人体生理病理反应状态",其中的生理反应状态就是指亚健康状态。

**2. 证候是四诊信息表达的自适应反应状态**

状态是刻画系统定性性质的概念，一般可以用若干称为状态量的系统定量特性来表征。人体系统、一般生物系统、社会系统都可以用适当的状态量来描述。系统的状态量可以取不同的数值，称为状态变量，一般系统需要同时用若干状态变量来描述[26]。状态变量要求具有完备性和独立性。所谓完备性，是指状态变量足够多，能够全面刻画系统状态；所谓独立性是指任一状态变量都不能表示为其他状态变量的函数。状态变量随时间而变化的系统称为动态系统。原则上说，只要时间尺度足够大，总可以观察到状态变量随时间而改变，因而一切系统都是动态的。人体系统是不断运动变化着的，是典型的动态系统，因此人体生理病理状态是一个动态的过程。

首先，证候既然是人体系统的状态，必然也有其状态量，表征证候的状态量是四诊信息。四诊信息是表征人体系统的四个状态量：望诊表征人体系统神、色、形态、五官九窍、分泌物和排泄物等方面的内容。闻诊表征人体系统主观感觉和分泌物、排泄物气味方面的内容。切诊表征内在脏腑气血的状况，肌肤、手足、胸腹等部位的寒热肿胀包块等内容。这四个状态量能够较好地、较为全面地刻画人体系统在某一时空范围内的状态，并且任何一个都不是其他三个的函数。但由于人体系统的极其复杂性及中医学认识手段和方法的独特性，这些状态量是以定性描述的形式存在的，如望神有得神、失神和假神的不同，望色有青、赤、黄、白、黑五色的不同，切诊中的脉象至少有弦、洪、缓、浮、沉等 28 种。如何将这些用文字表述的内容通过合理的方法变换为数值表达，目前还是有待解决的问题。

再者，由于人体系统处于自然和社会环境中，是一个远离平衡的耗散结构，不断与外界环境进行物质、能量和信息的交换，外界环境中各种因素也不断对人体系统产生刺激和影响，人体系统为了继续存在和发展，必然会对这些刺激和影响做出适应性反应。从系统科学角度而言，系统的自适应性是从系统对外界环境刺激的应答、对外界环境的响应角度来看，系统所具有的自组织性质。人体系统在长期演化过程中获得了适应环境变化的自组织能力。如冬季和夏季汗液、尿液量的变化就是机体对外界气候变化所做出的生理性适应性反应。而发热、汗出、恶寒等则是机体对感受外界寒邪后所做出的病理性适应性反应，这一反应是机体内部气血阴阳为了适应邪正斗争的盛衰变化而发生的自组织行为，其最终目的在于恢复阴平阳秘的健康状态。

综上，证候概念经过长期实践的认识和深化，最终定位于"病机和病象"的内容，而对于病机与病象的综合概括，则是"四诊信息表达的生理病理反应状态"。这是证候概念的现代科学表述。这一表述具有其特殊的现实意义，它为解决前面所述的有关疾病本质的现代科学认识与中医学系统科学内涵的不相容性提供了良好的思路。把证候的内涵和外延概括为系统科学的状态概念来处理，可以将现代科学研究成果作为人体系统的另外一组或几组状态量，这些状态量可以作为证候既有的四诊信息所构成的状态量的补充，为更加全面、深刻地刻画系统的性质提供了条件。由于状态量最终都以通约的数值形式转变为状态变量，因而避免了这些内容难以获得中医学系统科学内涵的困境，避免了理论上的纠葛，使之有可能真正融入中医证候概念和理论中。

### （四）证候概念在临床实践中的应用

人类把握概念，不仅是因为概念能正确地摹写现实，更因为概念能有效地规范现实、指导实践，而这也恰恰是当代诠释学发展的最新趋势。即诠释学既不是一种单纯理论的一般知识，也不是一种光是应用的技术方法，而是一门综合理论与实践双重任务的哲学。对证候概念的建立和诠释，其最终目的就是要实现理论与实践的统一，在实践中检验理论、升华理论，使不断发展的理论对实践发挥出更加强有力的指导作用。具体而言就是为了规范中医临床实践活动、指导临床实践活动。主要体现在正确认识辨证方法体系的规范化理念和具体实施方法两个方面。

**1. 证候概念决定辨证行为的理念**

对于辨证方法体系的规范化思路，根据证候概念的内涵，王永炎院士提出了"以象为素，以素为候，以候为证"的辨证行为理念[27]。

以医学与哲学结合为主导思路所构成的中医理论体系，是依据尽可能全面的、直觉观察的"象"（天象、地象、法象、人象），主要以形象思维方法，高度综合而成的形神-环境医学模式[28]。象，是现象、象征与法式，包括证候在内的中医学的许多概念、判断、推理都是建立在对"象"的直观性观察基础上的。"象"的直观是以仰观俯察、近取远取的方式，将具有典型意义的事物和现象作为一种具体的共相去表现一般，进而来说明普遍的道理。通过"象"的直观，提取意象，这就是中国传统文化中的观物取象的方法[29]。中医学对于证候的认识起点同样也是象，天地人、精气神都成"象"，象可以表达混沌边缘的自组织临界状态，是医师通过悟性感受到的渗透于机体整体反应状态之中的表现，具体说是舌象、脉象、藏象信息表达的病象和病机。

素，是因素、元素与素材，是构成事物的基本成分，是寓有象之意的人体神色形态的表现，是组合整体生理病理反应的各种因素，当然包括症、舌、脉及一切来源于机体的信息。素是经过对象的观察和分析后，从象中提取出来的抽象概念，是用以表达共同普遍性的本质性因素，在证候概念中属于病机层面的具体内容。风寒暑湿燥火、阴虚、阳虚、气虚、血虚等，都统领着一系列相应的病象，由素统象，即实现了"以类行杂"的过程。

候，指时空，按五日为一候，三候谓之气，全年七十二候，候指随时变化的情状，变化着的舌象、脉象与症状。候与象的关系在于，象是较为单一的一个表现，或一个方面的表现，象与象之间的联系是模糊的、随机的。而候则由与素相应的象来组合，或许是单个素的象，或许是多个素的象，这些素的象之间的联系是有机的、特异性的，其发生发展和变化都是有其内在规律性的。证是证明、证据，是据以认定事物的证据，也是表达整体生理病理状态的证据。如此，由外在的候和内在的素所构成的统一体是判断机体整体生理病理反应的证据，根据证据判断的结果就是对机体当时生理病理整体反映状态的诊断。

经过从象到素、从素到候、从候到证的分析、判断和推理过程，证候概念就实现了从直观材料到抽象概念，又从抽象概念上升到具体概念的认识过程。正如马克思对于人口问题的认识过程的总结[23]："如果我从人口着手，那么这就是一个混沌的关于整体的表象，经过更切近的规定之后，我就会在分析中达到越来越简单的概念；从表象中的具体达到越来越稀薄的抽象，直到我达到一些最简单的规定。于是行程又得从那里回过头来，直到我最后又回到人口，但是这回人口已不是混沌的关于整体的表象，而是一个具有许多规定和关系的丰富的整体了。"

象、素、候、证的认识同样是这样一个过程，人体整体的生理病理反应状态是一个多维多阶多变量动态的复杂系统，要认识和把握这样一个动态的复杂系统，必须先对混沌边缘的"象"进行抽象和简化，以获得抽象概念——病机层面的具体内容——素。然而，认识不能停止在这一步，认识必须上升，要在自己的逻辑发展过程中再现出具体事物，即从抽象概念上升为具体概念——证候，这种概念是反映对象多样性的有机联系的整体、反映对象各种不同规定性的统一的概念。这种对证候概念的认识，既反映出证候复杂性的复杂性，又体现出证候复杂性的简单性，从具体到抽象再上升到具体，是思维深入到现象的背后而把握对象本质的认识成果。象、素、候、证的联系体现了天人合一，整体观念与形神一体，如此的辨证行为理念指导我们寻求的是纳入到非线性复杂适应系统的证候诊断、评价方法，完全符合中医学自身的特点和规律。

**2. 证候概念指导辨证方法体系的完善**

证候概念的不规范直接导致了临床实践应用的混乱，具体体现在证候的分类与名称不统一，进而导致证候诊断标准和证候疗效评价标准的不统一。因此，在明确了证候内涵的基础上，在新的辨证行为理念的指导下，建立一个适当地纳入前人的研究成果，又合理体现辨证论治圆机活法的特色，并且还能符合现代规范要求，多维多阶多变量而具有可控性的复杂证候辨证新体系，具有可行性，并有望取得重大突破。

通过对证候概念内涵的研究，可以得出较为明确的结论，即证候概念中最核心的内容就是病机和症状。因此，完善辨证方法新体系、建立规范的证候诊断和疗效评价标准，就应当以这两个方面的内容为核心。根据辨证行为理念的要求，确立基本的研究思路——以象为素，以候为证。即证以候为依据，候由素来组合，素由象来表现，因此将证候的研究回归到根本上，把证候分解为证候要素与要素的表象上来研究。

（1）以象为素

象在具体证候中表现为脉象、舌象、藏象信息等内容，是辨证的原始对象，因此，证候要素必须以象为依据，为内容，从象中抽提出相应的素。由于素是从象中抽象出来的关于象的共同本质性因素，因此，证候要素的提取有两个原则：其一，证候要素必须是病机层面的内容；其二，证候要素必须是不可分解的最低单元，即单要素。

（2）以素为候

每一个证候要素都统领一组有内在联系的症状，以单个要素为主构成的证候，其外在之候就是与素相应的那部分症状；而以多个要素相互组合而成的证候，其外在之候就是各要素所有病象的有机结合。因此，确定每一个证候要素所统领的相应的症状，是对证候做出诊断的前提。

（3）以候为证

传统的辨证方法体系，大致可分为两大类：一类属病机层面，如八纲辨证、六淫辨证、内生五邪辨证；一类属病位层面，如脏腑辨证、六经辨证、经络辨证、卫气营血辨证、三焦辨证。证候要素是病机层面的具体内容，应证组合就是要将病机层面的内容与病位层面的辨证方法相结合，进而对证候做出诊断。此外，由于提取出来的证候要素都是单要素，而临床证候的病机又常常是复杂的，多包含有多个要素，因此，应证组合还包括最基本的证候要素之间的相互组合。

（4）病证结合

我国现行的医事制度，在中医医院的临床诊断，规范要求中医、西医双重诊断，既有中医病证、证候的内容，也包括西医的疾病诊断。并且，每一种疾病均有其发生、发展的内在规律和不同于其他疾病的特殊规律，同一证候在不同疾病中，总是不可避免地受着不同疾病基本病理变化和病情演变规律的制约和影响。因此，病证结合对于临床的辨证论治过程及确立规范的证候诊断标准都具有重要参考价值。

经过上述提取证候要素、应证组合、病证结合所建立的证候诊断与疗效评价标准规范不再是一种由各种具体证候单纯的线性联系组合的平面，而是呈现出一种复杂的立体交叉的组合关系。在这种组合之中使用者有着极大的自由掌握的空间，这正符合患者个体差异及医生圆机活法的需求。这样的辨证方法体系是在继承的基础上制订的、体现中医学术自身规律的规范体系，以象为素，以素为候，以候为证，证候因素，应证组合，病证结合，方证相应的原则，是从证候复杂性出发回归到清晰明了的规则，从非线性设计过渡到线性结果，从个案分析研究开始，推广到群体诊疗方案大样本的疗效观察。这是新的历史时期证候概念在理论和实践中发展的趋势和必然结果。

以下是张志斌研究员以心气阴两虚证为例，对上述思路和方法所做的示范性说明。

心气阴两虚证[30]：

主症：心悸心烦，胸闷气短或心痛，倦怠乏力，手足心热。副症：精神疲惫，时时欲睡，心神不宁，自汗盗汗，动辄汗出，潮热口干；或失眠多梦，少气懒言，健忘。舌脉：舌红少苔或舌淡而光剥，脉细数或促、结、代（图 2-1-1）。

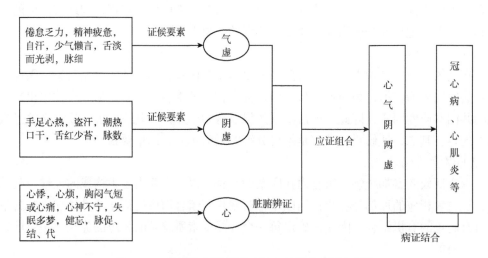

图 2-1-1　病证结合示意图（以心气阴两虚证为例）

### 3. 证候要素的提取研究

证候来源于临床实践，属于高阶高维的复杂系统，因此对于其规范化的研究应当采取"降维升阶"的方法，具体而言，也就是尽可能地找到能够包含对证候诊断具有特异性的症状指征的证候要素，排除其他非必要因素的干扰和影响，此即"降维"的过程；而另一方面，要增加各不同证候要素之间的组合，真实全面地反映出证候的复杂性，此为"升阶"的过程。通过"降维升阶"的方法处理后，证候的规范化将既有章法可循，又不乏灵活变通之性，如此，证候规范方可达到既规范又符合临床实际的效果。而在这一过程中，最为关键的一步工作应当是证候要素的确立。根据前面研究的结果，证候的内涵主要指疾病的病机。如何在病机层面中确定出最简洁、对证候诊断最具权重意义的证候要素，是目前亟待解决的问题。

对此，本研究立足于上述指导原则，借助古代大型医案数据库，对历代中医内科著作中论述到的证候及其相关要素进行统计分析，得出了部分证候要素的数据结果，这些结果对证候要素的筛选和确立具有一定的参考价值。

（1）资料及方法

以历代中医内科著作为主，包括《伤寒论》《金匮要略》《诸病源候论》《景岳全书》《杂病源流犀烛》《赤水玄珠》，另外结合《中国现代名中医医案精华》（1～6 册），共收集到有明确证候名称和相关因素的证候 4232 条。从病案库的 198 个证候名称、80 个病位、88 个病因或病理结果中筛选具有统计意义的证候要素。

根据专家意见，先拟定病机层面的证候要素，包括以下 6 个部分[31]：①外感六淫：风、寒、暑、湿、燥、火六个因素。②内生五气：内风、内寒、内湿、内燥、内火五个因素。③气相关因素：气虚、气郁、气滞、气逆、气脱、气陷。④血相关因素：血虚、血瘀、血脱、血燥、出血。⑤阴阳相关因素：阴虚、阳虚、阴盛、阳亢。⑥其他因素：毒、痰、瘀、水。

针对数据库都是二元变量的情形，采用国际通用的 SAS 6.12 统计软件中的非条件 Logistic 多元逐步回归方法筛选变量（证候要素），最终获得变量（证候要素）出现的频率和百分比，做变量的出现频率和百分比统计。

（2）结果

外感六淫在 4232 条证候中出现的频率：风 350（8.3%），寒 262（6.2%），暑 70（1.6%），湿 216（5.1%），燥 11（0.3%），火 362（8.6%），合计 1271（30.0%）。

内生五气在 4232 条证候中出现的频率：内风 82（1.9%），内寒 94（2.2%），内湿 488（11.5%），内燥 11（0.3%），内火 862（20.4%），合计 1537（36.3%）。

痰、瘀、水、毒及其他病因在 4232 条证候中出现的频率：痰 584（13.8%），瘀 292（6.9%），水 91（2.2%），毒 196（4.6%），其他病因 261（6.2%），合计 1424（33.6%）。

气相关因素在 4232 条证候中出现的频率：气虚 459（10.8%），气郁 485（11.5%），气逆 74（1.7%），气脱 13（0.3%），气陷 40（0.9%），合计 1071（25.3%）。

血相关因素在 4232 条证候中出现的频率：血虚 323（7.6%），血瘀 447（10.6%），血燥 6（0.1%），出血 99（2.3%），合计 875（20.7%）。

阴阳相关因素在 4232 条证候中出现的频率：阴虚 694（16.4%），阳虚 524（12.4%），阴盛 4（0.1%），阳亢 156（3.7%），合计 1378（32.6%）。

（3）讨论

通过"降维升阶"的方法，上述 29 个要素，不仅是各要素之间可以相互组合，而且各种辨证方法均可以与这 29 个要素进行交叉。本文以此 6 个部分内容为纲，力求在 4232 条证候中找出六者具有证候要素职能的客观依据。分析上述统计结果可以看出：

在所有考察因素中，内生五气所占比例最高，为 36.3%；其次是外感六淫，为 30.0%；毒、痰、水三者占 20.6%。除此之外的其他因素，如内伤七情、饮食劳逸、外伤等共占 12%。由此可以看出内生五气，外感六淫，毒、痰、水三部分占所有考察因素的 86.9%，呈绝对优势状态，完全可以作为与证候高度相关的因素。另外，详细分析每一部分的具体内容可以发现，内火在其中又占绝对优势，百分比达 20.4%；外火在外感六淫中的比例也排首位，为 8.6%。说明"火邪"与证候的关系在所有证候因素中是最为密切的，这也从一个侧面证明了刘完素的"火热论"的科学性。除火外，内生五邪中另一重要因素为内湿，其比例（11.5%）也明显高于其他三者。内风、内寒居第三位，所占比例基本一样。内燥所占比例明显低于其他四者，说明内燥在证候因素中占相对次要位置。外感六淫中外风比例与外火基本处于同一水平，在证候因素中同样具有重要意义，所谓"风为百病之长""风为外邪之先导"等于此可见一斑。外寒与外湿处于同一水平，在证候因素中占据较为重要的地位。而外暑和外燥的比例则明显低于其他四者，起相对次要作用。毒、痰、水三者以痰最为主要，明显高于另外两者；毒又高于水。上述证候因素按其重要性由大到小的排列顺序为内火、痰、内湿、（外）火、（外）风、（外）寒、（外）湿、毒、内寒、水、内风、暑、（外）燥和内燥。

在所统计的 4232 条证候中，与气、血、阴阳相关的证候比例占总数的 78.5%，其他如表里、寒热、虚实等占 21.5%。可以看出气血、阴阳同样可以作为与证候高度相关的因素。其中尤以阴阳最为重要，约占所统计证候总数的 1/3；气和血分别占约 1/4 和约 1/5。阴阳相关因素中又以阴虚和阳虚占绝对优势，阴盛占次要地位。气相关因素中气郁（包括气滞）和气虚占绝对优势，气逆、气陷居其次，气脱发生比例最低。血相关因素中血瘀和血虚占绝对优势，出血（包括血脱）次之，血燥比例最低。上述证候因素按其重要性由大到小的排列顺序为阴虚、阳虚、气郁（气滞）、气虚、血瘀、血虚、阳亢、出血（血脱）、气逆、气陷、气脱、血燥和阴盛。

运用统计学方法寻找和论证证候因素，只是证候要素研究过程中的一种尝试。证候所具有的高阶高维特性使得该项研究同样极为复杂，更加成熟可靠的方法仍有待理论和临床方面的进一步摸索。此外，由于样本量的限制，本项统计的结果亦显粗糙，它只是从一个侧面反映出证候所包含的最重要的基本要素，证实了专家所提出的证候要素的基本思路和基本内容的正确性、可靠性，更加深入的工作仍有待开展。

**4. 证候要素下属症状的确立研究**

通过上述方法提取出病机层面的证候要素后，则需要以证候名称下面的病机层面的症状内容为依据，以合理的数据处理方法提取各证候要素下属的内容，每个证候要素将根据各症状权重，区分出主症、次症与兼症。然后，进行专家咨询会及专家问卷调查，再根据反馈的信息进行适当的调整。必须注意的是，临床上可以见到的证候，很少是以单要素证候的形式出现，大多数会是多要素的应证组合。

证候要素与其下属症状之间存在着内在的有机联系，这种有机联系可以通过多种数据处理方法进行定性和定量描述，如回归分析、聚类分析、关联规则、信念网络等。本文应用贝叶斯网络技术从临床数据中发现某些证候要素与下属症状之间的因果关系，定性给出这些要素与下属症状之间的网络模型。

（1）病例数据的初步统计

数据来源于山西中医学院附属医院内-2 科 2003 年 1 月 1 日至 12 月 30 日所有住院病例共 188 例，剔除不完整、有缺失的病例 13 例，余 175 例作为研究资料。共涉及证候 59 个，证候要素 15 个，症状 130 个左右，病位 5 个。剔除缺失值较多的症状、证候要素后得到 75 个症状，9 个证候要素，5 个病位，共同构成入选变量，每个变量均为二元变量，即仅有两个状态"出现"与"不出现"（图 2-1-2）。

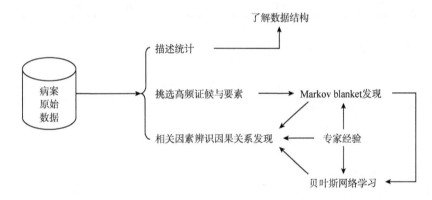

图 2-1-2　数据分析流程图

1）证候及其出现频数（表 2-1-1、图 2-1-3）

表 2-1-1　证候频数统计

| 出现频数区间 | 证候名称及频数 |
| --- | --- |
| >10 | 痰瘀阻滞（28）、气阴两虚（23）、脾气虚（20）、风热犯肺（16）、痰热蕴肺（14）、瘀血阻滞（14）、湿热内蕴（11） |
| 6~10 | 肾阳虚（8）、肺气虚（7）、心气虚（7）、水湿内停（7）、湿热困脾（6） |
| 5 | 脾虚湿盛、痰浊阻肺、痰浊阻滞、外感湿热、下焦湿热、阴虚内热 |
| 4 | 肾气虚、心阳虚、心血瘀阻、肝阳上亢 |
| 3 | 阴虚、肺脾气虚、肺肾气虚、肺阴虚、肝肾阴虚、肾阴虚、痰热内蕴、邪热内蕴、痰热阻滞 |
| 2 | 脾阳虚、热邪蕴肺、湿热证、痰浊蕴肺、痰浊中阻、痰瘀内阻 |
| 1 | 肺气上逆、风热犯肺、肝脾气虚、肝阴虚、脾肾两虚、脾肾阳虚、脾虚肝旺、气虚血瘀、气虚证、热邪内蕴、湿邪阻滞、痰热阻肺、痰热阻滞、痰湿蕴肺、痰湿阻滞、痰浊内阻、痰瘀阻肺、邪热蕴肺、心火亢盛、阴虚燥热、浊瘀阻滞、瘀血内阻 |

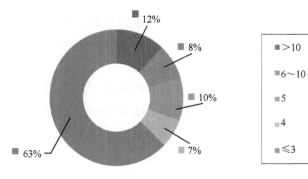

图 2-1-3　证候频数分布图

## 2）证候要素及其出现频数（表 2-1-2）

**表 2-1-2　证候要素频数统计**

| 证候要素名称 | 气虚 | 热 | 阴虚 | 内湿 | 水 | 阳虚 | 阳亢 | 毒 | 气逆 |
|---|---|---|---|---|---|---|---|---|---|
| 出现频数 | 75 | 48 | 47 | 28 | 18 | 10 | 9 | 4 | 1 |

## 3）症状及其出现频数（表 2-1-3）

**表 2-1-3　症状频数统计**

| 出现频数区间（次） | 症状名称及出现频数 |
|---|---|
| ＞100 | 精神不振（102） |
| 90～100 | 口干（99） |
| 80～89 | 苔腻（86） |
| 70～79 | 纳差（77）、乏力（76） |
| 60～69 | 舌质暗（61）、脉细（60） |
| 50～59 | 脉滑（58）、苔黄（53）、便干（52）、咳嗽（51）、脉数（51）、头晕（50） |
| 40～49 | 咳痰、舌红、胸闷 |
| 30～39 | 气短、气喘、口唇青紫、心悸、痰黏、脉弦、脉濡、苔薄白、发热、足肿、恶心 |
| 20～29 | 失眠、舌淡、多饮、脉沉、消瘦、头痛、口苦、不欲饮、尿少、肢体麻木、脘腹胀满 |
| 10～19 | 自汗、烦躁、多尿、咽干、脉浮、咽痛、呕吐、腰酸、尿频、目眩、潮热、全身浮肿、痰黄、苔燥、脉缓 |
| 1～9 | 盗汗、鼻塞、颜面潮红、尿痛、腰痛、舌瘀斑、头胀、语声低微、流涕、黄疸、谵语 |

## （2）结果与讨论（表 2-1-4）

**表 2-1-4　证候要素及其相关内容**

| 证候要素名称 | 相关因素名称 |
|---|---|
| 毒 | 水 |
| 内湿 | 脉濡，外湿，阴虚 |

续表

| 证候要素名称 | 相关因素名称 |
|---|---|
| 气逆 | 肺气上逆 |
| 气虚 | 乏力，气喘，外热，苔黄，舌质暗，脉沉，脉细，便干，足肿，自汗 |
| 热 | 痰热蕴肺，口干，外热，发热，气虚，舌红，苔腻，肝，瘀血，精神不振 |
| 水 | 阳虚，水湿内停，足肿，咳痰 |
| 阳亢 | 肝，恶心 |
| 阳虚 | 全身浮肿，肾，脾 |
| 阴虚 | 气阴两虚，脉细，多饮，乏力，胸闷，肝，尿少，脉弦 |

（3）证候要素与下属症状相关关系的贝叶斯网络图

1）证候要素贝叶斯网络图1（图2-1-4）：含义为，证候要素气虚的下属症状为脉细、精神不振和乏力。病位脾的下属症状为脘腹胀满、纳差、舌淡、苔薄白，其中舌淡与脾和苔薄白之间存在着因果关系。病位心的下属症状为心悸、气短。病位肺与病位脾相关，病位肺的下属症状为气短。将上述结果与中医理论联系起来，可以得出如下结论。

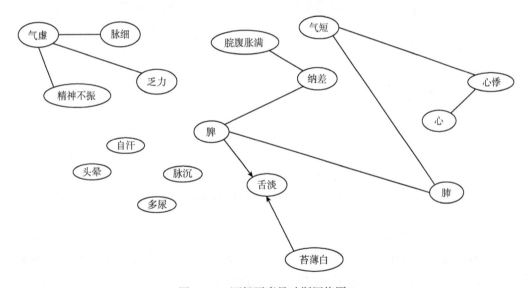

图2-1-4　证候要素贝叶斯网络图1

首先，根据"证候要素，应证组合"的思路，将病机层次证候要素的下属内容与病位层次的下属内容相结合，即可得出证候层次的症状组合，如脾气虚证的症状表现应当是病机层次的气虚与病位层次的脾的下属内容的有机结合——脉细、精神不振、乏力、脘腹胀满、纳差、舌淡和苔薄白。心气虚证的症状表现则是病机层次的气虚与病位层次的心的下属内容的有机结合——脉细、精神不振、乏力、心悸和气短。如此，还可进一步得出肺气虚、肺脾两虚、心脾两虚等复合证候的症状表现。说明"证候要素，应证组合"的思路是符合中医临床实践的实际情况的。

再者，网络得出的结果与中医理论也是相吻合的。中医理论中，脾与肺之间为"土生金"的母子关系，在人体气的生成过程中，脾为气血生化之源，肺为气之主，两者的生理功能正常与否直接影响着人体气的盛衰，因此，脾与肺之间有着直接相关关系，这一观点得到了临床数据资料的支持。

网络图还进一步显示出肺与心通过"气短"发生相关关系。中医理论中，心为君主之官，肺为相傅之官，而心与肺之间的关系就是建立在气和血的关系之上的，肺气虚则气短，气短则影响及心，导致心悸，如此形成了一系列的相关关系和连锁反应。

2）证候要素贝叶斯网络图2（图2-1-5）：含义为，证候要素阴虚的下属症状是潮热、消瘦、便干、盗汗；病位肾的下属症状是腰痛和腰酸。其中潮热、便干与阴虚存在着因果关系，消瘦和盗汗分别与阴虚有相关关系。肾与腰痛存在因果关系，腰痛与腰酸存在因果关系，腰酸通过腰痛与肾建立起间接相关关系。

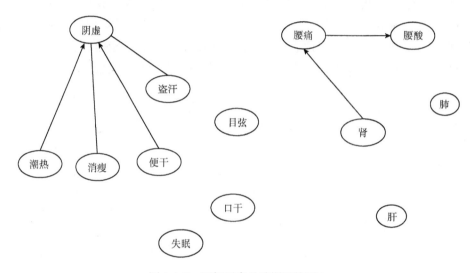

图 2-1-5　证候要素贝叶斯网络图 2

3）证候要素贝叶斯网络图3（图2-1-6）：含义为，证候要素痰浊的下属症状是气喘、苔腻、脉滑和脉濡。其中气喘和脉滑与痰浊直接相关，苔腻和脉濡通过脉滑与痰浊间接相关。因此，气喘与脉滑对证候要素痰浊的诊断贡献度最大。病位肝的下属症状为肢体麻木和脉弦，两症状与肝直接相关。病位肺的下属症状为咳嗽、咳痰和痰黏。其中，咳嗽与肺直接相关，对肺的诊断意义最大，咳痰通过咳嗽与肺间接相关，痰黏通过咳痰、咳嗽与肺发生一定相关关系。

4）证候要素贝叶斯网络图4（图2-1-7）：含义为，证候要素外风的下属症状为脉浮、头痛、鼻塞、流涕。其中脉浮和头痛与外风直接相关，对外风的诊断具有重要意义。鼻塞通过头痛与外风间接相关，流涕通过鼻塞、头痛与外风发生相关关系，在病机层面外风的诊断过程中，流涕的意义相对小一些。另外，头痛与鼻塞、流涕与鼻塞都存在着因果关系，其内在机制有待进一步研究。

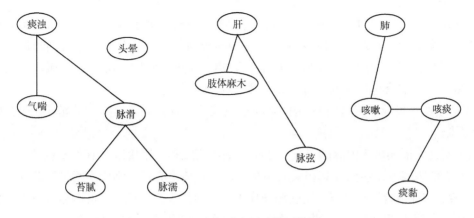

图 2-1-6 证候要素贝叶斯网络图 3

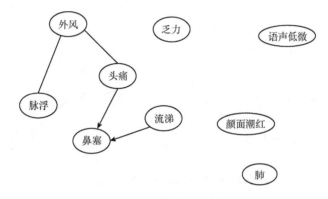

图 2-1-7 证候要素贝叶斯网络图 4

5）证候要素贝叶斯网络图 5（图 2-1-8）：含义为，证候要素外热的下属症状为发热和脉数。病位肺的下属症状为咳嗽、咳痰、痰黏。其中肺通过咽干、咽痛、发热与证候要素外热发生相关关系。由此可以判定邪热壅肺证的症状为发热、脉数、咽干、咽痛、

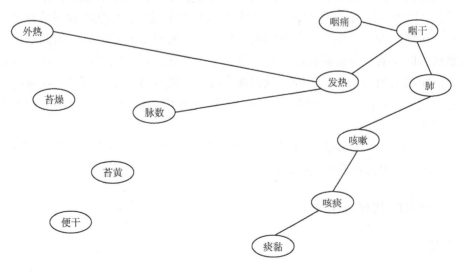

图 2-1-8 证候要素贝叶斯网络图 5

咳嗽、咳痰、痰黏。同时，这一结果也证实了中医理论中关于肺与咽喉之间关系的正确性。结合证候要素贝叶斯网络图 4 关于证候要素外风的下属症状，还可推断出风热犯肺证的主要症状，应当为脉浮、头痛、鼻塞、流涕、发热、脉数、咽干、咽痛、咳嗽、咳痰、痰黏。这一结论与传统的经验认识结果也是相吻合的。

6）证候要素贝叶斯网络图 6（图 2-1-9）：含义为，证候要素血瘀的下属症状为口唇青紫和舌质暗。

综上所述，证候概念内涵的界定对于指导临床实践和应用规范具有重要意义。证候概念中最核心的内容就是病机及其相应的症状，将这一结论应用于临床实践进行验证，根据"证候要素，应证组合"的思路，经过部分临床病例的初步研究证实，可以通过适当的数据分析方法得出简约清晰的证候诊断规范模式，为临床应用提供指导性纲领。

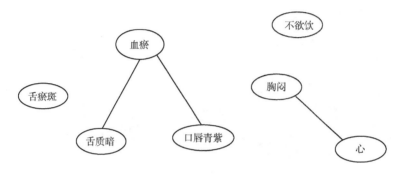

图 2-1-9  证候要素贝叶斯网络图 6

# 二、证候特征的诠释

证候包括"证"与"候"两个方面。证候，是指对疾病所处的一定阶段的机体生理病理状态的概括；其中候又强调了证候的时间特性，由中医诊断思维的特点所决定，两者的关系是"以候为证"，即通过观察各种外在表现来确定内在的病机和机体状态。在不同的时间、角度、方法、环境进行观察时，证候系统常呈现给观察者以不同的界面，证候系统是随着时空的变迁而演化的过程。事实上，与证候相关的起码有三部分内容，即养生、亚健康的干预与疾病的治疗。就目前来说，三项内容中最重要者是疾病的治疗，是临床疗效问题。在讨论这一问题的时候，证候是离不开疾病的。这也是我们下面要讨论的重点问题。

对上述内容加以总结和概括，证候具有"内实外虚""动态时空""多维界面"的特征，此三点在临床实践中得到了体现和证明。

## （一）证候的共性特征

### 1. 内实外虚

内实外虚指每一证候的信息群组成而言。"内实外虚"是证候最重要的特征。所谓

"实"，是指最能反映该病机的权重最大的关键内容，是群体在某一特定病变过程中所具有的共性规律，是干预的依据。"虚"则指具体某一患者所表现出的一系列个性化症状信息，它涵盖了所有能够表达个性化的内容，如体质、性情、人格特征、生活习惯、生存环境等，事实上是在这些因素作用下所形成的外在表现，对干预原则和方法具有一定的影响作用。

需要强调的是，在此"内外"的概念缺乏实际的位置意义，是指证候的信息群组成而言。这种信息群的组成犹如小太极的双鱼图形，中间黑白分明的鱼眼即"内实"部分，指寓于诸多个性之中的共性，是对于证候的诊断最具有权重的，或必须具有的，最不易变动的关键性症状，这些症状决定了证候的性质，如同证候的核心；外周由深至浅的灰色鱼身即"外虚"，指反映了个体特征的多种信息的集合，它们对证候的诊断权重相对较轻，这些信息是多变的，可以受各种因素的影响而或有或无，对诊断一般只起到辅助作用，而且越至外周，灰色越浅，并逐渐融入与其他证候的交叉，因此，对诊断的意义就越小。"实"总是被包裹于"外"中，需要临床医生用自己的慧眼从庞杂繁复的临床信息群去发现和确定。

"内实"是包裹于个性化症状信息集合之中的反映病机的基本状态，是确定干预原则和措施的依据，属于"本"的范畴。"外虚"是表现于外的个性化症状信息的集合，集合中的许多因素是针对个体特征、缓解个体症状进行干预的指南，属于"标"的范畴。如《伤寒论·辨太阳病脉证并治法第六》强调"伤寒中风，有柴胡证，但见一证便是，不必悉具"（101 条）。那么在小柴胡证中提到的"往来寒热，胸胁苦满，默默不欲饮食"，这几个症状就是证候的内实部分；而"心烦喜呕，或胸中烦而不呕，或渴，或腹中痛，或胁下痞硬，或心下悸，小便不利，或不渴，身有微热，或咳"，就是证候的外虚部分。

辨证论治就是辨识、区分证候的"内实"和"外虚"的层次，进而将干预的靶向对准证候结构内部最"实"的部分，同时根据其外部的现实情况确定干预的广度和深度的过程。

证候的"内实外虚"使其表现出混沌特点。其外部层次中的隐性因素，如性情、人格、生活习惯、生存环境等，均属于个性化极强且难以完全囊括和确定的东西，更难以精确和统一化，从而使得该证候的结构层次由内向外拓展的范围难以有确定的边界，表现出逐渐趋于模糊和不确定的情形，这就是为什么同一证候名称下可以有多种不同的症状群的内在原因。

此外，证候的"内实外虚"是决定整个证候演化的初始条件，不同证候在开始时所具有的极微小的"内实"或"外虚"的差异，都可造成难以准确预测的演化结果，表现出"蝴蝶效应"，这就是辨证论治具有灵活性和人性化特征的根本原因。

### 2. 动态时空

动态时空是指证候的发展变化而言。证候是一定时点与一定状态下的产物，时间在推移，状态在变化，证候就有可能发生由此发展为彼的改变。

证候的"动态时空"与其"内实外虚"特征密不可分。"时"指时间的连续、节奏、周期和进程；"空"指存在于空间范围的各种因素、现象、实体和关系；"动态"则指"时"

和"空"的变动、演化、迁移和发展。证候的"动态时空"特征具体体现于证候系统的"内实"和"外虚"的内容具有在"时"和"空"两个方面的变动、演化、迁移和发展的规律。

耗散结构理论揭示,健康机体是远离平衡的有序稳态,一切生命活动都是相对稳定的过程流。证候是机体偏离有序稳态的过程流。具体表现在两个方面:第一,证候的"内实"部分,即关于证候信息群的关键性核心症状,它们可能反映了某一阶段的病机本质,它可以是实体性的,也可以是关系性的或功能性的,不是固定不变的,疾病自身熵流的变化影响病情的进退,使证候的部位、性质、状态时刻运动着、变化着,显示出发展的连续性和相对的阶段性。在疾病的发展过程中,不同的时点,不同的干预状态,可以表现出不同的证候,这就是中医同病异治的依据;而同时,不同疾病的不同时点,不同的干预状态,可能表现出相同的证候,这就是中医异病同治的依据。第二,证候的"外虚"部分,即患者个体性的病变信息集合中的具体元素,也不是固定不变的,它受个体综合特征和所处的自然或社会环境中各种因素和现象的影响,即与证候相关的个体,自然或社会因素和现象在时间进程中形成熵流,对证候发生影响作用,证候系统随熵的性质及强弱程度而波动、变化。

### 3. 多维界面

多维界面,指证候的构成及相互关系而言。"维"是指组成证候的各种因素,"面"是指证候可供医生观察的显现,"界"则是一证候与他证候的分水岭。

具体来说,证候的"多维界面"与其"内实外虚""动态时空"的特征可分而不可离,贯穿于证候始终。"维"作为几何学及空间理论的基本概念,是指构成空间的因素,构成空间的一个因素称为"一维","多维"则指构成空间的多个因素。"界"作为不同证候的分水岭,有着中华文化的特殊性。如前所述,证候具有内实外虚的混沌特点,所以证候之界在内不在外,是在内的黑白分明的鱼眼的界线,而不是在外的灰色交融的混沌部分。如清代温病学家强调"有一分恶寒,则有一分表证",那么有无恶寒,就是表里证之"界"。"面"指一个具有空间结构的物体呈现于观察者面前的某个侧面或截面。尤其需要注意,证候的"多维界面"则指证候具有一定的时空结构,且这种结构随着所处的时空环境的变迁可以呈现给临床医生不同的表现形式及干预状态。具体表现为不同的时间、地点观察和描记证候时,可能出现不同的现象和结果;不同的角度、侧面观察和描记证候,可能是不同的现象和结果;不同的方法、手段观察和描记证候时,可能出现不同的现象和结果。即不同的时间、地点、角度、侧面、方法和手段不同,可以得到同一证候多方面的、互不相同的"内实"和"外虚"的资料。

证候的"多维界面"同样使证候具有混沌特点。即其多维性使得证候系统的演化长期行为不可预测,这种不可预测性又直接决定了干预原则和方法的难以预测性。证候系统的混沌运动既不同于简单的有序运动(短期行为和长期行为均可预测),又不同于单纯的随机运动(短期行为和长期行为均不可预测),而是在绝对的时空演化和绝对的多维界面特性条件下,其"内实"和"外虚"的内容在某一特定界面有相对的稳定性,从而使证候系统的短期行为可以预测、长期行为不可预测,表现出既稳定又不恒定、既可预测又不可拘泥、既有共性又有个性的特征。

证候的上述三个特征相互依赖、不可分割，其中尤以"内实外虚"最为根本，它是临床制订干预原则和方法的内在依据，因此是辨证过程中的主要环节和目的。"动态时空"和"多维界面"是"内实外虚"的具体内容在演化过程中所表现出的基本特点，是辨证过程中需要加以考察和重视的因素，是干预原则和方法需要调整的内在原因。

### （二）证候特征在临床实践中的体现和证明

以下仅以两个医案为例进行说明[32]。

贺右伤寒两感，夹滞交阻，太阳少阴同病。**恶寒**发热，**头痛无汗，胸闷腹痛拒按，泛恶不能饮食**，腰酸骨楚，苔白腻，**脉象沉细而迟**。病因经后房劳而得。下焦有蓄瘀也。虑其传经增剧，拟麻黄附子细辛汤加味，温经达邪，祛瘀导滞。

| | | | |
|---|---|---|---|
| 净麻黄<sub>四分</sub> | 熟附片<sub>钱半</sub> | 细辛<sub>三分</sub> | 赤茯苓<sub>三钱</sub> |

净麻黄四分　　熟附片钱半　　细辛三分　　赤茯苓三钱
仙半夏三钱　　枳实炭一钱　　制川朴一钱　　大砂仁八分
焦楂炭三钱　　延胡索一钱　　两头尖钱半酒浸泡　　生姜三片

二诊：昨投麻黄附子细辛汤祛瘀导滞之剂，得畅汗，寒邪已得外达。发热渐退，腹痛亦减。唯头胀且痛，胸闷不思饮食，脉象沉迟，舌苔薄腻。余邪瘀滞未楚，阳气不通，脾胃健运失司。今制小其剂而转化之。

川桂枝五分　　炒赤芍三钱　　紫苏梗钱半　　云茯苓三钱
仙半夏三钱　　枳实炭一钱　　金铃子两钱　　延胡索一钱
大砂仁八分　　炒谷麦芽各三钱　　生姜三片

杨右**脉象浮弦，汗多如雨，恶风发热不解**，遍体骨楚，少腹痛拒按，**舌苔薄**而腻。病从经后房劳而得。风入太阳，皮毛开而经腧闭，蓄瘀积而气滞阻，即两感之重症也。亟宜温经达邪，祛瘀消滞，以冀应手。

川桂枝八分　　白芍药两钱　　清炙草八分　　熟附子二钱
云茯苓三钱　　大砂仁八分　　焦楂炭三钱　　五灵脂一钱
两头尖钱半酒浸泡　　生姜三片

此症一剂而愈。故录之。明日以桂枝汤加和胃之品调之。

#### 1. 证候结构"内实外虚"的层次性

横向分析两个个体病案。下划线部分为两者相近或相同之处，黑体字部分为两者迥然相异之处。从相同部分来看，两者同为伤寒病，太阳少阴两感证，且兼夹瘀滞，此为证候结构中靠近"内实"的部分，根据这一证候规律，可以确定相应的干预原则——温经达邪，祛瘀消滞。而干预的具体方法则是指向证候内部最为核心的内容——也就是迥然相异部分——无汗与有汗，无汗为表实，有汗为表虚。这是证候中的"实中之实"，可以称之为证候的"内核"，它是医者透过大量外部的、表面的症状表现，通过分析综合判断后抓住的有关疾病的最本质的东西，也是干预的最直接靶向。因此前者选净麻黄为君与细辛相配伍，解表温经散寒，对伤寒表实状态进行干预；后者选川桂枝为君与白芍药配伍，解表和营，对伤寒表虚状态进行干预。

前已述及，证候的"内实"包裹于"外虚"之内，"内实"决定干预的原则和方法，"外虚"对干预起影响作用。两患者均有舌苔腻、腹痛拒按之症，且病因中有完全相同的成分——房劳与月经，此与两者的性别、体质、生活习惯有关，属于"外虚"的部分，但上述情况又直接导致了蓄瘀阻滞的病理机制，因而在证候中当处于"外虚"靠内、"内实"偏外的位置，是干预时所要顾及的内容。针对于此，两者均采用了焦楂炭、大砂仁、茯苓、生姜来改善"蓄"的状态；以两头尖来改善"瘀"的状态。

两个证候中最外一层（或最虚之处）则在于各自的主体性感觉及病理变化中的特异性。从干预的药物分析，前者中焦气滞较甚，故加枳实炭、制川朴、延胡索进行对症干预，借以改善患者的主体性症状；后者下焦瘀滞较明显，故加五灵脂进行对症干预。

从上述分析可以看出，证候的"内实外虚"是有层次性的，证候之"内核"是病变的最本质内容，为干预之靶向，是君药之所治；由内而外，仍属"内实"一层的是病变的相关内容的共性规律，为干预之原则，是臣药、佐药之所向；继续向外剥离，是贴近病变本质的个性化的规律，是干预过程中需要顾及的东西，是使药、加减药物的针对者，属"外虚"的范围，但靠近"内实"层次；再向外拓展，则进入更"虚"之处，完全是个体的个性化表现，难以用既有的规律进行框套，只能是具体情况具体分析，为最后加减药物的运用提供参考。可以说，证候的"内核"是病变的病机和病理，而证候的最外一层则是患者呈现出的症状信息集合（包括导致这些症状的各种隐性因素，如个体的、自然的和社会的等），辨证是由外而内对其进行层层剥离的过程，干预则是由内而外对其进行层层深化的过程。

### 2. 证候"动态时空"的演化性

再纵向分析两个病案的独立发展过程。前者经麻黄附子细辛汤干预后，第二天证候以新的界面呈现于医者，其"内核"转变为余邪瘀滞未除、阳气不通，故换用川桂枝为君，对其进行干预；向第二层次探索，内在之"蓄"进一步明晰，化为脾胃健运失司，故而在原有健脾益胃的基础上，更加炒谷麦芽消食益胃。外展至其"虚"处，有肝气郁滞、瘀虽减而尤在之象，故去两头尖之峻猛，而加金铃子、紫苏梗理气，炒赤芍活血化瘀以解其症。从初诊到二诊，该证候呈现出了"动态时空"的特征，即随着时间的推移、空间因素的变化、干预的影响作用及病变本身的变化趋势，证候结构也发生了相应的演化，这种演化从其"内核"开始，直至最外一层的最虚之处，都经历了动态发展的过程，从而使得干预的靶向和范围都不得不重新调整，保持了辨证与论治的一致性。

后者经化裁后的桂枝汤干预后，第二天证候之"内核"明显消失，证候结构基本瓦解，故称"一剂而愈"。但其最外一层的至"虚"之处似乎仍若隐若现，因而以桂枝汤加和胃之品以调之。此处的"和胃之品"并未给出具体的药物名称，当是到时据其个体的个性化特点随机而选之意，反映出"虚"到一定程度时的难以预测性。

### 3. 证候"多维界面"的变换性

将纵横两方面的分析综合起来看，证候的"内实"和"外虚"随着时间的迁移而演化，演化的趋势和结果受诸多空间因素的影响（包括干预），从而表现出多种多样的证候界面。

另外，证候在最初的任何微小的差异，如在众多相似或相同的症状信息中仅是有汗与无汗的差异，都可造成最后结果的巨大差异，如表实证与表虚证的差异；表实证向阳气不通、脾胃健运失司的转化；表虚证向痊愈的转化、向需要随机调理的状态的转化等，说明证候是具有初始化条件敏感依赖性的混沌系统，由于其"内核"是经两千年临床实践总结和验证的关于疾病的共性规律，而包裹于"内核"之外的症状信息集合是个体的个性表现，因此就某一具体证候而言，近期其演化的轨迹是可以预测的，但不能够精确化；其远期的演化轨迹则是难以预测和无法精确化的。这就决定了干预的原则在近期内可以确立，但具体的药物及剂量不能够固定或预先设置，随着时间的迁移，干预的原则和方法都要变，且难以预先估计。

综观由于证候是联结中医理论和临床的最为核心的内容之一，因而研究证候、探索证候的本质，必须遵循临床固有的客观实际来进行，并将证候所具有的科学观念和科学内涵用现代科学的语言加以阐明和表述，只有如此，方能真正将有关证候的各项研究深入下去，纳入与丰富现代医学科学的内容。

# 三、内实外虚特征的诠证

证候的三个特征中犹以"内实外虚"最为重要。由于历史条件的原因，中医学的证候始终具有"以候为证"的特点，即通过对外在症状表现规律的认识和把握来判断机体内部的整体功能状态。因此，证候的"内实外虚"特征中关键的内容之一就是对"候"的规律的认识和总结。

现代统计学的发展和统计软件的开发，为中医学探索证候的信息规律提供了强有力的工具，为确定某一具体证候的"内实"部分（尤其是症状表现部分）提供了可能性。本部分内容借助古代大型医案数据库，以历代中医内科著作为主，包括《伤寒论》《金匮要略》《诸病源候论》《景岳全书》《杂病源流犀烛》《赤水玄珠》，另外结合《中国现代名中医医案精华》（1～6 册），共收集有明确证候名称和相应症状组成的证候 4232 条。从 198 个证候名称和 817 个症状中筛选出具有统计意义的证候若干。

通过对历代中医内科著作中论述到的证候及其症状信息群进行统计分析，得出了部分证候的"内实"和"外虚"的数据资料，这些资料为证候的"内实外虚"特征提供了具体证据。

我们针对数据库都是二元变量的情形，采用非条件 Logistic 多元逐步回归方法筛选变量，最终获得回归方程数学模型。表达为 $\text{Logit}(p) = \alpha_0 + \alpha_1 X_1(\beta_1) + \alpha_2 X_2(\beta_2) + \cdots + \alpha_m X_m(\beta_m)$，其中 $\beta_1$，$\beta_2$，$\cdots$，$\beta_m$ 为自变量（选中的症状），$\alpha_1$，$\alpha_2$，$\cdots$，$\alpha_m$ 为偏回归系数，其正、负号表示该自变量对因变量的正、负面影响。括号内的 $\beta_1$，$\beta_2$，$\cdots$，$\beta_m$ 是标准化回归系数，其大小表示在整体考虑所有被纳入的自变量时，不同自变量对因变量的影响程度。$\text{Logit}(p)$ 表示因变量（证候名称）发生的概率与不发生的概率之比的自然对数[33]。

在五脏相关证候回归方程数学模型中，①各证候名称（因变量）下的症状（自变量）排列顺序为进行 Logistic 回归时各自变量进入模型的先后顺序，最先进入者表明该自变量与因变量的相关程度最高。②自变量前的数值是偏回归系数，其正、负号表示该自变量对因变量的正、负面影响。其中正面影响的自变量在流行病学上称为危险因素，负面影响的自变量称为保护因素。③各自变量后的数值（括号内）是标准化回归系数，其大小表示在整体考虑所有被纳入的自变量时，不同自变量对因变量的影响程度。④Waldχ²值是用以检验被纳入的自变量是否统计显著的统计量，Concordant（和谐）值是用以判断回归方程预测准确性的统计量。一般而言，Waldχ²值越大，$P$ 值越小，纳入模型的自变量的数量越少，Concordant 值越小。我们的目的是寻找 Concordant 值较大，自变量数较少，$P$ 值较小的回归方程，以便为证候"内实外虚"的特征提供有价值的统计数据。

根据上述统计结果，选取标准化回归系数较大的自变量进行分析，可以看出五脏相关证候的"内实"和"外虚"部分还是可以进行客观区分的，即对某一证候的诊断具有决定意义的症状组合是可以客观拟定的。

对于上述统计结果而言，与各证候相关程度由高到低的症状排列顺序即回归方程中各因变量所处的顺序。而各证候的症状信息群由"内实"部分依次向"外虚"扩展的顺序则取决于括号内的标准化回归系数的大小，每一数字区间（如 0.1～0.2，0.2～0.3 等）相当于一个扩展层次，由分号相隔，每一证候的"内实外虚"结构即清晰可见，总结如下。

## （一）肺系证候

### 1. 风寒袭肺证

（1）症状结果

Logit（$p$）=−9.5350+3.8615 鼻塞（0.220 775）+7.1652 痰涎黏稠（0.085 868）+5.3459声音重浊（0.135 790）+3.0532 声音嘶哑（0.150 291）+3.2864 舌滑（0.087 983）+4.2378咽痒（0.168 039）+4.2874 气上冲胸（0.149 532）+2.5709 痰黏（0.208 910）+4.5074 头侧痛（0.205 030）+2.4153 发热（0.432 477）+5.1718 尿急（0.190 646）+2.3697 咳嗽（0.389 846）+3.4157 喷嚏（0.111 928）+2.4813 眼睑浮肿（0.163 074）+2.8351 失音（0.114 931）+2.6811周身酸楚（0.131 976）。

模型评价：对于每一自变量都有 Waldχ²＞3.7884，$P$＜0.005，Concordant=94.3%。

（2）病因结果

Logit（$p$）=−5.8075+1.9514 外寒（0.259 305）+3.7280 燥屎（0.094 695）+3.8616 思虑（0.092 488）+2.8705 风寒（0.108 551）。

模型评价：对于每一自变量都有 Waldχ²＞8.0582，$P$＜0.005，Concordant=46.2%。

（3）病位结果

Logit（$p$）=−5.9826+2.1044 肺（0.320 836）+2.1114 皮毛（0.180 988）+3.0381 咽喉（0.114 890）。

模型评价：对于每一自变量都有 Waldχ²＞7.9879，$P$＜0.005，Concordant=51.6%。

（4）证候数据分析

该证候的"内实"部分，也就是对该证候诊断最具权重意义的症状为发热、咳嗽、鼻塞、头侧痛；兼症为尿急、咽痒、眼睑浮肿、声音嘶哑、气上冲胸、声音重浊、周身酸楚、失音、喷嚏；还可见到或然症舌滑、痰黏。

与该证候的形成关系最密切的病因是外寒和风寒，影响因素（诱发或加重）为燥屎和思虑。

该证候的发生责之于肺，症状表现可涉及皮毛和咽喉。

### 2. 风热犯肺证

（1）症状结果

Logit（$p$）=−5.8370+3.8911 多愁善感（0.093 195）+3.7768 老舌（0.071 540）+4.2499 指纹鲜红（0.062 370）+5.9016 透关射甲（0.086 610）+2.2522 壮热（0.279 304）+2.8219 易于感冒（0.075 548）+2.9934 鼻塞（0.171 145）。

模型评价：对于每一自变量都有 Wald$\chi^2$>4.6375，$P$<0.005，Concordant=55.8%。

（2）病因结果

Logit（$p$）=−5.4699+1.2690 外风（0.192 729）+1.2242 外热（0.188 797）+3.2727 戾气（0.087 615）。

模型评价：对于每一自变量都有 Wald$\chi^2$>7.5142，$P$<0.005，Concordant=39.3%。

（3）病位结果

Logit（$p$）=−5.6091+1.5375 肺（0.234 407）+1.3997 心（0.161 813）+2.1374 三焦（0.098 875）+2.5083 目（0.079 417）+3.8173 膜原（0.085 534）+1.6240 经络（0.125 630）+4.5105 手厥阴心包经（0.076 425）。

模型评价：对于每一自变量都有 Wald$\chi^2$>4.1369，$P$<0.05，Concordant=49.7%。

（4）证候数据分析

该证候的"内实"部分为壮热、鼻塞；次症为多愁善感、易于感冒、老舌。小儿可见透关射甲、指纹鲜红。

与该证候的形成关系最密切的病因是外风和外热，此外，戾气致病也可出现风热犯肺证。

该证候的发生责之于肺，常影响经络、三焦和膜原的功能，症状表现可涉及目和手厥阴心包经。

### 3. 燥邪犯肺证

（1）症状结果

Logit（$p$）=−9.0141+4.8999 斑疹紫暗（0.160 565）+3.9226 痰中带血（0.119 693）+3.0912 裂纹舌（0.199 845）+3.4437 剥脱苔（0.153 938）+3.6053 指纹紫红（0.129 373）+2.5083 枯舌（0.412 641）+3.6504 干咳无痰（0.134 563）+4.3003 嗳气（0.310 793）+3.5806 午后潮热（0.215 424）+4.0553 头顶痛（0.118 902）+1.7507 胸闷（0.288 933）+2.8449 咽干（0.284 389）+5.9545 口甜（0.142 617）。

模型评价：对于每一自变量都有 Wald$\chi^2$>6.2825，$P$<0.005，Concordant=91.5%。

（2）病因结果

Logit（$p$）=−5.8132+3.3283 用药不当（0.101 558）+4.4269 饮酒过量（0.083 853）+2.8881

外燥（0.081 083）+2.8881 内燥（0.081 083）。

模型评价：对于每一自变量都有 Wald$\chi^2$>5.2548，$P$<0.05，Concordant=24.9%。

（3）病位结果

Logit（$p$）=−6.2057+1.6331 肺（0.248 994）+2.2374 皮毛（0.177 020）+2.1626 胆（0.138 640）+2.8045 心包（0.131 864）+3.9031 足太阴脾经（0.109 579）。

模型评价：对于每一自变量都有 Wald$\chi^2$>4.0772，$P$<0.05，Concordant=52.4%。

（4）证候数据分析

该证候的"内实"部分为枯舌、嗳气、胸闷、咽干、午后潮热；次症为裂纹舌、剥脱苔、口甜、干咳无痰、痰中带血、头顶痛。小儿可见斑疹紫暗、指纹紫红。

与该证候的形成关系最密切的病因是用药不当，其次是外燥和内燥。

该证候的发生责之于肺，症状表现涉及皮毛，此外还可影响到胆、心包和足太阴脾经。

## （二）心系证候

### 1. 心阴虚证

（1）症状结果

Logit（$p$）=−5.5468+3.3289 脉代（0.209 744）+3.5838 半身汗（0.067 882）+4.3310 脉动（0.063 560）+4.0193 瞳神缩小（0.068 103）+3.7551 脉无根（0.084 139）+2.5270 头侧痛（0.114 949）+2.7123 烦躁多言（0.064 961）+1.6365 舌干（0.168 446）+2.5008 多疑善虑（0.073 324）+2.6046 喜笑无常（0.085 350）+1.3668 心烦（0.188 569）+1.3870 心悸（0.207 038）。

模型评价：对于每一自变量都有 Wald$\chi^2$>5.0420，$P$<0.005，Concordant=71.8%。

（2）病因结果

Logit（$p$）=−4.7211+1.8413 劳累过度（0.073 013）+2.2906 素体阴虚（0.143 044）+1.2561 素体虚弱（0.143 057）。

模型评价：对于每一自变量都有 Wald$\chi^2$>5.2763，$P$<0.005，Concordant=24.6%。

（3）病位结果

Logit（$p$）=−4.7837+1.8659 心（0.215 704）+1.8133 体表（0.097 934）+2.7043 目（0.097 039）。

模型评价：对于每一自变量都有 Wald$\chi^2$>5.9116，$P$<0.05，Concordant=28.5%。

（4）证候数据分析

该证候的"内实"部分为脉代、心悸、心烦、舌干、头侧痛；兼症为喜笑无常、脉无根、多疑善虑、瞳神缩小、半身汗、烦躁多言、脉动。

与该证候的形成关系最密切的病因是素体阴虚和素体虚弱，影响因素（诱发或加重）为劳累过度。

该证候的发生责之于心，症状表现可涉及体表和目。

**2. 心血瘀阻证**

（1）症状结果

Logit（$p$）=−5.3276+3.8689 胸痛彻背（0.169 852）+2.8457 代脉（0.179 299）+5.3276 动作迟缓（0.063 846）+3.9413 甲床青紫（0.074 655）+1.5342 心悸（0.229 012）。

模型评价：对于每一自变量都有 Wald$\chi^2$>9.3988，$P$<0.005，Concordant=63.4%。

（2）病因结果

Logit（$p$）=−4.4951+2.1926 外燥（0.061 556）−1.2729 内火（−0.282 679）+0.9604 阳虚（0.134 216）+3.3965 失血过多（0.057 551）。

模型评价：对于每一自变量都有 Wald$\chi^2$>4.5083，$P$<0.05，Concordant=33.9%。

（3）病位结果

Logit（$p$）=2.1595+0.3361 心（0.249 639）。

模型评价：对于每一自变量都有 Wald$\chi^2$>41.2812，$P$=0.0001，Concordant=27.0%。

（4）证候数据分析

该证候的"内实"部分为心悸、代脉、胸痛彻背；次症为甲床青紫、动作迟缓。

与该证候的形成关系最密切的病因是阳虚，其次为外燥和失血过多，该证候的形成与内火的关系呈负相关。

该证候的发生责之于心。

**3. 心血虚证**

（1）症状结果

Logit（$p$）=−5.6704+3.7519 幻听幻视（0.063 570）+2.3907 神不守舍（0.096 910）+2.1369 青舌（0.093 810）+1.7620 润苔（0.117 650）+3.5995 指甲干枯（0.068 180）+4.3211 独语（0.126 690）+2.0040 少气懒言（0.125 140）+2.7582 代脉（0.173 780）+2.3968 白苔（0.149 670）+2.3654 惊悸不宁（0.152 920）+2.7338 视力减退（0.073 190）+2.3180 月经红赤（0.078 440）+3.4732 滑胎（0.092 980）。

模型评价：对于每一自变量都有 Wald$\chi^2$>3.9940，$P$<0.005，Concordant=68.6%。

（2）病因结果

Logit（$p$）=−4.7375+2.6580 疟邪（0.067 516）+1.4794 素体虚弱（0.168 489）+3.6388 失血过多（0.061 656）。

模型评价：对于每一自变量都有 Wald$\chi^2$>6.1231，$P$<0.05，Concordant=19.7%。

（3）病位结果

Logit（$p$）=−4.8456+2.0859 心（0.241 132）+2.5544 精室（0.057 236）。

模型评价：对于每一自变量都有 Wald$\chi^2$>4.7925，$P$<0.05，Concordant = 26.1%。

（4）证候数据分析

该证候的"内实"部分为代脉、惊悸不宁、白苔、独语、少气懒言、润苔；次症为神不守舍、青舌、视力减退、指甲干枯、幻听幻视。女子可见滑胎、月经红赤。

与该证候的形成关系最密切的病因是素体虚弱，其次为失血过多，有时疟邪致病，日久也可形成心血虚证。

该证候的发生责之于心，对精室的功能活动有影响作用。

### （三）脾系证候

#### 1. 脾阳虚证

（1）症状结果

Logit（$p$）=–3.7653+1.1105 脉沉（0.238 701）+1.3094 泄泻（0.177 972）+1.2417 尿少（0.170 461）。

模型评价：对于每一自变量都有 Wald$\chi^2$＞34.3480，$P$=0.0001，Concordant=50.5%。

（2）病因结果

Logit（$p$）=–3.3481+0.6344 内湿（0.111 727）–0.8616 内火（0.191 340）+2.3366 惊吓（0.055 964）+2.4295 房劳过度（0.041 165）+3.5531 素体阳虚（0.225 834）+2.0641 新产失血（0.065 352）。

模型评价：对于每一自变量都有 Wald$\chi^2$＞4.3081，$P$＜0.05，Concordant=40.8%。

（3）病位结果

Logit（$p$）=–3.2914+0.7712 肾（0.089 369）+1.1874 大肠（0.103 245）+1.5644 三焦（0.072 368）。

模型评价：对于每一自变量都有 Wald$\chi^2$＞7.4481，$P$＜0.05，Concordant=17.3%。

（4）证候数据分析

该证候的"内实"部分为脉沉、泄泻、尿少。

与该证候的形成关系最密切的因素是素体阳虚，其次为内湿，影响因素（诱发或加重）为房劳过度、新产失血和惊吓。

该证候的发生责之于脾，症状表现涉及大肠主司大便的功能失常，还可进一步影响肾和三焦的功能。

#### 2. 脾虚湿盛证

（1）症状结果

Logit（$p$）=–5.2997+1.3639 腹部胀大（0.122 792）+2.6282 皮肤水疱（0.096 882）+2.2424 斑疹紫暗（0.073 482）+2.7510 斑疹淡红（0.061 640）+1.4048 痰多（0.119 929）+0.9505 胖大舌（0.095 016）+1.3561 腻苔（0.290 353）+1.8925 口疮（0.088 982）+2.7627 黄汗（0.046 811）+4.0965 松苔（0.060 119）+2.5114 面部麻木（0.063 792）+1.6640 周身困重（0.118 653）+2.4372 头重如裹（0.068 424）+2.9971 滑精（0.084 143）+2.0530 恶闻食臭（0.086 490）+2.2895 吞酸（0.129 483）+0.8275 泄泻（0.112 475）+1.3648 崩漏（0.099 294）+1.6807 带下量多（0.111 342）+3.3739 五更泻（0.057 167）+1.1472 下痢（0.130 992）。

模型评价：对于每一自变量都有 Wald$\chi^2$＞40.2876，$P$＜0.005，Concordant=75.1%。

（2）病因结果

Logit（$p$）=–4.2547+1.8762 内湿（0.330 425）–0.8895 内火（–0.197 518）+2.3088 忧

愁（0.055 298）+3.1564 饮酒过度（0.059 787）。

模型评价：对于每一自变量都有 Wald$\chi^2$>4.5769，$P$<0.005，Concordant=47.2%。

（3）病位结果

Logit（$p$）=-4.2045+1.3415 脾（0.152 014）+1.0355 肝（0.143 091）+1.0729 皮毛（0.084 884）。

模型评价：对于每一自变量都有 Wald$\chi^2$>4.0764，$P$<0.05，Concordant=32.5%。

（4）证候数据分析

该证候的"内实"部分为腻苔、周身困重、泄泻、下痢、吞酸、腹部胀大、痰多；兼症为皮肤水疱、胖大舌、口疮、头重如裹、面部麻木、恶闻食臭、松苔、五更泻、黄汗。女子可见带下量多、崩漏，男子可见滑精，小儿可见斑疹淡红或斑疹紫暗。

与该证候的形成关系最密切的因素是内湿，影响因素（诱发或加重）为忧愁和饮酒过度，该证候的发生与内火的关系呈负相关。

该证候的发生责之于脾，还可影响及肝，症状表现可涉及皮毛。

### 3. 脾胃湿热证

（1）症状结果

Logit（$p$）=-6.0115+5.1445 酒糟鼻（0.061 651）+5.1445 大便味腥（0.061 651）+4.3980 心胸汗（0.052 706）+1.4930 厚苔（0.184 700）+1.6600 脘痞（0.191 425）+3.0711 阴囊肿大（0.093 710）+3.1783 牙痛（0.114 050）+0.9382 黄苔（0.210 999）+1.3018 脉濡（0.134 412）+2.2212 皮肤疮疡（0.095 701）。

模型评价：对于每一自变量都有 Wald$\chi^2$>4.0583，$P$<0.005，Concordant=78.5%。

（2）病因结果

Logit（$p$）=-5.0905+1.2615 外湿（0.153 078）+1.7886 内湿（0.314 997）+1.6121 情志不舒（0.096 046）+3.2988 蛔虫（0.073 915）。

模型评价：对于每一自变量都有 Wald$\chi^2$>4.5912，$P$<0.05，Concordant=49.1%。

（3）病位结果

Logit（$p$）=-4.9407+2.4019 中焦（0.174 741）+2.4983 气分（0.105 566）+1.8250 胃（0.224 353）+3.5544 下半身（0.067 326）。

模型评价：对于每一自变量都有 Wald$\chi^2$>9.8247，$P$<0.005，Concordant=40.6%。

（4）证候数据分析

对该证候诊断最具权重意义的症状是黄苔、脘痞、厚苔、脉濡、牙痛；兼症为皮肤疮疡、酒糟鼻、大便味腥、心胸汗，男子可见阴囊肿大。

与该证候的形成关系最密切的因素是内湿和外湿，其中又以内湿为多，影响因素（诱发或加重）为情志不舒，此外，蛔虫致病也可形成脾胃湿热证。

该证候的发生责之于中焦脾胃功能失调，其中对胃的功能的影响较大，此外，病变还涉及气分，症状表现以下半身为主。

### （四）肝系证候

#### 1. 肝气郁结证

（1）症状结果

Logit（$p$）=−3.4347+0.9867 薄苔（0.231 509）+3.2144 乳房肿块（0.115 345）+1.4248 胁痛（0.182 422）。

模型评价：对于每一自变量都有 Wald$\chi^2$>41.9986，$P$=0.0001，Concordant=46.1%。

（2）病因结果

Logit（$p$）=−3.0617+3.3845 情志不舒（0.201 643）。

模型评价：对于每一自变量都有 Wald$\chi^2$>130.6115，$P$=0.0001，Concordant=13.4%。

（3）病位结果

Logit（$p$）=−3.2034+1.4260 肝（0.197 056）+1.2750 女子胞（0.121 306）+2.9157 精室（0.065 332）+1.9116 胁部。

模型评价：对于每一自变量都有 Wald$\chi^2$>14.4020，$P$=0.0001，Concordant=29.2%。

（4）证候数据分析

该证候的"内实"部分为薄苔、胁痛、乳房肿块。

与该证候的形成关系最密切的因素是情志不舒。

该证候的发生责之于肝，进一步可影响女子胞和精室的功能，症状表现以胁部不适为主。

#### 2. 肝血虚证

（1）症状结果

Logit（$p$）=−6.1757+1.8745 表情淡漠（0.302 297）+2.9534 口眼歪斜（0.136 625）+2.8782 口噤（0.104 934）+3.7996 咽喉溃烂（0.101 722）+1.8847 燥苔（0.178 653）+4.0898 甲床淡白（0.077 467）+1.5218 沉脉（0.174 429）+1.5218 微脉（0.117 720）+2.4028 瘰疬结核（0.111 151）+2.0264 背痛（0.126 547）+2.0000 重痛（0.103 970）+1.4322 肢体麻木（0.116 986）+2.0780 胁胀（0.165 305）+2.1002 耳鸣（0.177 604）+2.1557 目涩（0.092 880）+1.8856 眼花（0.091 452）+0.9384 厌食纳少（0.183 581）+1.1278 口苦（0.136 857）+2.2771 月经先后不定期（0.103 579）+1.9200 崩漏（0.139 684）。

模型评价：对于每一自变量都有 Wald$\chi^2$>8.3153，$P$<0.005，Concordant=82.4%。

（2）病因结果

Logit（$p$）=−4.4946+1.7586 素体虚弱（0.200 295）+3.3960 失血过多（0.057 542）。

模型评价：对于每一自变量都有 Wald$\chi^2$>8.4684，$P$<0.005，Concordant=37.3%。

（3）病位结果

Logit（$p$）=−4.6248+0.9481 肝（0.109 605）+2.0221 肌腠（0.091 980）+1.5567 关节（0.088 041）+2.5453 右半身（0.064 654）+2.3606 任脉（0.089 268）。

模型评价：对于每一自变量都有 Wald$\chi^2$>3.8731，$P$<0.05，Concordant=23.1%。

（4）证候数据分析

该证候的"内实"部分为表情淡漠、目涩、眼花、甲床淡白。兼症有厌食纳少、耳鸣、燥苔、沉脉、胁胀、口苦、口眼歪斜、背痛、微脉、肢体麻木、瘰疬结核、口噤、重痛、咽喉溃烂。女子可见崩漏、月经先后不定期。

与该证候的形成关系最密切的因素是素体虚弱，其次为失血过多。

该证候的发生责之于肝，进一步可影响任脉的功能，症状表现涉及肌腠、关节，如果出现偏身瘫痪，则以右半身不利为多。

### 3. 肝阴虚证

（1）症状结果

Logit（$p$）=-4.938+1.4330 月经后期（0.082 807）+1.2638 肢体麻木（0.103 225）+1.3939 月经先后不定期（0.075 245）+1.3939 裂纹舌（0.090 115）+2.2262 口腔糜烂（0.072 949）+2.1008 腰胀（0.058 979）+3.4867 耳痛（0.083 510）+1.0256 脉细（0.259 750）+1.1165 头晕（0.191 062）+3.8275 手足握固（0.072 499）+1.2267 红舌（0.286 140）。

模型评价：对于每一自变量都有 Waldχ²>6.2697，$P$<0.005，Concordant=74.2%。

（2）病因结果

Logit（$p$）=-3.7813+3.2216 素体阴虚（0.201 190）+2.6826 失血过多（0.045 454）。

模型评价：对于每一自变量都有 Waldχ²>5.3533，$P$<0.05，Concordant=18.3%。

（3）病位结果

没有统计出结果。

（4）证候数据分析

该证候的"内实"部分为红舌、脉细、头晕、肢体麻木；兼症为裂纹舌、耳痛、口腔糜烂、手足握固、腰胀。女子可见月经后期、月经先后不定期。

与该证候的形成关系最密切的因素是素体阴虚，此外，失血过多也可形成肝阴虚证。

在病位统计中没有统计出相关结果，具体原因有待进一步研究。

### 4. 肝阳上亢证

（1）症状结果

Logit（$p$）=-5.2574+2.2724 突然昏倒（0.175 781）+4.8519 手足心汗（0.091 904）+1.5347 弦脉（0.387 029）+4.4901 鼻疮（0.053 809）+2.3818 掣痛（0.100 642）+3.4554 舌疮（0.065 451）+1.4568 满面通红（0.149 003）+2.6319 沉默寡言（0.089 063）+2.0178 大便黏液（0.107 656）+3.1365 眼球突起（0.070 279）+3.0873 两目红赤（0.058 479）+2.8064 牙齿干枯（0.075 132）+2.5358 指甲干枯（0.048 320）+1.5648 口眼歪斜（0.072 390）+1.9247 头胀（0.114 674）。

模型评价：对于每一自变量都有 Waldχ²>8.5460，$P$<0.005，Concordant=71.8%。

（2）病因结果

Logit（$p$）=-4.3343+2.0958 内风（0.159 296）+0.7395 内火（0.164 218）+2.3247 恼怒（0.114 431）。

模型评价：对于每一自变量都有 Wald$\chi^2$>9.3498，$P$<0.005，Concordant=37.1%。

（3）病位结果

Logit（$p$）=-4.2727+1.5186 肝（0.209 857）+1.0938 脑（0.093 374）+1.5373 头颈（0.112 568）+2.0544 目（0.073 720）。

模型评价：对于每一自变量都有 Wald$\chi^2$>5.2251，$P$<0.05，Concordant=32.6%。

（4）证候数据分析

该证候的"内实"部分为弦脉、突然昏倒、满面通红、头胀、大便黏液、肝经循行部位的挛痛；兼症为手足心汗、沉默寡言、牙齿干枯、口眼歪斜、眼球突起、舌疮、两目红赤、鼻疮、指甲干枯。

与该证候的形成关系最密切的因素是恼怒，病机演变的结果最主要的为内火和内风。

该证候的发生责之于肝，主要影响脑主元神的功能，症状表现以头颈和目的主、客观异常为主。

## （五）肾系证候

### 1. 肾阳虚证

（1）症状结果

Logit（$p$）=-3.5085+1.7770 遍身浮肿（0.136 664）+1.0319 脉沉（0.221 812）+1.4158 畏寒（0.171 436）+4.1782 早泄（0.100 072）。

模型评价：对于每一自变量都有 Wald$\chi^2$>24.0007，$P$<0.005，Concordant=45.9%。

（2）病因结果

Logit（$p$）=-3.1878+0.5550 内湿（0.097 740）-0.7857 痰（-0.141 865）+3.6115 素体阳虚（0.229 546）。

模型评价：对于每一自变量都有 Wald$\chi^2$>6.6502，$P$<0.05，Concordant=37.5%。

（3）病位结果

Logit（$p$）=-3.0989+1.0491 肾（0.121 573）+0.9583 下焦（0.056 529）-1.4305 胃（-0.175 849）+1.0325 大肠（0.089 778）+1.6344 三焦（0.075 608）。

模型评价：对于每一自变量都有 Wald$\chi^2$>38.91，$P$<0.05，Concordant=24.3%。

（4）证候数据分析

该证候的"内实"部分为脉沉、畏寒、遍身浮肿、早泄。

与该证候的形成关系最密切的因素是素体阳虚，此外，与内湿也有一定关系，该证候的发生与痰的关系呈负相关。

该证候的发生责之于肾，进一步可影响三焦尤其是下焦的功能，症状表现以大肠主司大便功能异常为主，与胃的关系呈负相关。

### 2. 肾不纳气证

（1）症状结果

Logit（$p$）=-16.9292+3.7022 精神不振（0.672 371）+6.0897 烦躁不安（0.598 472）+11.5878

坐而不得卧（0.831 907）+9.9541 鼻翼煽动（0.403 528）+9.2533 口唇淡白（0.435 083）+3.3899 遍身浮肿（0.260 711）+8.0178 痰如蟹沫（0.317 923）+8.8344 痰涎量多（0.434 866）+3.1348 淡红舌（0.388 631）+5.7009 腐苔（0.127 740）+5.5604 呼吸困难（0.261 444）+4.0341 恶心（0.552 904）−3.5784 弦脉（−0.902 431）+0.436 894 浮肿凹陷不起（0.436 894）+10.6407 周身酸楚（0.523 776）+2.9644 尿少（0.406 967）。

模型评价：对于每一自变量都有 $Wald\chi^2 > 8.5811$，$P < 0.005$，Concordant=99.6%。

（2）病因结果

$Logit(p) = -6.3736 + 4.7641$ 饮食过凉（0.098 842）+3.4832 素体阳虚（0.221 391）+3.8086 素体痰盛（0.120 587）。

模型评价：对于每一自变量都有 $Wald\chi^2 > 16.8989$，$P < 0.005$，Concordant=45.5%。

（3）病位结果

$Logit(p) = -1.7334$ 肾（0.200 873）+1.8888 心（0.218 348）+3.1152 上焦（0.146 474）+3.1152 腰部（0.146 474）。

模型评价：对于每一自变量都有 $Wald\chi^2 > 5.9389$，$P < 0.05$，Concordant=57.9%。

（4）证候数据分析

该证候的"内实"部分为呼吸困难、坐而不得卧；次症为精神不振、烦躁不安、恶心、周身酸楚；兼症为口唇淡白、痰涎量多、浮肿凹陷不起、尿少、鼻翼煽动；或然症有淡红舌、痰如蟹沫、遍身浮肿、腐苔、弦脉。

与该证候的形成关系最密切的因素是素体阳虚和素体痰盛，影响因素（诱发或加重）为饮食过凉。

该证候的发生责之于肾，可影响上焦心、肺的功能，其中又以心受累为多，症状表现还可涉及腰部。

### 3. 肾虚水泛证

（1）症状结果

$Logit(p) = -8.1344 + 6.3569$ 腹壁水肿（0.170 185）+5.4409 浮肿凹陷不起（0.205 753）+7.4131 乳房瘪小（0.125 607）+6.1067 易于感冒（0.163 488）+6.0441 齿龈红肿（0.169 688）+3.0015 心悸（0.448 052）+4.9496 头侧痛（0.225 147）+4.3559 疼痛拒按（0.267 094）+3.0009 下肢浮肿（0.333 914）。

模型评价：对于每一自变量都有 $Wald\chi^2 > 1.138$，$P = 0.0001$，Concordant=93.3%。

（2）病因结果

$Logit(p) = -5.9363 + 4.2624$ 素体阳虚（0.270 914）。

模型评价：对于每一自变量都有 $Wald\chi^2 > 81.4361$，$P = 0.0001$，Concordant=44.5%。

（3）病位结果

$Logit(p) = -6.2475 + 2.5854$ 肾（0.299 609）+3.3508 上焦（0.157 553）+3.9499 三焦（0.182 721）。

模型评价：对于每一自变量都有 $Wald\chi^2 > 17.2350$，$P = 0.0001$，Concordant=63.1%。

（4）证候数据分析

该证候的"内实"部分为心悸、下肢浮肿、浮肿凹陷不起；兼症为疼痛拒按、头侧痛；或然症为腹壁水肿、齿龈红肿、易于感冒。女子可见乳房瘪小。

与该证候的形成关系最密切的因素是素体阳虚。

该证候的发生责之于肾，可影响及三焦尤其是上焦，使其功能失常。

# 四、动态时空特征的诠证

证候的动态时空特征是三个特征中最为复杂的一个，从系统科学角度而言，系统状态随时间而变化的特征在方式、程度、速度等方面都表现出无穷多样性，是复杂系统复杂性的根源之一。证候是一个不断变化的矛盾过程，显示发展的连续性和相对的阶段性。在相对阶段性期间，证候反映的是在一个时间横断面上众多因素共同作用于人体的结果，是共时性的；发展的连续性又是上述众多因素与人体相互作用在时间轴纵向运动的轨迹，是历时性的。共时性阶段证候呈现出内实外虚、多维界面的特征；历时性阶段则表现为动态时空特征。

由于证候概念外延的宽泛性，使得证候范畴中的各因素随时间变化的情况极为复杂。以下仅以症状为例，说明证候动态变化的复杂性。

随着时间的演进，构成证候的各症状就有多种变化形式。

症状自身的可能的变化形式：①症状仅发生轻重程度的变化。目前多采用量表的形式进行研究。一般分为轻、中、重三个等级，不同的等级给予不同的分值，通过这种方式研究症状在减轻或加重时表现出的变化特点。②症状发生增加或消失的变化。随着时间的演进，有些症状可能消失，也有可能在原有症状不变的情况下又增加新的症状；还有可能在某些症状消失的同时伴有某些新的症状的出现。③症状在证候中的位置和意义发生变化。即前一时间段中处于主症的位置，也许在下一时间段中变成次症或兼症；而原来的次症或兼症也可能变为主症，从而使症状对于证候的诊断意义发生变化。

症状与病机相耦合的可能的变化形式：症状是病机的外化，症状与病机的变化可以是同步的，也可以是异步的。如当症状只有轻重程度上的改变时，其内在病机发生质的改变的可能性就相对较小。而当症状出现增加、消失的变化或主症发生变化时，则内在的病机就有可能已经发生了变化。症状与病机的耦合还可以出现特殊的情况，即随着病机的变化，在危重时刻可能会有假象的出现，表现出的症状与内在病机相矛盾，从而增加诊断的难度。

症状与实验室检查指标相耦合时也可能出现多种变化形式[34]。①症状与客观指标共变，即当症状变化时，实验室检查的各项指标也同时发生变化，表现为症状与客观指标之间的对应性关系。②症状与客观指标的差异关系。症状与客观指标之间的变化是不同步的，某些症状发生了变化，伴随有某些客观指标的改变或不变，表现为症状与客观指标之间的非对应性关系。③症状与客观指标的剩余关系。表现为症状消失后，仍有客观指标的异常变化；或症状仍有变化，而客观指标正常。

此外，从证候整体角度而言，有单证自身的演化，有单证的传变，有单证的转化，有单证转化为复合证，也有复合证转化为单证，同时还有复合证之间的演化等，从形式到机制都是极其复杂的，有待于进一步深入研究。

通过上述讨论可以看出，证候的动态时空特征是非常复杂的，短时期内很难对某一个证候的所有内容的动态演化规律做出明确的说明和把握，因而，这方面的工作刚刚起步并需要深入开展下去。

前已述及，证候是四诊信息表达的生理病理反应状态。系统科学从整体角度对系统状态的演化进行考察，为证候整体的动态演化规律的研究提供了方法。以下以中风为例，对中风发病前机体整体状态的变化规律进行尝试性探讨。

人体是一个复杂巨系统，系统的组织结构、功能活动、表现状态等都是极其复杂的。中风是这一复杂巨系统的结构、功能、表现状态等均发生异常的状况之一，具有起病急、变化快、机体反应剧烈等特点，其证候变化纷繁复杂。国家科学技术委员会科技攻关项目"中风病证候学与临床诊断的研究"[35-37]，建立了"风、火、痰、瘀、气虚、阴虚阳亢"6个证候因素，这6个证候因素可以形成54种不同的证候因素组合。临床症状从发病前一个月至发病后多达50余种，且同一临床症状在不同的时间段中所处的地位、所具有的意义也各不相同，表现出极其复杂的特点。这些复杂性特点为中风病的早期预防、早期诊断和早期治疗带来了困难。

系统科学理论的兴起和发展为复杂系统的研究提供了新的思路和方法。系统科学认为，任何系统都具有可以观察和识别的状况、态势、特征等，称为系统的状态，若能够正确区分和描述这些状态，就可深入研究并揭示系统运行规律。状态是刻画系统定性性质的概念。人体系统、一般生物系统、社会系统都可以用适当的状态量来描述。人体系统在生理、病理状态下，都有相应的状态量，中医学通过四诊手段来获取这些状态量的特征，如面色红润、声音洪亮、恶寒、发热、舌淡红、脉沉弦等。但由于历史条件、思维方式等原因，这些状态特征一直是描述性的，而没有量化。现代数理统计技术在中医学中的运用，为中医诊断与治疗的量化提供了方法和工具，相应的研究成果为进一步开展更深入的研究奠定了基础。本项研究基于系统科学关于系统状态演化的思路，在既往研究资料的基础上，力求从整体状态上对中风发病前的症状组合和变化进行把握和认识，对中风发病前人体系统状态随时间的推移而发生的变化（即系统的状态演化）规律进行研究，为临床诊断和治疗提供参考。

## （一）中风发作过程数据采集及处理

数据资料来源于国家"八五"攻关项目——中风病高危因素和相关症状研究（85-919-02-02）中已发表的研究成果。对于中风病发病前30d、前30～7d、前7d至72h、前72～24h、前24h以内的数据资料进行总结、研究[38-41]，将每一时段中各症状的综合情况（对中风病发作的贡献度，所处的主症、次症、兼症等不同的地位等）作为机体在该阶段的整体状态，考察机体在上述五个时段中呈中风病发作状态的可能性及其变化规律。

通过文献检索，共收集到相关文献五篇。其中四篇为系列报道，有三篇（发病前7d至72h、前72～24h、前24h以内）为同一批病例的连续采集；一篇（发病前30～7d）病例来源与前一批相同，但数目多于其他三篇；四篇均采用条件 Logistic 回归分析，主症、次症、兼症根据多因素条件分析的结果来确定。另外一篇[42]病例来源、采集方法、入选与剔除标准、对照设计等与系列报道相同，但病例数目多于前者，连续采集了五个时段的症状（发病前 30d 以上、30～7d、7d 至 72h、72～24h、24h 以内），采用聚类分析和主成分分析的方法，得到每一时段中的主症、次症、兼症等。

本研究以上述两项研究资料为基础，将不同的研究结果、数据分别代入同一数学模型，探讨两者之间的内在联系，研究中风病发作前机体状态演化规律。

### 1. 条件 Logistic 回归分析结果

括号内数值为 *OR* 值，*OR* 值越大，说明该症状的出现与中风发作的关系越密切，即 *OR* 值的大小反映该症状对中风发作的贡献度（表 2-1-5）。

**表 2-1-5　Logistic 回归分析计算结果**

| 时段 | 主症 | 次症 | 兼症 |
|---|---|---|---|
| 前 30～7d | 手麻（18.823）、急躁（17.951）、口臭（10.847） | 体胖臃肿（9.079）、持续眩晕（9.017）、头晕（5.408）、食后困顿（5.194）、颜面正常（5.495） | |
| 前 7d 至 72h | 头痛而痛处不移（22.334）、食后困顿（18.198）、体胖臃肿（14.482）、嗜睡（10.150） | 颜面正常（6.538）、手麻（6.161）、两目干涩（5.769）、急躁（5.457）、头晕（4.465）、持续头晕（4.396）、头昏沉（3.732）、面色晦暗（3.075） | 气息均匀（2.518）、面红（2.750） |
| 前 72～24h | 偏身麻木（182.710）、呵欠频频（45.574）、持续眩晕（29.890）、嗜睡（16.349）、急躁（10.799） | 体胖臃肿（4.909）、手麻（3.791）、头昏沉（3.380）、颜面正常（7.212） | 面色晦暗（2.750）、气息均匀（2.197） |
| 前 24 h 以内 | 偏身麻木（1295.626）、颈项强急（57.439）、嗜睡（38.082） | 急躁（9.274）、瞬间眩晕（9.535）、反应迟钝（6.562）、构音不清（5.770）、手麻（5.122）、头昏沉（4.227）、步履不正（4.556）、心烦易怒（3.630）、头晕（3.648） | |

### 2. 聚类分析和主成分分析的结果

症状前数值为主成分排序值。排序值越大，说明该症状的出现与中风发作的关系越密切，即排序值的大小反映该症状对中风发作的贡献度。这一研究将每一时段中的症状按贡献度的大小分为 4～6 类，为了在形式上与上述系列报道的结果保持一致，此处将后 4 类症状全部划归至兼症中（表 2-1-6）。

**表 2-1-6　聚类分析与主成分分析计算结果**

| 时段 | 主症 | 次症 | 兼症 |
|---|---|---|---|
| 前 30d 以上 | 面红、睑下青黑、视一为二、头晕、体胖臃肿、急躁（2.677） | 腰酸、咳痰、耳鸣如蝉、头痛而痛处不移（1.244） | 偏身麻木、轻微活动时心悸（0.607）、嗜睡、食后困顿（0.492）、口臭（0.219）、持续眩晕（0.155） |
| 前 30～7d | 头昏沉、头晕（1.351） | 食后困顿、心烦易怒（0.825） | 口臭（0.272）、咳痰（0.001 01） |

续表

| 时段 | 主症 | 次症 | 兼症 |
|---|---|---|---|
| 前 7d 至 72h | 倦怠嗜卧、少气懒言、神疲乏力、嗜睡、食后困顿（3.580） | 手麻、偏身麻木、颜面麻木（0.636） | 持续眩晕、头晕、头昏沉（0.487）、急躁、虚烦不得眠、心烦易怒（0.428）、两目干涩、视物模糊（0.387）、头痛而痛处不移（0.109） |
| 前 72～24h | 发热、口臭、口燥咽干、口苦咽干、肢体拘急（3.255） | 阵发性半身无力、手麻（0.522） | 面色晦暗、少气懒言（0.205）、嗜睡、食后困顿（0.178）、心烦易怒、急躁、头昏沉、持续眩晕（0.139）、猝然头痛、头痛而痛处不移（0.103） |
| 前 24h 以内 | 视物模糊、头痛而痛处不移、猝然头痛、躁扰不宁（2.519） | 猝然舌麻、猝然舌强、头晕、头昏沉（1.881） | 手麻、偏身麻木、颜面麻木、阵发性半身无力（1.606）、瞬间眩晕、瞬间头沉、呵欠频频、反应迟钝（1.161）、急躁、心烦易怒（0.579）、二便失禁、颈项强急、头痛如炸裂（0.324） |

## （二）中风发作前机体动态演化过程研究

根据系统科学理论，若将每一时段中的症状、症状的贡献度和症状所处的位置（主症、次症、兼症）三者视为一组变量，则这样一组变量就可以看作机体系统在该时段中的一个状态量。机体在每一时段中所具有的所有症状的集合（由所有状态量所组成的矩阵）就代表了机体在该时段中的状态。如果已知这些状态量在任意初始时刻 $t_0$ 的值及 $t_1 \geq t_0$ 的值，便能较完整地确定系统从 $t_0$ 时刻到 $t_1$ 时刻系统的状态演化过程。系统在任意时刻 $t$ 的状态（$t_0 \leq t \leq t_i$）可以用由时段 $t$ 与状态量值两者构成的状态平面中的一个点来表示，由于是在一个连续的时间阶段中对系统的状态量进行考察，故所建模型反映了系统状态连续演化的规律。状态平面中的曲线为机体系统在四个（或五个）时段中的状态演化轨迹。

具体到本项研究中，机体系统的状态、所有状态量、时段、状态平面、状态演化轨迹等所反映的是机体系统由中风发作前兆状态向中风发作状态演化的连续过程。是从宏观整体水平对机体状态进行考察和把握的方法。

### 1. 模型假设

$t_i$ 表示第 $i$ 个时间段（$i=1$，2，3，4），$n$ 表示症状数目。$X_k(t_i)$ 表示 $t_i$ 时间段里的第 $k$ 个症状的强度，定义 $X_k(t_i)$ 在 $t_i$ 时间段为主症时其值为 1，次症为 0.75，兼症为 0.25，不出现则为 0。为综合考虑这些症状信息，提出了描述疾病在人体系统中发展状态的疾病发作强度指数，介绍如下。

首先，计算症状的相对贡献度 $\overline{OR_k(t_i)}$：

$$\overline{OR_k(t_i)} = OR_k(t_i) \bigg/ \sum_{k=1}^{n} OR_k(t_i)$$

式中，$OR_k(t_i)$ 表示 $t_i$ 时间段第 $k$ 个症状对 $y(i)$ 的贡献度，$\overline{OR_k(t_i)}$ 表示 $t_i$ 时间段对 $y(i)$ 的相对贡献度。则疾病发作强度指数 $y(t_i)$ 定义如下。

$$y(t_i) = \sum_{k=1}^{n} \overline{OR_k(t_i)} * X_k(t_i)$$

式中，$y(t_i)$ 为描述机体在 $t_i$ 时间段某种疾病在人体系统的综合状态量，它可反映疾病发作的可能性大小，该强度指数的值越大，疾病发作的可能性就越大。

**2. 动态演化过程**

将条件 Logistic 回归分析的症状贡献度计算结果 *OR* 值代入模型中，可得 $y(t_i)$ 在四个时间段里的值：$y$=[0.895 52，0.874 13，0.967 68，0.989 78]，所得中风动态演化曲线如图 2-1-10 所示。再将采用聚类分析和主成分分析的症状贡献度计算结果代入模型中，可得 $y(t_i)$ 在五个时间段里的值：$y$=[0.629 82，0.928 92，0.763 27，0.866 54，0.878 46]，所得中风动态演化曲线如图 2-1-11 所示。

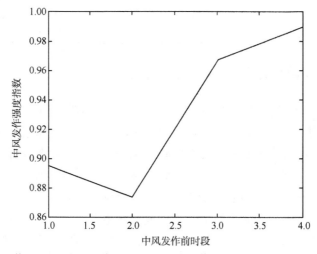

（时段 1：前 30～7d；时段 2：前 7d 至 72h；时段 3：前 72～24h；时段 4：前 24h 以内）

图 2-1-10　基于 Logistic 回归的中风动态演化分析结果

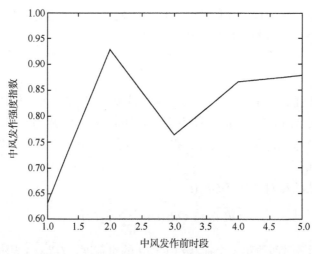

（时段 1：前 30d 以上；时段 2：前 30～7d；时段 3：前 7d 至 72h；时段 4：前 72～24h；时段 5：前 24h 以内）

图 2-1-11　基于聚类分析和主成分分析的中风动态演化分析结果

从前面两者统计的数据图中的内容可以看出，中风病发作前兆状态中，同一症状在不同时段中对中风发作的贡献度是不同的，即同一症状在不同时段中对机体整体状态的影响程度是不断变化的，具有"动态时空"的特点，这是两者相同的部分。但两者在同一时段内确立的主症、次症、兼症却是完全不同的，这一现象的出现，既有中风病本身病情复杂的一面，同时也有研究方法存在差异性的问题，因此应当引起重视和进一步深入研究。

从整体状态演化规律的研究来看，则可以避开上述矛盾。在机体状态演化的总体趋势上两幅图形存在着一致性。从中风发作前 30～7d 开始比较（系列研究中没有 30d 以上的资料记载），从前 30～7d 两者均呈下降趋势，下降曲线斜率分别为 -0.0214 和 -0.165 65，后者下降的幅度大于前者；前 7～3d 两者均呈显著上升趋势，上升曲线的斜率分别为 0.0935 和 0.103 27，后者上升的幅度大于前者；前 72～24h 两者均呈缓慢上升趋势，上升曲线的斜率分别为 0.0221 和 0.0119，前者上升的幅度稍大于后者。

此外，根据后者的数据，中风发作前 30d 其强度指数增长很快，这是机体状态的迅速恶化阶段，这一阶段将机体推向中风发作的可能性增大。前 30～7d 是缓冲阶段，这段时间中风发作强度指数降低，机体表现出中风发作趋势降低的状态，反映出机体系统具有自我修复、自我向愈的功能，这一阶段是一个邪正交争的过程，在这一过程中，机体的向愈功能始终在起着推动机体远离中风发作状态的重要作用，如果能够抓住时机，在这段时间内采取有力措施，因势利导地给予预防性诊断和治疗，则对中风病的发作可以起到延缓，甚至阻止的作用。

前 7d 至 72h 是强度指数快速攀升的阶段，这一时段机体的中风发作趋势迅速增强，邪气占据上风，是中风发作前的发展高峰和关键时期，如果这时缺乏相应的预防和治疗措施，则机体进入另一个持续攀升的过程（前 72～24h），这段时间内机体状态演化轨迹较前一时期平缓，说明机体的邪气与正气经过剧烈交争，已进入相持阶段，这时正气虽然已处于弱势，但仍然起着抵抗发作的作用。

综上所述，本文从整体状态演化过程上对人体系统的生理活动、病理变化进行了考察和把握，提出的疾病发作强度指数能够较好地反映疾病的动态演化规律，可以从另一个角度揭示其中蕴含的某些规律，从而加深对疾病本质的认识，提高临床预防、诊断和治疗的效果。基于本项研究成果可以发现，对于复杂系统采取局部与整体相结合、定量与定性相结合、宏观与微观相结合是生命科学研究所应当采取的思路和方法。

# 五、多维界面特征的诠证

证候是由多种因素（多维）通过多种多样的联结形式和联结强度（高阶）构成的一个复杂的立体网络，该网络随着时间的演进而变化，这就是证候的三个特征——内实外虚、多维界面和动态时空，即对证候的诊断最具特异性的内容属于"内实"，对于证候的诊断具有非特异性的内容属于"外虚"，某一证候有别于另一证候之处为证候的"界"，不同证候之间的"界"取决于各证候的"内实"而不取决于"外虚"；证候范畴包含的因素种类繁杂、数目众多，如每一证候均包含若干症状、病因、病位等不同种类的内容，每一种类内容下又包含若干具体因素，如症状包括发热、头痛、恶心，病因包括风寒、抑郁、饮食不节等，不同的种类构成证候的不同界面，因此，每一证候都有许多不同的界面，如症状界面、病因界面、病位界面等；不同界面上的具体因素之间以特定的关联方式联系起来，形成对该证候诊断最具特异性的"内实"部分，从而使证候内部结构呈现为立体网络形式。这一立体网络结构随着时间的推移而变化，表现出动态特征。

证候的三个基本特征明确了证候规范化所要"规范"的重要内容之一是对证候诊断最具特异性的内容的界定，也就是对构成证候的"多维界面"中的"内实外虚"部分进行规范化界定，界定的方法之一则是统计学方法。因此，仍采用前述"内实外虚"的数据和方法，进行这一特征的研究。

## （一）降维降阶，使证候因素初步简化

仅从证候要素角度而言，就至少包含病因、病机、病位、病性、病势、病理、症状、邪正关系、机体状态9个界面。证候的维数过高，会对临床诊断带来干扰，造成误诊。因此，根据五版教材中对证候概念的界定和既往的统计结果，首先对证候进行降维处理——将证候要素按统计结果减少为病因、病位、症状三大类，使证候的界面减少至3个，每一界面中各自包含若干元素。

证候及构成证候的界面之间存在着某种特异性的联结方式和联结强度，形式多样的联结方式和联结强度形成了证候的阶度，是证候复杂性的根源。证候的阶度过高，则表现出确定性差的特点，为临床诊断带来困难；同时，证候阶度过高，则难以对其进行定性和定量研究。因此，在降维的基础上，再对证候进行降阶处理——将具体证候作为因变量，分别以每一界面作为自变量的候选集合，考察三个候选集合（亦即界面）中各元素与该因变量的相关关系。

以风寒袭肺证为例，经过数据录入、统计处理后，得到如下数学表达式：$\text{Logit}(p)$ =−9.5350+3.8615 鼻塞（0.220 775）+7.1652 痰涎黏稠（0.085 868）+5.3459 声音重浊（0.135 790）+3.0532 声音嘶哑（0.150 291）+3.2864 舌滑（0.087 983）+4.2378 咽痒（0.168 039）+4.2874 气上冲胸（0.149 532）+4.5074 头侧痛（0.205 030）+2.4153 发热（0.432 477）+5.1718 尿急（0.190 646）+2.3697 咳嗽（0.389 846）+3.4157 喷嚏（0.111 928）+2.4813 眼睑浮肿（0.163 074）+2.8351 失音（0.114 931）+2.6811 周身酸楚（0.131 976）。

该数学模型表达了风寒袭肺证与其症状界面上各元素之间的相关性质和相关强度，式中每一症状后括号内数值的大小表示在所有与该证候相关的症状都存在的条件下，该症状与该证候的相关强度。同样方式，可以得到风寒袭肺证与其病因、病位界面上各元素之间的相关关系和相关强度如下：$\text{Logit}(p)$=−5.8075+1.9514 外寒（0.259 305）+3.1670 外寒（0.088 913）+3.7280 燥屎（0.094 695）+3.8616 思虑（0.092 488）+2.8705 风寒（0.108 551）。$\text{Logit}(p)$=−5.9826+2.1044 肺（0.320 836）+2.1114 皮毛（0.180 988）+3.0381 咽喉（0.114 890）。

每一界面中的自变量，即从某一界面中统计筛选出的元素，都可以按各自对因变量贡献度的大小（括号中标准化回归系数）做出权重排序。

症状界面：发热；咳嗽；鼻塞，头侧痛；尿急、咽痒、眼睑浮肿、声音嘶哑、气上冲胸、声音重浊、周身酸楚、失音、喷嚏；舌滑、痰涎黏稠。

病因界面：外寒，风寒，燥屎，思虑。

病位界面：肺，皮毛，咽喉。

通过降维降阶处理，既提取了证候的三要素或三个界面，又提取了各个界面的元素。通过这种方法将证候进行了简化，并能够初步判断出证候范畴中各界面上的元素对该证候形成的权重。

## （二）升阶，对证候本质内容进行探讨

在降维降阶，简化证候的基础上，进一步以某一界面上的某一元素为因变量，以其他界面上的元素为候选自变量，进行回归分析，发现三个不同界面中各元素之间的联结方式和联结强度，即升阶处理，由此确定对某证候的诊断具有"特异性"的因素。

例如，考察风寒袭肺证症状界面中各症状与该证候、病因、病位之间的相关关系和相关强度。具体步骤：分别以每一症状为因变量，以所有病因为候选变量，寻找与该症状相关的、具有统计意义的病因；以该症状为因变量，以所有病位为候选变量，寻找与其相关的、具有统计意义的病位；以该症状为因变量，以所有证候为候选变量，寻找与其相关、具有统计意义的证候。根据该症状与该证候及其中每一个病因和每一个病位的相关强度，整体全面地确定该因素在某一证候中的地位，进而决定该因素对某一证候的诊断是否具有特异性。

如对于声音重浊、失音、声音嘶哑、咳嗽、鼻塞五个症状来说，声音重浊经三种回归分析，与病位、病因和证候的相关关系为：肺（0.475 197），外寒（0.482 641），风寒犯肺（0.192 994）。声音嘶哑经三种回归分析的结果为：肺（0.271 710），咽喉（0.164 686），外寒（0.174 265），风寒犯肺（0.107 223）。失音经三种回归分析，与病位、病因和证候的相关关系为：肺（0.236 966），咽喉（0.100 870），思虑（0.083 416），风寒犯肺（0.147 228）。咳嗽的统计结果为：肺（0.386 036），外寒（0.092 170），风寒犯肺（0.084 711）。鼻塞的统计结果为：肺（0.256 752），风寒（0.086 456），风寒犯肺（0.135 427）。结果表明上述五个症状与风寒袭肺证及其病位、病因都相关，故此五者可以作为该证候的"内实"部分。

另外四个症状舌滑、喷嚏、尿急、痰涎黏稠，经三种回归分析，与病位、病因和证候的相关关系分别为：舌滑与外寒（0.383 202），风寒袭肺（0.161 843）两者相关。喷嚏与外寒（0.194 523），风寒袭肺（0.108 442）两者相关。尿急与风寒（0.092 096），风寒袭肺（0.149 25）相关。痰涎黏稠与燥屎（0.159 228），风寒袭肺（0.212 978）相关。结果表明这四个症状与风寒袭肺证及其病因相关，而与该证候的病位无关，因此，此四者在症状界面中的位置排在前五个症状之后，成为"次实"部分。

还有四个症状气上冲胸、发热、咽痒、头侧痛，经三种回归分析，与病位、病因和证候的相关关系为，三者均只与风寒袭肺证相关，与该证候的病因、病位无关：气上冲胸与风寒袭肺（0.153 308），发热与风寒袭肺（0.064 293），咽痒与风寒袭肺（0.128 031），头侧痛与风寒袭肺（0.106 243）。此四者在症状界面中的位置处于"外虚"部分，是风寒袭肺证的或然症状。

另外两个症状眼睑浮肿和周身酸楚，在统计过程中没有找到与风寒袭肺证及其病因和

病位的相关性，因此，置于症状界面的最外围，属于风寒袭肺证的或然症或兼见症。

通过如此方法，最终得到该证候中症状界面各因素特异性大小的排列顺序：声音重浊、声音嘶哑、失音、咳嗽、鼻塞；舌滑、喷嚏、尿急、痰涎黏稠；气上冲胸、咽痒、头侧痛、发热；眼睑浮肿、周身酸楚。

同理可以排出病位界面的特异性顺序：咽喉、肺、皮毛。病因界面中的特异性顺序：外寒、思虑、燥屎、风寒。

经过升阶处理后得出的这一个风寒袭肺证的证候模型与前一个相比，最大的区别在于这个模型中的各因素之间的相关关系得到了定性和定量描述，真实地反映出证候的复杂性。因而这一模型中各界面上的特异性排序与前一个的权重排序有所不同，前一模型是对所有临床上见到的症状、病因、病位的筛选，后一模型是对已经筛选后的症状、病因、病位的进一步筛选，因而更具有特异性。

上述关于风寒袭肺证的研究结果基本上真实地反映出了理论和临床的实际情况。症状界面中，中医理论认为，鼻为肺之窍，喉为肺之门户，咳嗽为肺之功能异常的特异性症状，统计结果与上述理论完全相符，是该证候的"内实"部分。第二个层次中四个症状为该证候的常见兼症，"尿急"一症体现了"肺主通调水道"的理论认识。第三、四个层次则是该证候的或然症，是原始病案材料中个案差异性的反映。病位界面中的各因素与中医理论和临床完全相符。所有界面中，"痰涎黏稠""燥屎""思虑"似乎与既往认识相左，但如果动态地加以看待，也可以理解，前两者应当是风寒郁而化热、热势初见端倪到热势渐盛的动态演化过程的征象，反映出原始材料中存在着证候相兼或证候转化的记载情况。"思虑"同样与原始录入材料的具体情况有关，如果原始材料中在病因部分提及"思虑"的样本达到一定数量，则该因素就会成为具有统计意义的变量而成为最后结果的一部分，类似这样的结果对进一步的理论研究和临床实践提出了新问题，是新观点、新学说、新理论产生的前提。

整个降阶和升阶的过程见图 2-1-12。

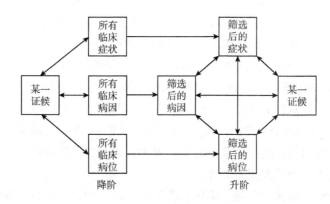

图 2-1-12　降阶–升阶过程

根据这一思路，对其他五脏相关证候的多维界面特征进行研究，以每一证候中的每一个证候作为因变量，分别以所有证候名称、病因、病位作为自变量，得出各证候中症状特异性大小的排序情况。

（1）风热犯肺证

对该证候诊断最具特异性的症状为鼻塞、壮热、易于感冒，次之为多愁善感、老舌，小儿特异性较强的症状为指纹鲜红，鲜见透关射甲。

（2）燥邪犯肺证

对该证候诊断最具特异性的症状为干咳无痰、咳脓血，次之为指纹紫红、裂纹舌、咳嗽、口唇干裂、脉虚，其余脉弦、嗳气、两颧潮红、斑疹紫暗、呕吐痰涎、鼻流清涕、白苔对该证候的诊断缺乏意义。

（3）心阴虚证

对该证候诊断最具特异性的症状为脉代、舌干、烦躁多言、脉无根、脉动，次之为心悸、心烦、头侧痛、喜笑无常、多疑善虑、半身汗、瞳神缩小。

（4）心血瘀阻证

对该证候诊断最具特异性的症状为脉代、胸痛彻背，其次为心悸、动作迟缓，此外，甲床青紫也有一定意义。

（5）心血虚证

对该证候诊断最具特异性的症状为神不守舍，其次为脉代、面色无华、独语、指甲干枯、发稀黄软，另外润苔、脉短、少气懒言、腰脊不举、幻听幻视也有一定意义，而呕吐物酸腐、脉动、沉默寡言则对该证候的诊断无意义。

（6）脾阳虚证

对该证候诊断最具特异性的症状为症状脉沉、泄泻，其次为尿少。

（7）脾虚湿盛证

对该证候诊断最具特异性的症状为腻苔、周身困重，其次为皮肤水疱、胖大舌、面部麻木、吞酸、黄汗，另外，泄泻、痰多、下痢、腹部胀大、五更泻、斑疹淡红对该证候的诊断有一定意义，带下量多、崩漏、恶闻食臭、滑精、头重如裹、松苔、口疮、斑疹紫暗无意义。

（8）脾胃湿热证

对该证候诊断最具特异性的症状为厚苔、脉濡、大便味腥，其次为黄苔、酒糟鼻，此外脘痞、心胸汗也有一定意义，而阴囊肿大、牙痛、皮肤疮疡无意义。

（9）肝气郁结证

对该证候诊断最具特异性的症状为薄苔、乳房肿块，其次为胁痛。

（10）肝阴虚证

对该证候诊断最具特异性的症状为红舌、脉细、耳痛、月经先后不定期，其次为头晕、肢体麻木、手足握固、腰胀、口腔糜烂、月经后期、裂纹舌。

（11）肝血虚证

对该证候诊断最具特异性的症状为肢体麻木、燥苔、耳鸣、脉沉、胁胀、目涩、甲床淡白，其次为口苦、崩漏、月经先后不定期，另外，表情淡漠、口眼歪斜、眼花、口噤也有一定意义，而厌食纳少、重痛、背痛、瘰疬结核则无意义。

（12）肝阳上亢证

对该证候诊断最具特异性的症状为脉弦、头胀、沉默寡言、两目红赤，其次为突然昏倒、满面通红、眼球突起，另外，口眼歪斜、手足心汗也有一定意义，而鼻疮、舌疮、指甲干枯、牙齿干枯则无意义。

（13）肾阳虚证

对该证候诊断最具特异性的症状为早泄、脉沉，其次为畏寒和遍身浮肿。

（14）肾不纳气证

对该证候诊断最具特异性的症状为坐而不得卧、痰如蟹沫、痰涎量多、遍身浮肿、烦躁不安，其次为浮肿凹陷不起、呼吸困难、淡红舌、口唇淡白、腐苔，而鼻翼煽动、精神不振、周身酸楚、恶心、尿少则对诊断无意义。

（15）肾虚水泛证

对该证候诊断最具特异性的症状为腹壁水肿、浮肿凹陷不起，其次为气喘、脉细、齿龈红肿，此外，下肢浮肿、乳房瘪小、关节肿大、闷闷不乐对该证候的诊断无意义。

## （三）升维，全面把握证候的灵活性

证候是个体的人对机体内外环境刺激而形成的整体反映状态，具有很强的个性特征，甚至有学者认为，体质聚类研究是建立辨证论治新体系的基石和柱石。因此，一个具体的证候既能够反映出疾病或亚健康状态下患者群体的共性特征，同时也具有某些个性化特征，发生在个体身上的证候是群体共性特征与个体特征的融合。证候规范化所能够规范的内容是具有共性特征的内容，个性特征的内容则有赖于医者的灵活把握。只有如此，方能真正体现出中医临床辨证论治的科学性和灵活性。

前面对证候所进行的降维、降阶、升阶都是针对证候的共性特征而做的规范化研究工作，所反映的是证候的共性规律和特点。而在临床诊断过程中，医者面临的是个体的人，如何在纷繁复杂的个性化信息群中准确地辨识出对证候诊断最具权重的共性特征，并充分考虑到个体的个性化内容对共性特征的影响和干扰作用，是提高临床诊断水平的关键。因此，在对证候的共性特征有了充分正确的认识和判断后，即关于证候诊断的主症、病因和病位确立后，需进一步将考虑范围扩展，如患者的年龄、性别、发病时间、发病季节、地理环境、气候条件、生活习惯、既往史、家族史、治疗史、女性患者的经带胎产史等，将这些情况与前面的共性特征有机地结合在一起，在此基础上做出明确诊断，进而立法、处方、用药。只有这样，才能真正做到规范与灵活的辨证统一。

综上，证候的高维高阶特点是证候复杂性的根源，同时也是证候规范化过程中需要解决的关键问题，如何正确处理好证候维度和阶度的关系是证候规范化研究的核心。本研究提出了"降维""降阶""升阶""升维"的研究思路，并结合数理统计学、数据库技术等进行了具体方法的尝试，对证候规范化研究向科学化、客观化方向发展具有一定参考价值。

郭 蕾 著

# 第二章　退行性脑病的证候学研究

## 一、阿尔茨海默病的证候学研究

### （一）阿尔茨海默病的证候研究

阿尔茨海默病（AD）作为脑科学领域中的重大疑难疾病之一，中医学通过传统的辨证论治方式对其进行研究和防治取得了丰硕的成果，大量临床实践及研究亦证明，中医药治疗 AD 有较大的优势，但由于中医证候规范化的研究始终处于瓶颈状态，导致了 AD 在中医临床辨证论治过程中也遇到了困难和混淆，这种形势和现状制约了中医学在 AD 领域的诊疗进展和价值体现。

#### 1. 阿尔茨海默病证候存在的问题

（1）阿尔茨海默病中医证候分型原则各行其是种类繁多

证候分型是对疾病过程中不同时空范围中人体整体反应状态的概括。人体系统自身的复杂性和医者个体的主观差异性导致了 AD 证候分型的多样性。主要表现在两个方面：一是回避疾病的基本病机特征，注重把握时相性集体整体反应状态。此种思路下的 AD 证候分型多种多样，有分 2 型[43]者，也有分 4 型[44]者，还有分 6 型[45]者；有些即使是分型数量相同，但具体内容也不同，如分 4 型者，有气滞血瘀型、痰瘀交阻型、气虚血瘀型、髓空血瘀型[46]，也有肝肾不足型、心脾两虚型、痰浊阻窍型、气滞血瘀型[47]。二是以疾病基本病机为基础，注重证候动态演化的联系性。但对于疾病基本病机的认识却各不相同。如有将疾病病位锁定在肾，病机以血瘀为主贯穿疾病全程，进而将证候分为 3 型[48]：肾阴虚兼血瘀型、肾阳虚兼血瘀型、肾阴阳两虚兼血瘀型。也有将疾病病位锁定于心、脾、肾，病机以气滞、瘀阻、痰湿为主，证候表现为两大型[49]：本虚标实和虚实夹杂。

（2）阿尔茨海默病证候命名方法灵活有余严谨不足

证候名称是中医临床诊断结果的最终表述形式，是确立治疗原则和方法的根本依据。由于证候规范化研究目前仍处于探索阶段，因此还没有公认的统一命名的原则，AD 的证候名称同样也处于极不一致的状态。主要表现在两个方面：一是证候名称中所包含的要素不一致。如出自同一篇文献中的 AD 证候的 3 个名称分别是肝肾阴亏型、心脾两虚型、气血瘀滞型[50]。第一个名称中有病位和阴阳病机内容，第二个名称为病位和八纲病性的内容，第三个名称没有病位，只有内生五邪病机的内容。如此的名称虽然中医界业内人士十分明白其各自的含义，但从逻辑一致性角度而言，3 个名称显然没有处于同一类别、同一层次的水平上，因而不应当具有平行并列的关系，而临床实践中三者却处于或 1 或 2 或 3 的平行并列的关系中[51]。

二是证候名称中普遍存在"异字同义""异词同义"的现象。如对于病机以痰为主的证候，在不同的文献中就有不同的名称：痰浊阻窍[52]，痰浊上犯、清窍不利[53]，痰浊内生、阻蔽清窍[54]。三种表述意思完全一样，包含的关键词"痰浊""窍"也完全一致，但仍然存在着形式上的显著差异。如此的状况也难免有随意性大、欠严谨、有失规范之嫌，使中医学的自然科学属性被人文科学属性所冲淡。

（3）阿尔茨海默病证候诊断标准形式多样内容各异

中医学证候诊断标准主要由证候名称和四诊信息结合构成，其基本形式表达为[54]："脾阳虚证：腹胀纳少，腹痛喜温喜按，大便溏薄清稀，四肢不温，或肢体困重，或周身浮肿，小便不利，或白带量多质稀。舌淡胖，苔白滑，脉沉迟无力。"AD 的中医证候诊断标准同样是采取此种形式，但存在着证候名称各异、证候名称后面的四诊信息内容和症状排列顺序差异明显的问题。证候分型与证候名称的不同所造成的诊断标准差异前已述及，以下仅就证候名称相同的情况下各自的四诊信息内容与症状排列顺序各异的情况举例说明。

如同为老年期痴呆痰浊阻窍型证候，一者的症状组成和排序[55]为智力衰退，遇事善忘，表情呆钝，脘腹胀满，痞满不适，头重如裹，舌质淡、苔白腻，脉细滑。另一者[56]为体形偏胖，表情呆滞，智力明显衰退，遇事善忘，终日无言，呆若木鸡，或口中喃喃自语，有时哭笑无常，或有痰鸣声，脘腹痞满不适，不思饮食，或口多涎沫，舌质淡、苔厚腻，脉细滑。两个证候共 17 项症状，相同者仅 6 项，且这相同的 6 项在两个证候中所处的位置完全不同。

综上，AD 是目前脑科学领域中的重大疑难疾病，中医学通过传统的辨证论治方式对其进行研究和防治，取得了丰硕成果，其中证候学的内容所占比重十分突出，对其进行总结、反思和深入探索，将有助于提高中医药防治此类疾病的科学水平，促进中医证候学研究更加系统深化。

## 2. 阿尔茨海默病中医证候规范化研究思路和方法

（1）中医学证候规范化研究思路

基于证候的复杂性和难以规范的现状，王永炎院士结合多年证候理论研究提出了"证候要素，应证组合，病证结合，方证相应"的辨证论治原则，认为这是解决证候分型命名和诊断标准混乱问题的可行途径。

所谓证候要素，即从繁杂的证候系统中分析归纳出其中所包含的病机层面的最基本要素，如老年期痴呆中最常见的风、痰、瘀、阴虚、血虚等；应证组合即在具体的辨证过程中将单一独立的证候要素根据具体情况进行组合使用以反映复杂的临床情况；病证结合即在辨证论治过程中要参考并融合现代疾病的研究成果；之后根据辨证结果组方用药，即是方证相应。

在证候分型规范化的过程中，证候要素的作用在于每一个证候类型中至少包含一个病机层面的要素作为基础证型，由于疾病过程中所内含的病机是可以审定判断的，因而其包含的证候要素也是明确的且有限的，如此每一疾病的证候要素确定规范之后，该疾病的基础证型即可明确，在此基础上又可以根据临床实际组合出相应的复合证型，如此即可达到各种疾病证型划分有据可依的目的。

在证候命名规范化中证候要素的作用在于：首先确定证候要素的名称和种类，之后将证候要素与要素、要素与病位相组合。这样每一证候名称的基本结构即可确定：证候要素+证候要素=证候名称，证候要素+病位=证候名称。如此则能够保持名称在结构上的一致性；名称能够涵盖证候内涵中最关键的内容；且证候要素和病位的数量是相对明确和有限的，便于操作；有限的要素之间、要素与病位之间的不同组合又可表达出为数众多的各种可能情况，这样就能够达到既有一定章法可循，又可随机灵活运用的相对规范的目的[51]。在临床上，虽然单纯证型的病例不多，大部分病例均有兼证，为证候规范化研究增加了难度，但是只有先将大的原则和框架统一后，在原则体系下不管如何变化也是万变不离其宗。

"病证结合"的原则是解决证候诊断标准不统一的可行途径。在以疾病特异性症状为主症的前提下，根据患者整体反应状态所表现出的其他症状分析病机，确定证候诊断标准中的具体内容。如上述老年期痴呆痰浊阻窍证的诊断标准，由于痴呆属于中医学"失神"的范畴，则神明异常的症状即应为该病各证候类型的主症，因此该证的主症当为智力减退，表情呆滞（钝），遇事善忘；其他共有症状则为次症：脘腹痞满，舌质淡、苔腻，脉细滑；不同之症状即为兼症：脘腹胀满，头重如裹，体形偏胖，终日无言，呆若木鸡，口中自语，哭笑无常，痰鸣，不思饮食，口多涎沫。具体应用的原则为主症+次症+若干兼症，即可做出准确诊断。

（2）中医学证候规范化研究方法

1）流行病学方法的价值和作用：流行病学是研究人类疾病发生频率、分布及决定因素的学科。它以群体为研究对象，运用调查、统计、分析的方法揭示疾病的分布规律和影响因素，为控制和消灭疾病，促进健康提供科学的决策依据。

由于中医证候研究具有自身复杂性和特殊性，流行病学调查研究方法在其中越来越多的应用，推动了证候研究的纵深发展，有效地促进了研究质量的提高和完善[57]。如王立存等[58]应用流行病学方法分析总结中风病的病因病机、收集分析中风病的临床症状，应用流行病学方法进行中风病证型的规范化研究，应用流行病学方法研究制订中风病的疗效评价体系。赵玉秋等[59]应用流行病学方法进行中医肝病临床辨证标准的研究。刘伟等[60]进行了沈阳地区老年期痴呆患者中医证候规律的流行病学调查。研究结果显示已经有越来越多的证候研究运用了流行病学与卫生统计学方法。

中医证候流行病学调查研究是以中医辨证理论方法为核心，主要借鉴流行病学横断面研究、病例对照研究等设计方法，按照事先设计的方案，在人群中应用抽样调查的方法，收集特定时间内疾病的中医证候及其脉症的分布资料，并进行处理，为疾病辨证分型、辨证标准及疾病证候演变规律的阐明提供依据[61]。将中医辨证理论方法与流行病学调查方法有机结合，在探讨西医各种常见病中医证候及其中医理论实质研究的思路与方法上具有创新性。

常见病中医证候的临床流行病学调研是中医证候研究中一个有待开拓的新领域，而由于辨证论治是中医的特色与优势，西医辨病、中医辨证，病证结合论治是目前中医及中西医结合临床及科研的主要模式。因此，在流行病学研究方法的基础上进行 AD 的中医证候分型研究其方法是可行的，其研究结果是客观的、全面的，具有很强的科研性。

2）统计学方法的价值和作用：王永炎院士认为证候具有"内虚外实，动态时空，多维界面"的特点，这种非线性复杂系统的数据，常需将高维数据投影到低维空间来进行描述和统计处理，以便进行综合评价及其他转换和利用，同时低维组合高维进行判别，目前用于中医证候研究领域的数理统计方法主要有多元线性回归分析、Logistic 回归分析、判别分析、聚类分析、主成分分析、因子分析、关联规则、粗糙集理论、决策树、人工神经网络、贝叶斯网络、信息熵等。

Logistic 回归分为非条件和条件 Logistic 回归分析两种，前者适用于队列研究和成组病例对照研究的资料分析，后者用于配比设计的病例对照研究的资料分析[62]。我们希望解决的问题是如何根据患者的证候信息判断其属哪一证型。故 Logistic 回归分析是证候研究中用得最多的统计分析方法，旨在繁杂的证候要素、诸多症状之变量因素中排除干扰以寻找有价值的影响因素，在流行病学的调查中运用颇多。

聚类分析作为一种"无监督"的探索性多元统计方法，可以从客观的数据中找出"自然"的类别，将群体中所发生的症状依据其内在的相似或相关程度，分成一簇簇的症状群。当症状经过聚类分析后，自然地形成了相对密切联系的一簇或一群，表明他们在样本中的出现与否具有一定的关联性[63]。

中医理论认为，一组或一群症状之间的关联取决于它们背后的病理因子，即证候要素。而通过聚类分析得出的树状分层机构即树状图，与中医证候症状结构相类似，可以用候来提示我们证候与症状之间的结构。确定了聚类方法后，必须选择适宜的度量相似性的值，不同的度量值其聚类结果会不同，不同性质的度量值也相对地适用于不同的数据。

我们选择皮尔逊相关系数（Pearson correlation coefficient）作为相似性度量值。优势在于[64]：一是因为皮尔逊相关系数对计量资料不敏感，多适用于度量非计量资料，而中医对症状的分级量化（无、轻、中、重，分别赋分 0、1、2、3）的半定量化性质使得它较适用于相关性度量。二是皮尔逊相关系数主要对"类"的轮廓结构（shape）敏感。而中医症状变量也不可能像一般的计量资料那样反映数据的细节变化，而只是侧重反映资料的大体轮廓特征，或者说症状之间关联的大致变化形式，我们的研究正是要考察不同症状之间出现的关联性来确定它们的密切关系。三是皮尔逊相关系数广泛用于心理学、社会学等学科，这些学科的数据资料性质与中医学的数据性质相类似。

## （二）阿尔茨海默病中医证候流行病学研究

### 1. 研究内容

采用流行病学整群分层随机抽样的方法，对太原市迎泽区、万柏林区、杏花岭区 60岁以上男性和 60 岁以上绝经后女性常住人口开展 AD 神经心理学量表的病例筛查，通过对调查资料的统计学分析，总结 AD 的中医证候类型，规范证候命名，确定证候诊断标准。

### 2. 研究方法

流行病学调查采用与国际接轨的筛查和临床诊断两阶段法。筛查由受过统一培训的调访员入户完成调查问卷和简易精神状态检查（MMSE）量表中国修订版的测查；西医学 AD 诊断由神经科医生进行系统的病史收集、一般体检、神经系统检查和精神状态检查，由神经心理技师完成详细的精神心理测验和行为评定，最后由 2 名神经科医生做出诊断；中医学证候诊断由中医科医生进行系统的四诊检查，收集四诊资料信息，最后由 2 名中医科医生做出证候类型的诊断。

（1）流行病学调查方案

采用整群分层随机取样法，以居民小组为抽样单位。将各街道、居委会中的居民小组按住户数的顺序排列，逢 9 抽 1，以取得较广泛且具代表性的抽样点。对抽样选中住户中 60 岁以上男性和 60 岁以上绝经后女性进行调查。

由受过统一培训的调访员入户完成调查问卷和 MMSE 及其他量表的测查。MMSE 异常的判定采用文化调整的划界值，即文盲≤17 分，小学≤20 分，中学≤22 分，大学≤23 分；画钟测验（CDT）≤2 分；蒙特利尔认知评估北京版（MoCA）＜26 分；日常生活能力表（ADL）＜95 分。通过走访至少 6000 例受试者进行问卷调查，筛选出至少 300 例的疑似痴呆病例，将纳入的受试者经过监护人同意后通过神经科医生系统的病史收集及相关生化检查、影像学检查，根据完整的病历结果，采用 DSM-Ⅳ-R 痴呆诊断标准和美国国立神经病语言障碍卒中研究所和 AD 及相关疾病协会（NINCDS-ADRDA）诊断标准，由 2 名神经科医生对患者做出可疑、确诊的 AD 疾病诊断。

对西医诊断的 AD 患者及 AD 合并血管性痴呆（VD）的混合型痴呆患者进行四诊信息资料的收集，参照 2002 年中国医药科技出版社《中药新药临床研究指导原则（试行）》的老年痴呆证型分类，由 2 名中医师对患者做出证候诊断结论。

（2）纳入标准

1）年龄在 60 岁以上男性和 60 岁以上绝经后女性。

2）符合现代医学 AD 的诊断标准。

（3）排除标准

1）合并肝、肾及造血系统等严重原发性疾病，精神病患者。

2）老年性抑郁、血管性痴呆有卒中史等明确诊断其他类型痴呆患者。

3）不符合纳入标准，无法确诊，资料不全等影响调查或安全性判断者。

（4）观察指标

1）人口统计学资料：出生日期、性别、身高、体重、文化程度、社会背景等。

2）生命体征：体温、脉搏、血压、呼吸。

3）一般临床资料：现病史、合并疾病及用药史、药物过敏史。

4）疾病观察指标：记忆能力、视空间和语言能力、认知功能、人格和行为学特点等。

5）证候观察指标：症状信息群、证候要素、病因、病位、病机特点等。

（5）数据管理

每个受试者都要完成各诊断量表的具体内容和自制"AD 证候诊断资料调查表"，并将数据实施录入。数据录入由两个数据管理员双份独立录入，并由课题统计人员进行核查，确保试验数据收集及时和准确。

（6）质量控制

从 2010 年 1 月 1 日开始发放问卷进行走访调查，截至 2012 年 1 月 1 日，共发放量表 5500 份，回收 5280 份，量表填写完整 5000 份，经过量表分值筛查，要求四份量表中，有两份及以上量表分值低于正常数值者进入西医学的疾病检查，经过疾病诊断，确诊病例数为 529 例，进入中医学四诊信息的采集，将信息录入数据库进行有监督及无监督分析，最后得出结果。

### 3. 研究结果

（1）阳性病例筛查

将 5000 例有效调查问卷信息全部录入数据库进行 SPSS 19.0 统计学分析及处理，根据量表评分判断，筛选出阳性病例共计 529 例，结果报告见表 2-2-1。

表 2-2-1　阳性病例统计表

| 组别 | 频数 | 频率 | 累积频率 |
| --- | --- | --- | --- |
| 0 | 4471 | 0.8940 | 0.8940 |
| 1 | 452 | 0.0900 | 0.9850 |
| 3 | 77 | 0.0150 | 1.000 |
| Total | 5000 | 1.0000 | |

0 代表非痴呆病例；1 代表 AD 患者；3 代表 AD+VD 患者。

（2）证候要素频次统计

在数据库中的原本 29 个证候要素，只有如下 13 个有累计数值，其余 16 个均未出现，现将出现的 13 个证候要素的频率进行简单的数理统计，结果见表 2-2-2。

表 2-2-2　证候要素频次表

| 证候要素 | 频次 | 频率 | 证候要素 | 频次 | 频率 |
| --- | --- | --- | --- | --- | --- |
| 气虚 | 369 | 0.0738 | 内湿 | 49 | 0.0098 |
| 阳虚 | 179 | 0.0358 | 气滞 | 42 | 0.0084 |
| 血虚 | 145 | 0.0290 | 毒邪 | 37 | 0.0074 |
| 阴虚 | 84 | 0.0168 | 内风 | 30 | 0.0060 |
| 血瘀 | 69 | 0.0138 | 内火 | 23 | 0.0046 |
| 痰浊 | 66 | 0.0132 | 阳亢 | 23 | 0.0046 |
| 气郁 | 57 | 0.0114 | | | |

从上表我们可以很明确地看出，证候要素前 4 位是正虚的病机表现即气虚、阳虚、血虚、阴虚，而后 9 个都是邪实的病机表现，因此，证候要素的提取客观地证明了 AD 的病机特点属于本虚标实证。这样的结论既符合临床病例的病机特点又与教材所讲相一致。

（3）病位要素频次统计

中医病位要素包括脏腑病位、六经、卫气营血等，而在 AD 的流行学调查过程中，将病位要素进行提取，更多地定位在了五脏，因此将五脏进行频率统计，结果见表 2-2-3。

表 2-2-3　病位要素频次表

| 五脏病位 | 频次 | 频率 | 五脏病位 | 频次 | 频率 |
|---|---|---|---|---|---|
| 肾 | 276 | 0.0552 | 肝 | 153 | 0.0306 |
| 脾 | 251 | 0.0502 | 肺 | 41 | 0.0082 |
| 心 | 234 | 0.0468 | | | |

五脏病位要素的统计，频次大于 100 的五脏病位要素由多到少排列为肾（52.2%）、脾（47.4%）、心（44.2%）、肝（28.9%）、肺（7.8%），充分地证明了 AD 的发病与五脏密切关系。

（4）症状频次统计

将 5000 例有效问卷中筛查出的 529 份阳性病例经过中医四诊信息的采集结果全部录入数据库进行统计学分析及处理，统计出症状条目池中 213 个症状的出现频次，我们选取了症状频次≥100 次共 42 个症状由多到少排列结果报告见表 2-2-4。

表 2-2-4　症状频次表（选取频次≥100 次症状由多到少排列）

| 序号 | 症状 | 频次 | 序号 | 症状 | 频次 | 序号 | 症状 | 频次 |
|---|---|---|---|---|---|---|---|---|
| 15 | 智能减退 | 529 | 73 | 目光呆滞 | 239 | 101 | 面色潮红 | 163 |
| 1 | 记忆力减退 | 515 | 61 | 厌食纳呆 | 239 | 190 | 少苔 | 162 |
| 35 | 表情呆滞 | 512 | 4 | 远事遗忘 | 228 | 166 | 小便自遗 | 156 |
| 204 | 脉细 | 465 | 202 | 脉沉 | 220 | 39 | 善惊易恐 | 155 |
| 34 | 神情淡漠 | 389 | 173 | 舌红 | 219 | 171 | 大便自遗 | 149 |
| 36 | 思维迟钝 | 377 | 3 | 近事遗忘 | 208 | 51 | 少气懒言 | 141 |
| 54 | 倦怠嗜卧 | 355 | 23 | 失眠少寐 | 202 | 42 | 忧虑少欢 | 141 |
| 172 | 舌淡 | 353 | 75 | 耳鸣 | 195 | 106 | 面色萎黄 | 139 |
| 37 | 沉默少言 | 322 | 50 | 神疲乏力 | 192 | 55 | 反应迟钝 | 138 |
| 198 | 苔白 | 298 | 27 | 行动迟缓 | 192 | 12 | 失语失认 | 127 |
| 185 | 苔薄 | 268 | 121 | 四肢不温 | 190 | 49 | 言语謇涩 | 126 |
| 135 | 腰膝酸软 | 258 | 74 | 脑转 | 185 | 136 | 腿软 | 119 |
| 131 | 心悸心烦 | 243 | 103 | 面色㿠白 | 179 | 206 | 脉弦 | 119 |
| 205 | 脉弱 | 242 | 11 | 计算力下降 | 171 | 210 | 脉数 | 115 |

（5）证候要素与症状的关系

将前面统计出的 13 个证候要素作为自变量，将症状出现的频次取前 100 个症状与 13 个证候要素做回归分析，确定每一个证候要素的下属症状。

根据判别式得出与气虚关系最密切的症状依次有头晕、脉细、面色㿠白、目眩、倦怠嗜卧、苔薄、神疲乏力、脉弱、少气懒言、舌淡、少苔、小便失禁、苔白这一组症状群共计 13 个症状。

根据判别式得出与阳虚关系最密切的症状依次有腰膝酸软、腿软、畏寒、大便稀溏、脉沉、脉迟、倦怠嗜卧、少气懒言、嗜睡、面色㿠白、大便稀溏、四肢不温、脉弱这一组症状群共计 13 个症状。

根据判别式得出与血虚关系最密切的症状依次有面色萎黄、五心烦热、面色晦暗、反应迟钝、低热、面色潮红、头胀痛、尿短、面色㿠白、睡后易醒这一组症状群共计 10 个症状。

根据判别式得出与阴虚关系最密切的症状依次有目眩、麻木、舌瘦、少苔、舌红、尿黄、大便干结、头晕、面色潮红、五心烦热这一组症状群共计 10 个症状。

根据判别式得出与血瘀关系最密切的症状依次有脉涩、肌肤甲错、面色青紫、头刺痛、脉涩这一组症状群共计 5 个症状。

根据判别式得出与痰浊关系最密切的症状依次有肢体困重、嗜睡、呕吐痰涎、形体肥胖、腹胀、头重如裹、脉滑、头晕、麻木、口中味臭、嗜睡、脘腹胀满、舌胖、呕吐痰涎、苔腻这一组症状群共计 15 个症状。

根据判别式得出与气郁关系最密切的症状依次有情绪不稳定、喜怒无常、沉默寡言、失眠少寐、头胀痛、心悸心烦这一组症状群共计 6 个症状。

根据判别式得出与内湿关系最密切的症状依次有头重如裹、四肢不温、腹痛、头晕、脘腹胀满、呕吐痰涎、大便稀溏、苔腻、肢体困重、口涎外溢、形体肥胖、倦怠嗜卧、嗜睡、行动迟缓、舌胖这一组症状群共计 15 个症状。

根据判别式得出与气滞关系最密切的症状依次有腹胀、腹痛、喜怒无常、脘腹胀满、头胀痛、舌淡、麻木、苔薄、脉弦这一组症状群共计 9 个症状。

根据判别式得出与毒邪关系最密切的症状依次有呕吐痰涎、形体肥胖、腹胀、头重如裹、嗜睡、肢体困重、意识模糊、尿短、高热、脉滑、阅读障碍、大便稀溏、脘腹胀满、头胀痛、口中味臭、半身不遂、生活不能自理、舌胖、言语謇涩、声高气粗、大便干结、尿黄、头刺痛、语言不利、唇干、定向力障碍、腿软、脑转、目光呆滞、思维迟钝、脉细、近事遗忘、苔薄、脉弱、耳鸣、脉沉、四肢拘急、小便失禁、行动迟缓、麻木、脉弦、脉涩、计算力下降、苔腻、定向力障碍、心悸心烦、表情呆滞、脉数、头晕、舌瘦、失语失认、喜怒无常、面色萎黄、苔腻、苔白、呕吐痰涎这一组症状群共计 56 个症状。

根据判别式得出与内风关系最密切的症状依次有头胀痛、麻木、目眩、头晕、肢体萎用、嗜睡、意识模糊、半身不遂、言语謇涩、苔黄、面色赤红、舌红、脉弦、脑转、苔白这一组症状群共计 15 个症状。

根据判别式得出与内火关系最密切的症状依次有脉数、口中味臭、苔黄、失眠少寐、耳鸣、大便干结、高热、唇干、烦躁不安、尿赤、尿黄、声高气粗这一组症状群共计 12 个症状。

根据判别式得出与阳亢关系最密切的症状为面色赤红这一个症状。

（6）病位要素与症状的关系

AD 病位主要在脑（髓），主要涉及脏腑病位为肾、脾、心、肝，故我们将病位要素主要是这 4 个五脏病位与症状条目池中统计得出的结果，根据症状出现的频次取前 100 个症状与 4 个病位做回归分析，得出结果如下。

根据判别式得出与肾脏关系最密切的症状依次有腰膝酸软、嗜睡、腿软、畏寒、耳鸣、脑转、脉沉、耳聋、大便失禁这一组症状群共计 9 个症状。

根据判别式得出与脾脏关系最密切的症状依次有苔白、四肢不温、肢体困重、脉弱、形体肥胖、头晕、腹胀、呕吐痰涎、口中味臭、肢体萎用、失眠少寐、脉弱、苔黄、大便稀溏、口涎外溢、面色萎黄、脘腹胀满、苔厚这一组症状群共计 18 个症状。

根据判别式得出与心脏关系最密切的症状依次有心悸心烦、发热、五心烦热、睡后易醒、头晕、面色潮红这一组症状群共计 6 个症状。

根据判别式得出与肝脏关系最密切的症状依次有脉弦、目眩、脉涩、头晕、麻木、舌红这一组症状群共计 6 个症状。

（7）证候分型统计

在"病证结合"指导原则下，将筛选出的阳性病例 529 份资料经过费舍尔（Fisher）判别公式进行了统计学处理，为了得到证型的判别函数，我们在抽样的基础上建立了一个训练样本，通过向这个样本学习，根据贝叶斯准则，得到了 AD 的判别函数，该函数可以通过判别的变量得出该样本分属哪一种证候类型，判别的方法是将要判别的变量分别代入以下 9 个判别函数，根据函数值的大小，哪一类的分数高，该研究对象就属于哪一类。判断得出证型及累计频次，结果报告见表 2-2-5。

表 2-2-5　证型分类表

| 组别 | 频数 | 频率 | 累积频率 |
| --- | --- | --- | --- |
| 阴性病例 | 4471 | 0.8940 | 0.8940 |
| 气滞血瘀 | 40 | 0.0080 | 0.9020 |
| 肾虚髓减 | 133 | 0.0270 | 0.9290 |
| 痰浊阻滞 | 37 | 0.0070 | 0.9360 |
| 心肝阴虚 | 36 | 0.0070 | 0.9430 |
| 心脾两虚 | 134 | 0.0270 | 0.9700 |
| 风痰瘀阻窍络 | 30 | 0.0060 | 0.9760 |
| 肝肾精亏 | 47 | 0.0090 | 0.9850 |
| 脾肾不足 | 49 | 0.010 | 0.9950 |
| 热结腑实 | 23 | 0.0050 | 1.0000 |
| 合计 | 5000 | 1.0000 | |

根据频次统计结果得出 AD 9 个证候类型由高到低排列依次为心脾两虚、肾虚髓减、脾肾不足、肝肾精亏、气滞血瘀、痰浊阻滞、心肝阴虚、风痰瘀阻窍络、热结腑实。

#### 4. 讨论

（1）阿尔茨海默病中医证候分型和命名规范化原则

由于 AD 具有多因素多层次多变量，非线性不确定性的复杂特性，临床证候类型多种多样，具有不确定性和多变性，因此想要用某一个固定的证型模式将其完全涵盖十分困难。

而证候要素是辨证论治的关键，证候要素贯穿了中医病证发展的全过程，指导辨证具有准确性、规范性、可重复性的特征，对指导临床实践、科研有着重要的意义[65]。

本次研究共提取证候要素 13 个，按照证候要素指导辨证的理论，AD 的基础证候分型至少是 13 个，再根据证候要素的应证组合规律，将统计得出的 4 个病位要素肾、脾、心、肝与 13 个证候要素气虚、阳虚、血虚、阴虚、血瘀、痰浊、气郁、内湿、气滞、毒邪、内风、内火、阳亢之间有机组合，因此经过交叉组合，理论上应得出 52 个组合形式，包括单一的组合形式如心血虚，即单证，一个病位要素与一个病性要素的组合；复合的组合形式如心脾两虚，而心脾两虚可拆分为心脾气虚和心脾血虚，即一个以上的病位要素与一个以上的病性要素进行组合；证候要素与证候要素组合：如痰与血瘀组合，则为痰瘀互结，经过交叉组合就形成了我们所要的证型，但是经过人工分析、应证组合，将理论上有的且文献中出现过的证候分型名称经过二次筛查，筛选出来 41 种证候分型并进行了命名。

病位要素（1 个）+证候要素（1 个）=组合证型名称：

心血虚证、肝血虚证、心阴虚证、肝阴虚证、脾阴虚证、肾阴虚证、心阳虚证、肝阳虚证、脾阳虚证、肾阳虚证、心气虚证、脾气虚证、肾气虚证、肾不纳气证、肾气不固证、肝气郁结证、肝气滞证、肝火上炎证、心火亢盛证、肝阳上亢证、肝风内动证、邪毒心包证。

病位要素（1 个）+证候要素（多个）=组合证型名称：

心气血两虚证、心气阴两虚证、痰浊阻窍证、肝血瘀滞证、痰火扰心证、脾虚湿困证、肾阴阳两虚证。

病位要素（多个）+证候要素（1 个）=组合证型名称：

心肝阴虚证、心肝血虚证、心肾阳虚证、心肾不交证、肝肾阴虚证、脾肾阳虚证。

病位要素（多个）+病机要素（多个）=组合证型名称：

心脾气血两虚证。

证候要素+证候要素=组合证型名称：

阴阳两虚证、气血不足证、痰瘀互结证、气滞血瘀证、风痰瘀互结证。

由于人体是一个复杂的巨系统，临床上以单证形式出现的概率几乎为零，而多以二证、三证即复合证居多，更多的组合临床诊断及文献记载很少，结果表明：有 41 种组合形式，二、三证组合最多，达到临床及科研运用的 80%。

（2）阿尔茨海默病中医证候诊断标准规范化原则

1）挖掘症状出现的规律性所在：基于"病证结合"的指导理论原则下，任何疾病的临床表现都包括两部分，一是局部症状，二是全身症状，AD 亦不例外，其临床特征除有局部"神"的改变外，就是全身症状的表现。而"神"的改变主要体现在西医学的疾病观察指标中，由于 AD 的现代医学诊断指标中，主要表现为精神-神经-心理学指标的改变，包括记忆力障碍、认知障碍、言语障碍、定向力障碍、人格和行为改变等。因此，回归分析统计得出的一组组症状群经过提取与现代医学诊断指标（观察指标）进行一一对应，可以发现（表 2-2-6）：AD 的临床特征中主症亦疾病的特异性症状，就是精神-神经-心理学指标的特异性改变。由此可以明确诊断出代表疾病的特异性症状。而次症则是相应的病位症状和（或）病性症状，因此根据症状组合便能很快确定其证型并明确诊断。

表 2-2-6 疾病观察指标

| 观察指标 | 病位要素 | | | | 病性要素 | | | | | | | | | | | | |
|---|---|---|---|---|---|---|---|---|---|---|---|---|---|---|---|---|---|
| | 肾 | 脾 | 肝 | 心 | 气虚 | 阳虚 | 血虚 | 阴虚 | 血瘀 | 痰浊 | 气郁 | 内湿 | 气滞 | 毒邪 | 内风 | 内火 | 阳亢 |
| 定向力障碍 | √ | √ | √ | | √ | √ | | | √ | √ | √ | √ | √ | √ | √ | √ | |
| 记忆力减退 | √ | √ | √ | √ | | √ | √ | √ | | | | | | √ | | | |
| 智能低下 | √ | √ | √ | √ | √ | | √ | √ | √ | √ | √ | √ | √ | √ | √ | √ | |
| 计算力下降 | √ | | | | √ | √ | | | | | | | | | | | |
| 情感变化 | √ | √ | √ | | √ | √ | | | | | | | | √ | √ | | |
| 语言能力改变 | | | √ | √ | | | | | | | | | | | | | |
| 认知功能减退 | √ | | | | | | | | | | | | | | | | |
| 人格改变 | √ | √ | √ | | √ | | | | | | | | | | √ | √ | |
| 行为改变 | √ | √ | √ | | | | | | | | | | | | | | |
| 意识思维改变 | √ | √ | √ | | √ | | | | √ | | | | | √ | √ | √ | |

注：数据分析中未发现观察指标与病位要素"肺"有相关性。

2）中医证候诊断标准的确立：症状是证候诊断的主要依据，也是证候诊断标准的构成形式。由于 AD 属于中医学"失神"的范畴，则神明异常的症状即应为该病所有证候类型的主症，因此该病证的主症当为智能减退、记忆力减退、表情呆滞、神情淡漠、思维迟钝；其他出现频率较高的症状则为次症，如脉细、倦怠嗜卧、舌淡、沉默少言、苔白，同样可以很明显地看出此次症是气虚证的表现，因此根据次症，我们可以辨别证型类别；出现频率较低的症状即为兼症，如口多黏涎、胸闷憋胀、人格改变、幻觉、语声低怯。兼症在一定程度也可以辅助作为病与证的诊断。具体应用的原则为主症+次症+若干兼症，即可做出准确诊断。

按照此方法我们将回归分析统计得出的病位要素 4 组症状群与证候要素 13 组症状群按照症状对该要素的贡献度即要素与要素之下位症状进行有机组合，就构成了证候的诊断标准。

因 AD 中出现最多的证型是心脾气血两虚证，逐一降维后，证候要素由心、脾、气虚、血虚四个要素构成。

心的症状：心悸心烦、发热、五心烦热、睡后易醒、头晕、面色潮红。

脾的症状：苔白、四肢不温、肢体困重、脉弱、形体肥胖、头晕、腹胀、呕吐痰涎、口中味臭、肢体萎用、失眠少寐、脉弱、苔黄、大便稀溏、口涎外溢、面色萎黄、脘腹胀满、苔厚。

气虚的症状：头晕、脉细、面色㿠白、目眩、倦怠嗜卧、苔薄、神疲乏力、脉弱、少气懒言、舌淡、少苔、小便失禁、苔白。

血虚的症状：面色萎黄、面色晦暗、低热、睡后易醒。

经过上述症状的组合就形成了 AD 心脾气血两虚证。

以心脾气血两虚证为例，对上述思路和方法做示范性图例说明（图 2-2-1）。

太原地区 AD 中医证候 9 个证型的诊断标准具体内容如下。

心脾两虚证：智能减退、记忆力减退、表情呆滞、神情淡漠、思维迟钝、忧虑少欢、心悸心烦、头晕、面色萎黄或㿠白、倦怠嗜卧、气短乏力、四肢不温、不欲饮食，舌质淡，苔白，脉细弱。

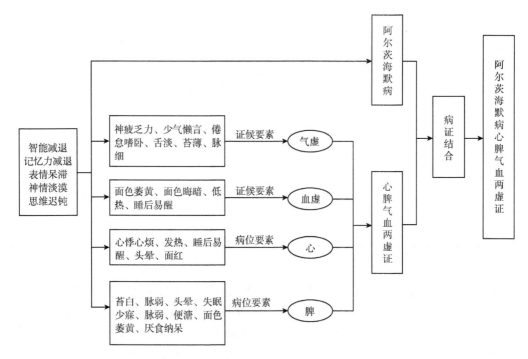

图 2-2-1　心脾气血两虚证的证候诊断标准

肾虚髓减证：智能减退、记忆力减退、表情呆滞、神情淡漠、思维迟钝、善惊易恐、行动迟缓、脑转耳鸣、面颊潮红、腰膝酸软、大便自遗、小便失禁，舌质红或少津，少苔，脉沉细或兼数。

脾肾不足证：智能减退、记忆力减退、表情呆滞、神情淡漠、思维迟钝、失认失算、沉默寡言、倦怠流涎、四肢欠温、纳呆乏力、腰膝酸软、肌肉萎缩、腹胀便溏，舌淡胖，苔白，脉沉细弱。

肝肾精亏证：智能减退、记忆力减退、表情呆滞、神情淡漠、思维迟钝、头晕目眩或耳鸣、肢体麻木举动不灵、腰膝酸软，舌质暗红，苔薄白或少苔或舌瘦，脉沉细弱或沉细弦。

气滞血瘀证：智能减退、记忆力减退、表情呆滞、神情淡漠、思维迟钝、少欢寡言、头痛如刺、面色晦暗、肌肤甲错、少寐、午后夜间低热，舌质紫暗，有瘀点、瘀斑，脉沉迟。

痰浊阻滞证：智能减退、记忆力减退、表情呆滞、神情淡漠、思维迟钝、头重如裹、纳呆脘胀、痰多吐涎、形体肥胖、肢体困重、泛恶欲呕，或见昏睡，舌体胖大，苔白腻，脉滑。

心肝阴虚证：智能减退、记忆力减退、表情呆滞、神情淡漠、思维迟钝、心悸少寐、潮热烦躁、两目昏花、耳鸣耳聋，舌质红或干，少津，脉沉细或兼数。

风痰瘀阻窍络证：智能减退、记忆力减退、表情呆滞、神情淡漠、思维迟钝、眩晕头痛、流涎、失眠或嗜睡、头重身困、倦怠嗜卧，或见半身不遂、舌强语謇，舌淡红或暗红，苔白腻，脉弦滑或细涩。

热结腑实证：智能减退、记忆力减退、表情呆滞、神情淡漠、思维迟钝、烦躁易怒、心烦失眠、面色赤红、唇干口臭、尿短赤黄、大便干结，舌红绛，苔黄厚腻，脉滑数。

3）聚类分析对 AD 证候分型与证候诊断标准的验证：将数据库中的所有统计表包括疾病统计表、证候要素统计表（病位和病性）、症状统计表进行回归分析的症状群，主要为证候分型与症状的回归关系结果与中医证候分型诊断标准进行对比，对两者共同出现的症状进行筛选，将其作为变量共计 80 个进入统计聚类分型。选用系统聚类中的 R 型聚类（指标聚类）法，相关系数为皮尔逊相关系数进行分析。

第一类：大便干结、声高气粗、舌绛、尿短、唇干、尿黄、苔黄、苔厚、面色赤红。

第二类：头胀痛、呕吐痰涎、头重如裹、脉滑、苔腻、肢体困重、厌食纳呆。

第三类：低热、唇色青紫、舌有瘀点、舌质紫暗、脉迟、舌有瘀斑、面色青紫、肌肤甲错、头刺痛、脉涩、语言不利、烦躁不安、心悸心烦、失眠少寐。

第四类：舌瘦、目眩、脉弦、肢体麻木、头晕。

第五类：四肢拘急、耳聋、喜怒无常。

第六类：脉数、少苔、舌红、耳鸣、腰膝酸软、脑转、面色潮红、大便失禁、小便自遗、善惊易恐。

第七类：脉沉、沉默少言、舌胖、肢体萎用、脘腹胀满、大便溏泄、口涎外溢、半身不遂、言语謇涩、失语失认、计算力下降。

第八类：脉细、舌淡、倦怠嗜卧、苔薄、苔白、面色㿠白、面色萎黄、少气懒言、脉弱、四肢不温、神疲乏力。

第九类：智能减退、思维迟钝、神情呆滞、腿软、反应迟钝、目光呆滞、表情淡漠、远事遗忘、近事遗忘、记忆力减退。

根据以上聚类结果，我们可以得出分类与证型的关系，分别是：第一类系热结腑实证的主要表现；第二类系痰浊阻窍证的主要表现；第三类系气滞血瘀证的主要表现；第四、五类多为肝肾精亏的主要表现；第六类多为肾精亏虚的主要表现；第七类多为风痰阻络的主要表现；第八类系心脾两虚证的主要表现；而第九类更多的聚集了疾病的特异性症状即 AD 病位"脑髓"的症状，因此第六类和第九类可归结为肾虚髓减证的主要表现。

因此聚类分析结果验证了该项调查研究的证候分型，同时也客观地证明了证候分型与症状之间所存在的内部关系，即可作为诊断标准，因此，我们进一步发现经过有监督回归分析进行的症状与证型的对应关系，与经过无监督聚类分析聚集的症状与证型的对应关系，吻合度接近 90%，其证型中符合度高的有热结腑实证、痰浊阻窍证、气滞血瘀证、肾精亏虚证、风痰阻络证、心脾两虚证、肾虚髓减证。而心肝阴虚证与脾肾气虚精亏证无法类聚。故通过两种统计方式的结果客观地证明了诊断标准内容的准确和规范。

症状群背后所隐含的证候要素，它们之间的病理关系即关联度也客观地揭示了疾病的中医病机演变规律，研究结果为下一步揭示 AD 发展过程中的病机演变规律作了初步性的奠基性工作。

刘　宁　著

# 二、帕金森病的证候学研究

本次帕金森病证候要素的提取主要为文献学研究：以 1994～2008 年公开发表的帕金森病中医证型研究文献为主，从专家观点及文献病例信息中整理、分析帕金森病基本证候出现率，进而提取其主要的证候要素。

文献资料来源：中国生物医学文献数据库和中国中医药科技文献数据库。检索策略：采取主题词结合副主题词（扩展全部树）的检索方法。机检结合手动检索出的 1994～2008 年的帕金森病中医证型研究文献。利用清华同方中国期刊网逐一检索到原文。

文献入选标准：①符合帕金森病的西医诊断标准；②针对原发性帕金森病临床辨证分型研究的文献，不包括帕金森病并发症及继发性帕金森综合征等的研究文献；③采用中药、针灸等治疗方法，并有临床病例数报道的帕金森病文献；④除外实验研究、理论探讨、综述等类型文献。

具体方法及结果：

首先进行数据准备，并分为三个步骤：数据选取（data selection）、数据预处理（data PreProcessing）、数据转换（data transformation）。数据选取这一步，我们根据课题分析的需要，将符合标准的文献 126 篇纳入数据库进行分析。数据预处理这一步，根据统计方法的需要，将原文献的复合症状分解为单个症状（例如，"失眠多梦"分解为"失眠""多梦"）；将证候分解为证候要素形式（例如，"气血两虚"分解为"气虚""血虚"）。数据转换这一步，将症状分级中原有的轻、中、重描述合并为出现，记为 1。如面部表情的改变不区分"表情淡漠""表情呆板""面具脸"程度的不同，均统一为"表情呆板"。目的是减少数据开采时要考虑的特征数，也是消减数据维数。

本次帕金森病期刊文献研究共入选符合标准的文献 126 篇。统计学处理分两部分进行：第一部分将证候类型、证候要素等内容分为专家组和临床组，分别进行频数频率统计，并将频率大于 10% 者运用 SPSS 13.0 统计软件包，进行多组间卡方检验两两比较，将专家组与临床组各自统计出有意义者汇总，初步得出各项的结论。第二部分将所建立数据库中的证候要素、症状、舌脉等内容全部转换至 WinMine 软件，进行统计分析，得到贝叶斯网络图，并针对第一部分得出有意义的证候要素，根据树状图表达式分析出各证候要素的下属症状。最后，将两部分研究的结论分析汇总，就可得到所研究期刊文献初步的帕金森病证候诊断参考标准。

## （一）帕金森病的证候研究

### 1. 帕金森病中医证候类型

（1）基于专家观点的证候类型

共筛选出符合标准的文献 126 篇，因每篇文献所述证型不同，故所得专家观点共计 224 条。证候名出现频数及频率分析：将入选的每篇文献的观点代表一位专家观点，对其进行整理后发现以各种名称描述的证候类型共出现 56 种，对各证候名规范合并后共计 23 种，如"肝肾不足"与"肝肾阴虚"合并为"肝肾阴虚";"气血不足"与"气血两虚"合并为"气血两虚"。计算各证候类型出现频数并将其列于表2-2-7;分析各证候类型出现频率,并将频率＞10%者列于表2-2-8。

**表 2-2-7　专家组帕金森病证候类型及其出现频数表**

| 频数区间 | 专家组证候类型及其出现频数 |
| --- | --- |
| ＞100 | 肝肾阴虚（108） |
| 70～80 | 瘀血阻络（72） |
| 40～50 | 气血两虚（46） |
| 30～40 | 瘀血生风（38）、痰浊生风（33） |
| 20～30 | 肝风内动（28）、虚风内动（28）、痰瘀阻络（25）、痰热生风（23） |
| 10～20 | 筋脉失养（16）、肝阳化风（12）、血虚生风（11）、阴虚风动（11）、脾（气）虚（10）、阴阳两虚（10） |
| ＜10 | 髓海不足（9）、痰湿蕴结（5）、肝火上炎（4）、气虚痰结（3）、风火相煽（2）、筋急风动（1）、阳浮风动（1）、阳虚风动（1） |

**表 2-2-8　专家组帕金森病证候类型出现频率＞10%表**（由高到低排列）

| 编号 | 1 | 2 | 3 | 4 | 5 | 6 | 7 | 8 | 9 |
| --- | --- | --- | --- | --- | --- | --- | --- | --- | --- |
| 证候名 | 肝肾阴虚 | 瘀血阻络 | 气血两虚 | 瘀血生风 | 痰浊生风 | 肝风内动 | 虚风内动 | 痰瘀阻络 | 痰热生风 |
| 频率（%） | 48.21 | 32.14 | 20.53 | 16.96 | 14.73 | 12.5 | 12.5 | 11.16 | 10.27 |

由证候类型频率＞10%者多组间 $\chi^2$ 检验两两比较可见,肝肾阴虚证和其余8个证型比均 $P<0.01$,表明肝肾阴虚证与其他证型相比差异显著;瘀血阻络证和肝肾阴虚证以外的其他7个证型比均 $P<0.01$,表明瘀血阻络证与其他证型相比差异显著;气血两虚证和瘀血生风证、痰浊生风证比 $P>0.05$,无统计学意义,表明气血两虚证和瘀血生风证、痰浊生风证相比无显著差异;气血两虚证分别和肝风内动证、虚风内动证比均 $0.01<P<0.05$,表明气血两虚证分别和肝风内动证、虚风内动证相比有差异;气血两虚证分别和痰瘀阻络证、痰热生风证比均 $P<0.01$,表明气血两虚证分别和痰瘀阻络证、痰热生风证相比有显著差异;瘀血生风证和痰热生风证比 $0.01<P<0.05$,表明两者有差异。结果显示肝肾阴虚证为帕金森病最常见证型,瘀血阻络证和气血两虚证较常出现,瘀血生风证仅次于气血两虚证也为较常见,因此,认为肝肾阴虚证、瘀血阻络证、气血两虚证和瘀血生风证为帕金森病的主要中医证型。

（2）基于临床病例的证候类型

符合标准的126篇期刊中,共涵盖临床病例数3495例。计算各证候类型出现频数并将其列于表2-2-9;分析各证候类型出现频率,并将频率＞10%者列于表2-2-10。

**表 2-2-9　临床组帕金森病证候类型及其出现频数表**

| 频数区间 | 临床组证候类型及其出现频数 |
| --- | --- |
| ＞1000 | 肝肾阴虚（2436）、瘀血阻络（1343） |
| 600～1000 | 瘀血生风（866）、气血两虚（772）、虚风内动（681） |

续表

| 频数区间 | 临床组证候类型及其出现频数 |
|---|---|
| 400～500 | 痰瘀阻络（468）、肝风内动（462）、筋脉失养（442）、痰浊生风（400） |
| 200～300 | 阴虚风动（299）、血虚生风（267）、脾（气）虚（244） |
| 100～200 | 痰湿蕴结（172）、痰热生风（164）、髓海不足（164）、肝阳化风（126）、阳虚风动（120）、气虚痰结（116）、肝火上炎（104） |
| ＜100 | 风火相煽（80）、阴阳两虚（36）、筋急风动（30）、阳浮风动（1） |

**表 2-2-10　临床组帕金森病证候类型出现频率＞10%表**（由高到低排列）

| 编号 | 1 | 2 | 3 | 4 | 5 | 6 | 7 | 8 | 9 |
|---|---|---|---|---|---|---|---|---|---|
| 证候名 | 肝肾阴虚 | 瘀血阻络 | 瘀血生风 | 气血两虚 | 虚风内动 | 痰瘀阻络 | 肝风内动 | 筋脉失养 | 痰浊生风 |
| 频率（%） | 69.70 | 38.43 | 24.78 | 22.09 | 19.49 | 13.39 | 13.22 | 12.65 | 11.44 |

由证候类型频率＞10%者多组间 $\chi^2$ 检验两两比较可见，肝肾阴虚证、瘀血阻络证和其他证型比均 $P<0.01$，表明肝肾阴虚证、瘀血阻络证和其他证型比均差异显著；瘀血生风证和气血两虚证比 $P<0.01$，表明两者有显著差异；瘀血生风证和虚风内动证、痰瘀阻络证、肝风内动证、筋脉失养证、痰浊生风证比均 $P<0.01$，表明瘀血生风证与这 5 个证型相比均有显著差异；气血两虚证和虚风内动证、痰瘀阻络证、肝风内动证、筋脉失养证、痰浊生风证比 $P<0.01$，表明气血两虚证与这 5 个证型相比均有显著差异；虚风内动证和痰瘀阻络证、肝风内动证、筋脉失养证、痰浊生风证比均 $P<0.01$，虚风内动证与这 4 个证型相比均有显著差异；痰瘀阻络证和肝风内动证、筋脉失养证和痰浊生风证比均 $0.01<P<0.05$，痰瘀阻络证与这 3 个证型相比均有差异。结果显示：①肝肾阴虚证和瘀血阻络证为帕金森病最常见证型；②瘀血生风证较常出现；③气血两虚证次于瘀血生风证较为常见；④虚风内动证次于气血两虚证也较为常见。因此，分析 3495 例临床病例结果表明肝肾阴虚证、瘀血阻络证、瘀血生风证、气血两虚证和虚风内动证为帕金森病的主要中医证型。

（3）帕金森病的中医证候类型

综合专家观点与临床病例情况确定肝肾阴虚证、瘀血阻络证、瘀血生风证和气血两虚证等 4 个证型为帕金森病的主要证型。

**2. 帕金森病中医脏腑病位**

（1）基于专家观点的脏腑病位

共筛选出符合标准的文献 126 篇，因每篇文献所述证型不同，故所得专家观点共计 224 条。病位出现频数及频率分析：将入选的每篇文献的观点代表一位专家观点，然后对其进行整理，发现各病位共出现 8 种，计算各病位出现频数并将其列于表 2-2-11；分析各病位出现频率，并将频率＞10%者列于表 2-2-12。

表 2-2-11　专家组帕金森病脏腑病位及其出现频数表

| 频数区间 | 专家组脏腑病位及其出现频数 |
|---|---|
| >100 | 肝（123）、肾（116） |
| 20～30 | 经络（26）、筋（23） |
| 10～20 | 脉（19）、脾（16） |
| <10 | 脑（7）、心（3） |

表 2-2-12　专家组帕金森病脏腑病位出现频率 >10%表

| 编号 | 1 | 2 | 3 | 4 |
|---|---|---|---|---|
| 脏腑病位 | 肝 | 肾 | 经络 | 筋 |
| 频率（%） | 54.91 | 51.79 | 11.61 | 10.27 |

由病位频率＞10%者多组间 $\chi^2$ 检验两两比较可见，肝和肾比 $P>0.05$，无统计学意义，表明肝和肾差异不显著；肝和经络、筋比均 $P<0.001$，表明肝和经络、筋有显著差异；肾和经络、筋比均 $P<0.001$，表明肾和经络、筋均有显著差异；经络和筋比 $P>0.05$，无统计学意义，表明经络和筋差异不显著。专家组认为：肝和肾为帕金森病最常见病位。

（2）基于临床病例的脏腑病位

符合标准的 126 篇期刊中，共涵盖临床病例数 3495 例。计算各病位出现频数并将其列于表 2-2-13；分析各病位出现频率，并将频率＞10%者列于表 2-2-14。

表 2-2-13　临床组帕金森病脏腑病位及其出现频数表

| 频数区间 | 临床组脏腑病位及其出现频数 |
|---|---|
| >2000 | 肝（2640）、肾（2556） |
| 550～600 | 经络（557）、筋（565） |
| 300～500 | 脉（432）、脾（309） |
| 150～200 | 脑（152） |
| <10 | 心（3） |

表 2-2-14　临床组帕金森病脏腑病位出现频率 >10%表

| 编号 | 1 | 2 | 3 | 4 | 5 |
|---|---|---|---|---|---|
| 脏腑病位 | 肝 | 肾 | 筋 | 经络 | 脉 |
| 频率（%） | 75.54 | 73.13 | 16.17 | 15.94 | 12.36 |

由病位频率＞10%者多组间 $\chi^2$ 检验两两比较可见，肝和肾比 $0.01<P<0.05$，表明肝和肾有差异；肝和筋、经络、脉比均 $P<0.001$，表明肝与这三者差异显著；肾和筋、经络、脉比均 $P<0.001$，表明肾与这三者差异显著；筋和经络比 $P>0.05$，无统计学意义，表明筋与经络无明显差异；筋和脉比 $P<0.001$，表明筋和脉差异显著；经络和脉比 $P<0.001$，表明经络和脉有显著差异。临床组认为：①肝为帕金森病最常见病位；②肾为帕金森病较常见病位。

由病位频率＞10%者多组间 $\chi^2$ 检验两两比较可以看出，筋与经络也为帕金森病患者的常见中医病位，虽然在本次研究中无统计学意义，但两者的重要性不容忽视。帕金森病的主要症状为静止性震颤、肌强直、动作迟缓和姿势平衡障碍。中医学认为肢体发生活动障碍，直接与经络相关，其病机当为经络不畅，筋脉失养。如《内经》即认为颤证的病位在筋，而筋与体内之肝肾通过经络相联。那么此处经络具体指何而言。如前述，督脉上联脑髓，内通肝肾，发挥着枢机之用，故对帕金森病而言，此处经络主要指督脉。

（3）帕金森病的中医脏腑病位

综合专家观点与临床病例情况可以看出：肝和肾是帕金森病的主要脏腑病位。

### 3. 帕金森病中医证候要素

（1）基于专家观点的证候要素

共筛选出符合标准的文献 126 篇，因每篇文献所述证型不同，故所得专家观点共计 224 条。证候要素出现频数及频率分析：将入选的每篇文献的观点代表一位专家观点，然后对其进行整理，发现各证候要素共出现 10 种，计算各要素出现频数并将其列于表 2-2-15；分析各要素出现频率，并将频率＞10% 者列于表 2-2-16。

**表 2-2-15 专家组帕金森病证候要素及其出现频数表**

| 频数区间 | 专家组证候要素及其出现频数 | 频数区间 | 专家组证候要素及其出现频数 |
| --- | --- | --- | --- |
| ＞100 | 阴虚（126）、内风（105） | 10～40 | 内热（33）、阳虚（22）、阳盛（14） |
| 50～80 | 血瘀（79）、气虚（68）、痰（62）、血虚（57） | ＜10 | 精虚（7） |

**表 2-2-16 专家组帕金森病证候要素出现频率＞10%表**

| 编号 | 1 | 2 | 3 | 4 | 5 | 6 | 7 |
| --- | --- | --- | --- | --- | --- | --- | --- |
| 证候要素 | 阴虚 | 内风 | 血瘀 | 气虚 | 痰 | 血虚 | 内热 |
| 频率（%） | 56.25 | 46.88 | 35.27 | 30.36 | 27.68 | 25.45 | 14.73 |

由证候要素频率＞10% 者多组间 $\chi^2$ 检验两两比较可见，阴虚和内风比 $0.01 < P < 0.05$，表明阴虚和内风有差异；阴虚和血瘀、气虚、痰、血虚、内热比均 $P < 0.01$，表明阴虚和血瘀等 5 个证型相比有显著差异；内风和血瘀比 $0.01 < P < 0.05$，表明内风和血瘀有差异；血瘀和气虚、痰比均 $P > 0.05$，无统计学意义，表明血瘀和气虚、痰差异不显著；血瘀和血虚比 $0.01 < P < 0.05$，表明血瘀和血虚有差异；气虚和痰、血虚比均 $P > 0.05$，无统计学意义，表明气虚和痰、血虚差异不显著；气虚和内热比 $P < 0.01$，表明气虚和内热有显著差异；痰和血虚比 $P > 0.05$，无统计学意义，表明痰和血虚差异不显著；痰和内热比 $P < 0.01$，表明痰和内热有显著差异；血虚和内热比 $P < 0.01$，意为血虚和内热有显著差异。内热出现频率最低，且与其他要素相比有显著差异，故排除。结果显示：依照专家观点提取帕金森病证候要素，其出现顺序依次为阴虚；内风；血瘀、气虚和痰；血虚。

（2）基于临床病例的证候要素

符合标准的 126 篇期刊中，共涵盖临床病例数 3495 例。计算各证候要素出现频数并将其列于表 2-2-17；分析各要素出现频率，并将频率＞10% 者列于表 2-2-18。

**表 2-2-17 临床组帕金森病证候要素及其出现频数表**

| 频数区间 | 临床组证候要素及其出现频数 |
| --- | --- |
| ＞2000 | 阴虚（2598） |
| 1000～2000 | 内风（1887）、血瘀（1533）、气虚（1130）、血虚（1031） |

续表

| 频数区间 | 临床组证候要素及其出现频数 |
|---|---|
| 500～1000 | 痰（837）、内热（451）、阳虚（401） |
| 100～110 | 阳盛（101） |
| ＜100 | 精虚（90） |

表 2-2-18　临床组帕金森病证候要素出现频率＞10%表

| 编号 | 1 | 2 | 3 | 4 | 5 | 6 | 7 | 8 |
|---|---|---|---|---|---|---|---|---|
| 证候要素 | 阴虚 | 内风 | 血瘀 | 气虚 | 血虚 | 痰 | 内热 | 阳虚 |
| 频率（%） | 74.33 | 53.99 | 43.86 | 32.33 | 29.50 | 23.95 | 12.90 | 11.47 |

由证候要素频率＞10%者多组间 $\chi^2$ 检验两两比较可见，阴虚和其他要素比均 $P<0.01$，表明阴虚和其他 7 个要素均有显著差异；内风和血瘀、气虚、血虚、痰、内热、阳虚等 6 个要素比均 $P<0.01$，表明内风和这 6 个要素之间有显著差异；血瘀和气虚、血虚、痰、内热、阳虚等 5 个要素比均 $P<0.01$，表明血瘀和这 5 个要素之间有显著差异；气虚和血虚比 $P=0.01$，表明气虚和血虚有显著差异；血虚和痰、内热、阳虚比均 $P<0.01$，表明血虚和这 3 个要素之间有显著差异；痰和内热、阳虚比均 $P<0.01$，表明痰和内热、阳虚有显著差异；内热和阳虚比 $P>0.05$，无统计学意义，表明内热和阳虚差异不显著。内热和阳虚与其他 6 个要素有明显差异，且出现频率最低，故排除。结果显示：依照临床病例情况提取帕金森病证候要素，其出现顺序依次为阴虚、内风、血瘀、气虚、血虚、痰。

（3）帕金森病的中医证候要素

综合专家观点和临床病例情况确定的 6 个证候要素如下：阴虚、内风、血瘀、气虚、血虚和痰。

## （二）帕金森病证候文献学研究

将所建立帕金森病数据库中的所有证候要素、相关脏腑和全部症状舌脉输入文本文档，并转化至 WinMine 软件，进行统计分析，得到帕金森病主要涉及脏腑与下属症状相关关系的贝叶斯网络图、证候要素与下属症状相关关系的贝叶斯网络图。贝叶斯网络其推理过程与中医辨证的思维相似，为中医辨证客观化研究提供了新的思路和方法。该网络模型的特点是可以用于描述复杂的因果关系。贝叶斯网络包括网络结构和参数集合两部分。其网络结构由代表变量的节点及连接这些节点的箭头构成。

**1. 脏腑病位与症状的相关关系**

（1）肝与下属症状的关系（图 2-2-2）

根据树状图分析该贝叶斯图所表达的含义为病位肝的下属症状为抑郁、红舌、心烦易怒、舌颤、颈项强直、白苔和胖大舌。其中抑郁与肝直接相关；红舌、心烦易怒、舌颤和胖大舌通过血瘀与肝间接相关，颈项强直和白苔通过血虚与肝间接相关。条件概率集合反映了概率关系的强度。我们可以看出抑郁（*P*=0.286）对病位在肝诊断的贡献度最大，可以认为是病位在肝的主要症状；红舌（与血瘀同时出现的概率为 *P*=0.909）及心烦易怒（与血瘀同时出现的概率为 *P*=0.714）对病位在肝诊断的贡献度较大，可以认为是病位在肝的次要症状；舌颤、颈项强直、白苔、胖大舌与肝同时出现的概率较低，故不作为肝的诊断要素。同时，与肝直接相关的证候要素有血虚（*P*=0.625）、血瘀（*P*=0.292）和内风（*P*=0.0667），其中血虚、血瘀出现频率最高，且血虚与血瘀同时存在，即虚瘀并见的概率为 *P*=0.9，这与"肝藏血"的理论也是相吻合的。最后得出病位在肝的诊断是抑郁、红舌和心烦易怒。

网络图的结果与中医理论基本吻合。肝主疏泄，调畅情志，喜条达恶抑郁，肝气郁结，疏泄不及，情志不畅可见抑郁；肝火亢盛，易见心烦易怒和红舌。

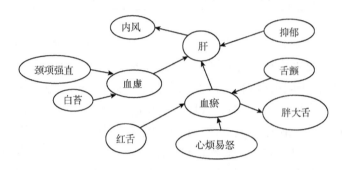

图 2-2-2　病位肝与下属症状的关系图

（2）肾与下属症状的关系（图 2-2-3）

根据树状图分析该贝叶斯图所表达的含义为：病位肾的下属症状为腰膝酸软、小便频数、耳鸣耳聋和细脉。其中腰膝酸软、小便频数、耳鸣耳聋与肾直接相关；细脉通过肝和内风与肾间接相关。条件概率集合反映了概率关系的强度。我们可以看出腰膝酸软（*P*=0.96）对病位在肾诊断的贡献度最大，可以认为是病位在肾的主要症状；小便频数（*P*=0.9）、耳鸣耳聋（*P*=0.6）和细脉对病位在肾诊断的贡献度较大，可以认为是病位在肾的次要症状。同时，与肾直接相关的脏腑有肝（*P*=0.96）和脾（*P*=0.5），其中肝与肾的关系最为密切，这与"肝肾同源"的理论也是相吻合的。最后得出病位在肾的诊断是腰膝酸软、小便频数、耳鸣耳聋和细脉。

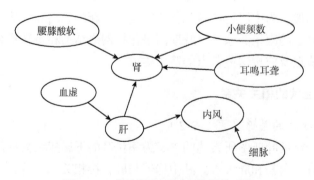

图 2-2-3　病位肾与下属症状的关系图

网络图的结果与中医理论基本吻合。肾主骨，腰为肾之外府，肾虚常见腰膝酸软；肾主水，肾虚不能摄水，可见小便频数。肾开窍于耳，肾虚可见耳鸣耳聋；脉细提示为虚证。

**2. 证候要素与症状的相关关系**

贝叶斯网络技术用图形关系描述各要素之间的相互关系，用弧表示变量间的因果依存关系，用条件概率表来判定依存关系的强弱。

（1）阴虚与下属症状的关系（图 2-2-4）

根据树状图分析该贝叶斯图所表达的含义为证候要素阴虚的下属症状为少苔、数脉、汗多、震颤、站立不稳、言语謇涩、吞咽困难、颈项强直、上肢不遂和红舌。其中少苔、数脉、汗多与阴虚直接相关；震颤、站立不稳、言语謇涩、吞咽困难通过肝与阴虚间接相关，红舌通过阳盛与阴虚间接相关，上肢不遂通过汗多与阴虚间接相关，颈项强直通过阳虚与阴虚间接相关。条件概率集合反映了概率关系的强度。我们可以看出少苔（$P=0.6$）对证候要素阴虚诊断的贡献度最大，可以认为是阴虚的主要症状；数脉（$P=0.333$）、汗多（$P=0.143$）对阴虚诊断的贡献度较大，可以认为是阴虚的次要症状；震颤、站立不稳、言语謇涩、吞咽困难、颈项强直、上肢不遂和红舌与阴虚间接相关，故不作为阴虚的诊断要素。同时，与阴虚直接相关的证候要素有阳盛（$P=0.75$）和阳虚（$P=0.4$），提示阴损及阳导致阴虚阳亢或阴阳两虚，这与"阴阳互根"的理论也是相吻合的。此外，阴虚与肝、震颤三者并见出现频率最高（$P=0.983$），阴虚与肝、震颤、血虚四者并见的同时还可伴见站立不稳、言语謇涩等症状，说明震颤、站立不稳、言语謇涩等症状的出现与肝阴虚、肝血虚关系密切。中医理论认为，少苔多提示津液不足，而阴虚患者多见舌光红无苔，故将"少苔"修正为"无苔"；"汗多"并非阴虚的特异性诊断，当阴虚化燥生热，入睡时卫阳入里，不能固密肌表，虚热蒸津外泄时见到的汗多，称之为盗汗，故将"汗多"修正为"盗汗"。数脉提示为虚证。最后得出阴虚的诊断是无苔、数脉和盗汗。

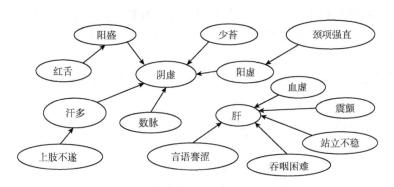

图 2-2-4 阴虚与下属症状的关系图

（2）内风与下属症状的关系（图 2-2-5）

根据树状图分析该贝叶斯图所表达的含义为证候要素内风的下属症状为绛舌、震颤、数脉和胸闷。其中绛舌、震颤与内风直接相关；数脉和胸闷分别通过内热与内风间接相关。条件概率集合反映了概率关系的强度。我们可以看出绛舌（$P=0.286$）对证候要素内风诊断

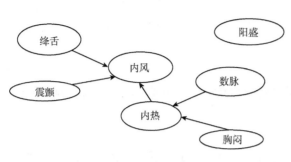

图 2-2-5　内风与下属症状的关系图

的贡献度最大，可以认为是内风的主要症状；震颤（$P=0.222$）对内风诊断的贡献度较大，可以认为是内风的次要症状；数脉和胸闷与内风同时出现的概率较低，故不作为内风的诊断要素。同时，与内风直接相关的证候要素有内热（$P=0.864$）、阳盛（$P=0.75$），这与风性主动、善行数变，多与阳热之邪兼夹等特性相关，且与临床常见的"热极生风"和"阳亢动风"病证也是相吻合的。最后得出内风的诊断是绛舌和震颤。

舌质绛一般提示有热，本次研究发现内热、阳盛与内风的关系最密切，故舌绛作为诊断可能与此有关。风盛则动，故震颤为风动之象。此次研究得出的两个诊断——绛舌和震颤，出现概率均较低，故此结论有待进一步修订。

（3）血瘀与下属症状的关系（图 2-2-6）

根据树状图分析该贝叶斯图所表达的含义为证候要素血瘀的下属症状为面色暗滞、形体消瘦和脘腹胀满。其中面色暗滞、形体消瘦与血瘀直接相关；脘腹胀满通过内风与血瘀间接相关。条件概率集合反映了概率关系的强度。我们可以看出面色暗滞（$P=0.778$）对证候要素血瘀诊断的贡献度最大，可以认为是血瘀的主要症状；形体消瘦（$P=0.6$）对血瘀诊断的贡献度较大，但依据中医理论其一般不作为诊断的依据，故在此舍去；脘腹

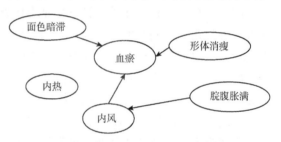

图 2-2-6　血瘀与下属症状的关系图

胀满与血瘀同时出现的概率较低，故不作为血瘀的诊断要素。同时，与血瘀直接相关的证候要素有内热和内风，这与瘀血易于化热，可引动内风也是相吻合的。最后得出血瘀的诊断是面色暗滞。

网络图的结果与中医理论基本吻合。心主血脉，其华在面，瘀血阻滞，则面色暗滞。

（4）气虚与下属症状的关系（图 2-2-7）

根据树状图分析该贝叶斯图所表达的含义为证候要素气虚的下属症状为胖大舌、肢体麻木、水肿、碎步行走、便秘、颈项强直、弦脉和沉脉。其中胖大舌、肢体麻木、水肿与气虚直接相关；碎步行走、便秘通过血虚与气虚间接相关，颈项强直通过胖大舌与气虚间接相关，弦脉通过肢体麻木与气虚间接相关，沉脉通过脾与气虚间接相关。条件概率集合反映了概率关系的强度。我们可以看出胖大舌（$P=0.8$）对证候要素气虚诊断的贡献度最大，可以认为是气虚的主要症状；肢体麻木（$P=0.429$）和水肿（$P=0.4$）对气虚诊断的贡献度较大，可以认为是气虚的次要症状；碎步行走、便秘、颈项强直、弦脉和沉脉与气虚同时出现的概率较低，故不作为气虚的诊断要素。同时，与气虚直接相关的病位是脾（$P=0.9$），与脾胃为气血生化之源的理论吻合；与气虚直接相关的证候要素是血虚（$P=0.941$），体现了血为气之母，气与血密切关系。最后得出气虚的诊断是胖大舌、肢体麻木和水肿。

　　网络图的结果与中医理论基本吻合。人体津液的正常输布有赖于气的推动，气虚不能摄水，水湿泛滥，则易见水肿、舌体胖大；气虚不能荣养周身，可见肢体麻木。

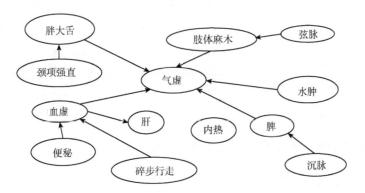

图 2-2-7　气虚与下属症状的关系图

（5）痰与下属症状的关系（图 2-2-8）

　　根据树状图分析该贝叶斯图所表达的含义为证候要素痰的下属症状为胸闷、腻苔、上肢不遂、健忘痴呆、弦脉和腰背偻俯。其中胸闷与痰直接相关；健忘痴呆通过血瘀与痰间接相关，上肢不遂、腻苔、弦脉通过内热与痰间接相关，腰背偻俯通过气滞与痰间接相关。条件概率集合反映了概率关系的强度。我们可以看出胸闷（$P=0.4$）对证候要素痰诊断的贡献度最大，可以认为是痰的主要症状；上肢不遂和腻苔对痰诊断的贡献度较大，可以认为是痰的次要症状；健忘痴呆、弦脉和腰背偻俯与痰同时出现的概率较低，故不作为痰的诊断要素。同时，与痰直接相关的证候要素是气滞（$P=0.6$）、内热（$P=0.5$）和血瘀（$P=0.125$），体现了痰易阻滞气机、易于化热和易与瘀血相交结等特性。最后得出痰的诊断是胸闷、腻苔和上肢不遂。

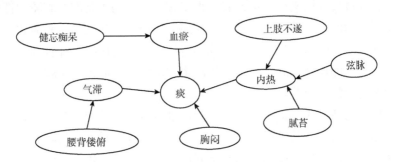

图 2-2-8　痰与下属症状的关系图

　　网络图的结果与中医理论基本吻合。痰浊停滞，阻滞胸中气机，可见胸闷；腻苔为痰浊停滞之象；"百病皆由痰作祟"，上肢不遂提示痰浊为患。

（6）血虚与下属症状的关系（图 2-2-9）

　　根据树状图分析该贝叶斯图所表达的含义为证候要素血虚的下属症状为舌淡、白苔、颈项强直和弦脉。其中舌淡、白苔和弦脉与血虚直接相关，颈项强直通过舌淡与血虚间接相关。条

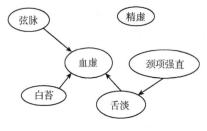

图 2-2-9　血虚与下属症状的关系图

件概率集合反映了概率关系的强度。我们可以看出舌淡（*P*=0.857）对血虚诊断的贡献度最大，可以认为是血虚的主要症状；白苔（*P*=0.6）对血虚诊断的贡献度较大，可以认为是血虚的次要症状；颈项强直和弦脉与血虚同时出现的概率较小，不作为血虚的诊断要素。此外，精虚与血虚同时出现的概率较大（*P*=0.6），这也符合中医"精血同源"的理论。最后得出证候要素血虚的诊断是舌淡和白苔。

网络图的结果与中医理论基本吻合。舌淡、白苔均为血虚不荣之象。

### 3. 脏腑病位与证候要素的相关关系（图 2-2-10）

从网络图中我们可以看出帕金森病脏腑病位和各证候要素互相都有关联关系：肾与阴虚、气虚、肝关系密切；肝与内风、肾、血虚、阴虚关系密切；内风与阴虚、血瘀、肝关系密切；血瘀与痰、内风、肝关系密切，共同组成了一个复杂的证候要素系统。

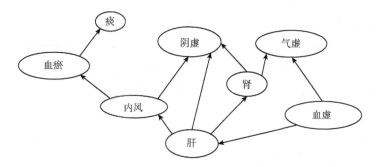

图 2-2-10　脏腑病位与证候要素的相关关系图

综上所述，通过贝叶斯网络方法，我们得出帕金森病的主要涉及脏腑和证候要素的诊断如下。病位肝的诊断是抑郁、红舌和心烦易怒。病位肾的诊断是腰膝酸软、小便频数、耳鸣耳聋和细脉。阴虚的诊断是无苔、数脉和盗汗。内风的诊断是绛舌和震颤。血瘀的诊断是面色暗滞。气虚的诊断是胖大舌、肢体麻木和水肿。痰的诊断是胸闷、腻苔和上肢不遂。血虚的诊断是舌淡和白苔。

以上数据挖掘的结果还有待于经过临床验证进行修订，其中与各版教材或其他文献的论述也存在不尽相同之处。其原因主要有三：一是由于录入样本量的限制，以及所选文献对症状的描述主要是针对帕金森病，而对不同证型的症状描述较少，使得数据挖掘的结果可能有所偏颇，因此需要更加广泛和丰富的研究文献作为样本资源，对研究结果进行反复修订和校正。二是可能与贝叶斯网络软件设计的局限有关，在今后的研究中将进一步完善软件程序。三是这些数据中可能隐藏有与既往认识不一致的新规律，需要在临床实践中予以注意，为证候的诊断和规范化研究提供更多的客观资料和依据。

闫川慧　著

# 第三章 退行性脑病的证候要素研究

## 一、退行性脑病的同病异证研究

### （一）痴呆同病异证的代谢组学研究

老年期痴呆是老年期常见的一组慢性进行性精神衰退性疾病，且随着社会老龄化进程的加速，发病人数与日俱增，给家庭和社会造成了极大的负担，其积极预防、早期诊断和有效治疗成为亟待解决的问题，有着重要的医学和社会意义。中医学的辨证论治特色在痴呆的防治中具有一定的意义和价值，明确证候内在的生物学机制可以使临床诊断和治疗更具针对性。古今文献研究结果表明，肾虚、痰浊、血瘀是痴呆的基本病机，肾虚精亏、痰浊阻窍、血瘀证是痴呆的典型证候。本研究通过建立老年期痴呆的肾虚精亏、痰浊阻窍、寒凝血瘀三个典型证候模型，检测与老年期痴呆发病机制相关的生物学指标，观察肾脏、海马组织病理改变，并通过代谢组学技术中的磁共振技术对三个典型证候模型大鼠的血液、尿液进行分析，结合整体代谢物、局部组织病理及生物学指标三个方面的变化，探寻老年期痴呆三个典型中医证候的部分生物学机制。

#### 1. 病证结合老年期痴呆动物模型的建立与评价

（1）研究内容

通过双侧颈总动脉分次永久结扎叠加腹腔注射 D-半乳糖（D-gal）建立老年期痴呆大鼠模型，在疾病模型基础上采用强迫游泳叠加房事不节建立病证结合肾虚精亏证动物模型，采用高脂饲料喂养建立病证结合痰浊阻窍证动物模型，采用低温冷冻建立病证结合寒凝血瘀证动物模型。造模结束后进行 Morris 水迷宫行为学检测，检测结束后，以 rand 函数每组随机选取 8 只大鼠单独放入代谢笼中采集 24h 尿液以供代谢组学测试。对各组大鼠杀检取样，收集大鼠全血、血清、脑组织进行相关检测。全部数据采用 SPSS 21.0 软件包进行统计学处理，计量资料采用均数±标准差（$\bar{x} \pm s$）表示，水迷宫的定位航行实验数据采用重复测量方差分析和多元方差分析，并进行不同时间点和不同组间的两两比较。其余数据采用单因素方差分析，组间比较采用 LSD 检验，$P < 0.05$ 认为具有统计学意义[66]。

（2）研究结果

1）行为学检测结果

A. 定位航行实验结果：定位航行实验以大鼠逃避潜伏期时间代表其空间探索和学习记忆能力，逃避潜伏期时间越长，学习记忆能力越差。训练第一天，各组大鼠潜伏期时长最长且无差异（$P>0.05$）。但随着训练次数的增加和训练天数的推移，各组大鼠潜伏期呈现逐渐缩短的趋势，第五天潜伏期最短，表明随着训练的强化，大鼠均对站台产生了不同程度的记忆。与正常组比较，老年期痴呆组、病证结合肾虚精亏证组，病证结合寒凝血瘀证组及病证结合痰浊阻窍证组的逃避潜伏期均明显延长，学习能力下降（$P<0.05$）；与老年期痴呆组比较，三个典型证候组无明显差异（$P>0.05$）。

B. 空间搜索实验结果：空间搜索实验通过大鼠在目标象限停留时间及原平台区穿越次数代表其记忆能力，在目标象限停留时间越长，穿越原平台区次数越多，记忆力越好。与正常组比较，老年期痴呆组、三个典型证候组大鼠在目标象限停留时间及原平台区穿越次数均明显减少，记忆能力减弱（$P<0.05$）；与老年期痴呆组比较，三个典型证候组无显著差异（$P>0.05$）。

C. 搜索策略分析结果：通过观察水迷宫系统轨迹图分析大鼠寻找平台的搜索策略，实验第一天，各组大鼠均表现为随机式的搜索策略，随着训练时间推移和学习记忆能力的不断强化，各组大鼠的游行轨迹发生了变化，具体表现为正常组多为直线式和趋向式；老年期痴呆组多为随机式，个别有趋向式；三个典型证候组多为随机式和边缘式。

2）组织病理镜检结果

A. 海马 CA1 区六胺银染色结果：正常组海马区神经细胞数量及形态未见明显异常，细胞排列层次清晰未见紊乱现象，神经突起未见明显改变。老年期痴呆组海马区神经元轻度损伤，表现为细胞数量及层次轻度减少，细胞较稀疏，排列较为紊乱，散在细胞核体积变小，胞核深染。病证结合肾虚精亏证组海马区神经元轻至中度损伤，表现为细胞数量及层次减少，细胞稀疏，排列紊乱，部分细胞核体积变小，胞核深染。病证结合痰浊阻窍证组海马区神经元轻至中度损伤，表现为细胞数量及层次减少，细胞稀疏，排列较为紊乱，部分细胞核体积变小，胞核深染。病证结合寒凝血瘀证组海马区神经元轻度损伤，表现为细胞数量及层次轻度减少，细胞稀疏，排列较为紊乱，细胞核体积变小，胞核深染。

B. 大鼠睾丸 HE 染色结果：正常组间质轻度水肿，个别生精小管直径变小，小管内散在的精原细胞核固缩或核溶解，病变范围小。老年期痴呆组表现为间质轻至中度水肿，部分生精小管直径变小，且小管内散在精原细胞及精母细胞核固缩、核溶解，并可见死亡的精子，与正常组比较病变范围和程度明显增加。病证结合肾虚精亏证组表现为睾丸间质中度水肿，生精小管直径变小，病变小管内大量精原细胞及精母细胞可见核固缩、核破裂，生精小管内可见精子数量明显减少，死亡精子明显增多，并可见液化性坏死生精小管，与正常组比较病变程度和范围更为严重，且较其余组病变更为明显。病证结合痰浊阻窍证组表现为间质中度水肿，生精小管直径变小，小管内精原细胞及精母细胞核固缩、核溶解，呈灶性分布，死亡的精子明显增多，与正常组比较病变范围和程度较为严重。病证结合寒凝血瘀证组部分生精小管直径变小，生精小管内精子数量减少或无精子，病变的生精小管内精原细胞及精母细胞可见核固缩、核溶解，以及染色加深的死亡精子，与正常组比较程度和范围明显增加。

3）血脂检测结果：与正常组比较，老年期痴呆组、病证结合肾虚精亏证组和病证结合寒凝血瘀证组的总胆固醇、高密度脂蛋白和低密度脂蛋白含量无显著差异（$P > 0.05$），病证结合痰浊阻窍证组的总胆固醇、高密度脂蛋白和低密度脂蛋白含量明显增高（$P < 0.01$）。提示投喂高脂饲料可导致血液总胆固醇和低密度脂蛋白含量的升高，而高密度脂蛋白升高则考虑是由于低密度脂蛋白含量的升高，大鼠机体保护性的增高。

4）血流变检测结果：与正常组相比，老年期痴呆组、病证结合肾虚精亏证组及病证结合痰浊阻窍证组全血黏度及血沉没有显著性差异（$P > 0.05$）；病证结合寒凝血瘀证组全血黏度明显增高，血沉明显增快（$P < 0.01$）。提示寒冷刺激、血液凝滞会导致血黏度增高，血沉增快。

5）大鼠睾酮含量测定结果：与正常组相比，各组大鼠睾酮含量均明显降低（$P < 0.05$）；与老年期痴呆组相比，病证结合肾虚精亏证组明显降低（$P < 0.05$），病证结合痰浊阻窍证组和病证结合寒凝血瘀证组均呈现降低趋势，但差异无统计学意义（$P > 0.05$）。

6）讨论

A. 老年期痴呆疾病动物模型的评价：老年期痴呆主要包括阿尔茨海默病和血管性痴呆，通过流行现状和危险因素研究发现本病的发病主要归结于衰老和大脑低灌注状态。通过结扎供给大脑血液的血管，减少入脑血量造成大脑的低灌注状态，可模拟慢性脑缺血的状态，其中分次永久结扎双侧颈总动脉具有较高的实验成活率和成模率。持续、过量供给D-gal 会造成代谢紊乱，改变机体各组织器官的酶活性，形成过量的超氧阴离子和过氧化产物，诱导自由基的大量产生、胆碱能神经元丢失及细胞线粒体的损伤等，以致机体多系统的功能减退，进而引起机体的亚急性衰老。基于此，本研究将大脑的低灌注及衰老两因素相结合，采用分次永久结扎双侧颈总动脉致脑低灌注与腹腔注射 D-gal 促老化的方法，建立老年期痴呆疾病的动物模型。

临床上痴呆患者最先受损的是陈述性记忆，运用 Morris 水迷宫检测大鼠记忆属性是比较恰当且常用的方法。通过 Morris 水迷宫测试发现，与正常组相比，模型组大鼠的逃避潜伏期明显延长，寻找平台的时间更长，在目标象限停留时间及原平台区穿越次数也明显减少，表现出了明显的空间学习记忆能力障碍。海马 CA1 区是研究和探索学习记忆过程生理病理机制的主要脑区，CA1 区内突触的破坏和丢失会对神经系统的功能产生巨大影响，是老年期痴呆的一个主要神经病理改变，在病变早期即可出现，本研究中大鼠海马 CA1 区组织病理学检查结果显示，除正常组外的其余各组均出现了广泛的轻至中度的神经细胞损伤。可见，双侧颈总动脉分次永久结扎叠加长时间持续性腹腔注射 D-gal 诱导的老年期痴呆疾病模型是一个较为成功的动物模型。

B. 老年期痴呆病证结合大鼠模型的评价：病证结合动物模型是以中医理论指导为前提，在采用现代医学相关理论构建疾病模型的基础上，结合中医病因理论动态叠加处理因素模拟证候模型，使动物模型同时表现出疾病特点和中医证候特征。

a. 病证结合肾虚精亏证大鼠模型的评价：中医学认为肾主持人体的生长、发育与生殖，与现代医学的神经、内分泌、生殖等多个系统有着密切的关系。中医学所指的"脑髓"的生物学基础主要是神经元[67]，当神经元大量萎缩和丢失时，就会表现为"髓海不足"，认知功能下降。从海马病理切片镜检结果来看，病证结合肾虚精亏证大鼠神经元出现中度损伤，细胞数量及层次减少，细胞稀疏，排列紊乱，部分细胞核体积变小，胞核深染。性激素是反映肾虚的重要指标，睾丸作为分泌雄性激素睾酮的重要性腺，它的病变程度直接决定着睾酮的水平高低，本研究中睾丸病理切片显示病证结合肾虚精亏证组大鼠睾丸间质中度水肿，生精小管直径变小，病变小管内大量精原细胞及精母细胞可见核固缩、核破裂，生精小管内可见精子数量明显减少，死亡精子明显增多，并可见液化性坏死生精小管，较其余组病变更为明显，且其血清中睾酮含量也明显降低。由此可以认为，用房事不节结合疲劳过度的方法构建的病证结合肾虚精亏证大鼠模型成功。

b. 病证结合痰浊阻窍证大鼠模型的评价：中医学认为高脂血症与痰浊有很大的关系，可以把高脂血症归入"无形之痰"的范围[68]。本研究在构建老年期痴呆疾病模型的基础上，采用高脂饲料喂养 42 天的方式制备痰浊阻窍证模型，血脂检测结果显示病证结合痰浊阻窍证组的总胆固醇、高密度脂蛋白和低密度脂蛋白含量，与正常组相比均明显升高。可见高脂血症的脂质水平和中医痰浊证辨证分型有一定的相关性[69]，是血中痰浊的客观指标或生化物质基础[70]。现代医学认为外源性的脂质摄入是血脂升高的重要原因[71]，这与本研究的结论相一致，表明痰浊阻窍证大鼠模型的建立具有客观性。

c. 病证结合寒凝血瘀证大鼠模型的评价：血瘀与血液流变性、血液凝固性及纤溶活性等病理障碍有密切关系[72]。本模型构建于老年期痴呆疾病模型基础之上，颈部血管结扎会造成血供减少、血管损伤；再给予全身冷冻刺激，此方法接近于中医寒邪致瘀的发病原因和机制，外感阴寒邪气，阳气受损，温煦、运化失司，血液凝聚。大鼠在刺激过程中出现行动及反应迟钝、呼吸频率及幅度下降、被毛竖立无光泽、寒战次数减少、小便量多、大便稀烂、耳部及爪尾部紫暗等症状。血流变检测结果也显示，病证结合寒凝血瘀证组与正常组相比，全血黏度明显增高，血沉明显增快。这可能是因为在强烈的寒冷刺激下，机体交感-肾上腺髓质系统激活，皮肤、内脏等器官血管应激性收缩，血流重新分布以保证心、脑等重要器官的血液供应，同时大量急性期反应蛋白产生，参与凝血和纤溶过程，凝血系统变异致微循环障碍。可见，此方法模拟构建的病证结合寒凝血瘀证大鼠模型的症状体征符合中医寒凝血瘀证证候特点，表明模型建立成立。

**2. 老年期痴呆典型证候的微观机制探索**

（1）研究内容

通过分析老年期痴呆病证结合肾虚精亏证、痰浊阻窍证和寒凝血瘀证三个典型证候的动物模型大鼠在组织病理层面、血液生化层面的微观指标的变化，探索老年期痴呆三个典型证候潜在的生物标志物，进而剖析证候演变的内在微观机制，以期对其早期诊断与治疗提供参考。全部数据采用 SPSS 21.0 软件包进行统计学处理，计量资料均采用 $\bar{x} \pm s$ 表示，所有实验数据采用单因素方差分析，组间比较采用 LSD 检验，检验标准 $P < 0.05$ 认为具有统计学意义。

（2）研究结果

1）肾脏病理学检查结果

正常组：肾脏肾小球及肾小管数量、形态未见明显异常，细胞排列层次清晰。

老年期痴呆组：肾小球系膜轻度增生，肾小管内皮细胞萎缩或小管上皮细胞水样变性，变性严重的细胞胞膜破裂残留部分细胞浆及细胞核。

病证结合肾虚精亏证组：肾小球系膜中度增生，并出现蛋白管型，肾小球中度淤血，肾小管内皮细胞萎缩或上皮细胞水样变性，管腔变大，有一例肾盂高度扩张。

病证结合痰浊阻窍证组：肾脏病变情况与老年期痴呆组类似，出现肾小球细胞萎缩，囊腔变大，其中有一例可见肾髓质部淋巴细胞浸润灶。

病证结合寒凝血瘀证组：可见肾小球系膜轻度增生，肾小管内皮细胞萎缩或水样变性，管腔变大；与其他三组相比，病变程度及病变累积范围较为轻微。

2）透射电镜检查结果

正常组：海马 CA1 区神经细胞的细胞器结构正常，线粒体结构清晰。细胞核的核型规整，核膜完好。神经突触结构清晰完整，突触小泡均匀。

老年期痴呆组：神经细胞变形拉长，胞膜皱缩，细胞核核型不规整，核膜不完整；线粒体变形肿胀，可见嵴部分断裂，排列紊乱；粗面内质网轻度脱颗粒；神经髓鞘板层松解，神经突触前部内突触小泡减少。

病证结合肾虚精亏证组：可见明显的神经胶质细胞损伤，细胞核畸形，核仁固缩，异染色质呈块状聚集或散布。线粒体明显肿胀，呈圆形，内部结构变化明显，嵴溶解；初级溶酶体、次级溶酶体、多泡体增多；内质网扩张；神经髓鞘形态改变，可见大部分板层出现松解，神经突触前部内突触小泡轻度减少。

病证结合痰浊阻窍证组：神经细胞内线粒体损伤严重，可见其发生空泡样变、破裂、嵴断裂、溶解；粗面内质网扩张，核糖体脱落；溶酶体增多；神经胶质细胞细胞质减少，异染色质增多，浓缩趋边聚集；神经髓鞘板层局部松解明显，神经突触前部内突触小泡明显减少；毛细血管内皮出现褶皱，血管内可见散落的细胞器（变形的线粒体）。

病证结合寒凝血瘀证组：可见线粒体空泡样变，嵴断裂；内质网扩张；溶酶体增多；神经髓鞘板层样变，神经突触前部内突触小泡减少；神经胶质细胞细胞核膜模糊，核仁固缩偏移。

3）生化指标检测结果

A. 炎性因子指标检测结果：与正常组相比，老年期痴呆组及三个典型证候组大鼠的白介素-6（interleukin-6，IL-6）、肿瘤坏死因子 α（tumor necrosis factor-α，TNF-α）含量显著升高（$P < 0.05$）；与老年期痴呆组相比，病证结合痰浊阻窍证组 IL-6 及 TNF-α 的含量显著增高（$P < 0.05$），病证结合肾虚精亏证组和病证结合寒凝血瘀证组大鼠则无显著差异（$P > 0.05$）。

B. 氧化应激指标检测结果：与正常组相比，老年期痴呆组及三个典型证候组大鼠血清中的丙二醛（malondialdehyde，MDA）含量显著升高（$P < 0.05$）；与老年期痴呆组相比，三个典型证候组 MDA 含量增高，但差异无统计学意义（$P > 0.05$）。

与正常组相比，老年期痴呆组及三个典型证候组大鼠血清中的谷胱甘肽过氧化物酶（glutathione peroxidase，GSH-Px）活性显著降低（$P < 0.05$）；与老年期痴呆组相比，病证结合肾虚精亏证组大鼠的 GSH-Px 活性显著降低（$P < 0.05$），其他病证结合组差异无统计学意义（$P > 0.05$）。

与正常组相比，老年期痴呆组及三个典型证候组大鼠海马中的超氧化物歧化酶（superoxide dismutase，SOD）含量显著降低（$P<0.05$）；与老年期痴呆组相比，病证结合肾虚精亏证组大鼠的 SOD 含量显著降低（$P<0.05$），其他病证结合组差异无统计学意义（$P>0.05$）。

与正常组相比，老年期痴呆组及三个典型证候组大鼠海马中的一氧化氮（nitric oxide，NO）含量显著升高（$P<0.01$）；与老年期痴呆组相比，病证结合肾虚精亏证组大鼠的 NO 含量显著升高（$P<0.05$），其他病证结合组差异无统计学意义（$P>0.05$）。

C. 胆碱能系统指标检测结果：与正常组相比，老年期痴呆组及三个典型证候组大鼠海马组织中的乙酰胆碱酯酶（acetylcholinesterase，AChE）活性显著升高（$P<0.05$）；与老年期痴呆组相比，三个病证结合组 AChE 活性无显著差异（$P>0.05$）。

与正常组相比，老年期痴呆组及三个典型证候组大鼠海马组织中的胆碱乙酰转移酶（choline acetyltransferase，ChAT）含量显著降低（$P<0.05$）；与老年期痴呆组相比，病证结合肾虚精亏证组大鼠的 ChAT 含量降低（$P<0.05$），其他病证结合组差异无统计学意义（$P>0.05$）。

D. 蛋白异常相关指标检测结果：与正常组相比，老年期痴呆组及三个典型证候组大鼠的 tau 蛋白（microtubule-associated protein tau，tau）、β 淀粉样蛋白 1-42（amyloid β-protein1-42，$A\beta_{1-42}$）含量均显著升高（$P<0.05$）；与老年期痴呆组相比，三个病证结合组 tau、$A\beta_{1-42}$ 含量增高，但差异无统计学意义（$P>0.05$）。

E. 性激素水平检测结果：与正常组相比，老年期痴呆组及三个典型证候组大鼠的睾酮（Testosterone，T）、雌二醇（Estradiol 2，E2）含量显著降低（$P<0.05$）；与老年期痴呆组相比，病证结合肾虚精亏证组的 T、E2 含量明显降低（$P<0.05$），病证结合痰浊阻窍证组和病证结合寒凝血瘀证组均呈现降低趋势，但差异无统计学意义（$P>0.05$）。

4）讨论：老年期痴呆的发生是多种因素协同作用的结果，从中医理论上来说，疾病具备同病异证的特征，不同证型是有规律的病理表现，必然有其物质基础支配机制，各个证型也应该有特定的微观指标的表达和修饰，应存在特异的诊断标志物。本研究选取 5 类生化指标，试图剖析老年期痴呆疾病的发生与证候演变的微观机制。

A. 老年期痴呆疾病发生机制

a. 炎性细胞因子的激活：有研究表明多种急慢性神经退行性疾病的发生和发展均与脑内神经炎症密切相关。IL-6 是一种参与机体免疫应答和炎症反应的促炎症前细胞因子[73]，可借助细胞表面的特异性受体发挥作用，导致神经元的变性和细胞的凋亡坏死[74]，在老年期痴呆炎症反应机制中起着重要作用。TNF-α 可影响痴呆病变中的保护性因素、增强炎症反应，更可以通过诱导 IL-6 等多种炎症相关因子的表达及分泌，进入处于缺血损伤急性期的脑组织，并随时间延长不断加强，加重神经组织及神经元的损伤[75]。本研究中老年期痴呆组及三个典型证候组的 IL-6、TNF-α 含量均明显增高，提示神经炎症是老年期痴呆重要的发病机制之一。

b. 氧化应激反应的启动：氧化应激是指体内氧化与抗氧化作用失衡，引发中性粒细胞广泛炎性浸润，蛋白酶分泌增加，大量氧化中间产物产生。在氧化应激过程中，细胞的脂质过氧化是细胞老化的一个重要原因，对脑神经元的毒性较大。MDA 与 GSH-Px 是拮抗存在的一对物质，前者是脂质过氧化的一个主要代谢产物，可以降低蛋白质活性，引发神经元的退行性损伤和过早的大量凋亡，直接反映大脑氧化应激损伤的程度；GSH-Px 能清除体内包括 MDA 在内的多种脂类氢过氧化物，保护细胞膜的结构及功能不受过氧化物的干扰及损害，也能调动或激活人体的内源性抗氧化系统，减轻脂质过氧化程度[76]。自由基与抗自由基之间的不平衡会导致大量神经细胞结构的破坏，是诱发痴呆的主要原因之一，SOD是体内重要的抗组织氧化酶，是清除组织新陈代谢过程中产生的超氧阴离子自由基（$O_2^-$）的首要物质，能及时修复受损细胞，复原因自由基造成的细胞伤害。NO 是一种具有保护和损伤双重作用的气体自由基，过量生成的 NO 具有细胞毒性作用，可以直接抑制有关酶的活性，能以 3 倍于 SOD 的速度迅速与 $O_2^-$ 结合，生成具有强氧化作用的过氧亚硝基阴离子ONOO$^-$，在偏酸环境下可自行分解成毒性极强的氧化剂，导致组织细胞的进一步损伤[77]。本研究中老年期痴呆组和三个典型证候组模型大鼠的 MDA、NO 含量高于正常组，GSH-Px活力和 SOD 含量低于正常组，这可能是因为双侧颈总动脉结扎截断了部分大脑供血血管，使脑组织长期处于缺血状态，加之过量注射 D-gal 快速催老，产生了大量的超氧阴离子自由基，引起细胞膜脂质过氧化，使细胞代谢功能下降，损伤了神经元细胞[78]。

c. 蛋白异常的修饰和沉积：老年期痴呆与 tau 蛋白的异常修饰、淀粉样多肽 Aβ 的裂解沉积有关。tau 蛋白属于一种与微管组装密切相关的大脑磷酸蛋白，其功能是促进微管蛋白聚合形成微管，维持其稳定性，降低微管蛋白分子的解离，并诱导微管成束；当细胞内的 tau 蛋白修饰异常时，过度磷酸化的 tau 蛋白大量聚集，可抑制微管组装，破坏微管稳定性[79]，诱发微管网络的瓦解，使正常的轴突转运系统受损，造成神经纤维缠结，损伤神经元和神经胶质细胞。淀粉样多肽 Aβ 是老年期痴呆患者脑中老年斑的主要组成成分，Aβ$_{1-42}$是老年斑中聚集态 Aβ 的主要组分[80]，当细胞外的聚集态 Aβ 过分增多时，可以直接导致神经元和突触的大量损伤，也可通过激活胶质细胞导致 IL-1、IL-6 和 TNF-α 等炎症细胞因子瀑布样释放而产生神经毒性，使神经细胞变性、坏死，还可通过多种途径引起氧化应激导致神经细胞的过氧化损伤[81]。本研究中各模型组大鼠海马中两个指标的高表达是与之相符的。

d. 胆碱能系统的负载：中枢胆碱能系统与学习、记忆的形成和储备行为有很大的关系，该系统紊乱被认为是引发痴呆的重要原因之一[82]。乙酰胆碱（acetylcholine，ACh）是大脑中与学习记忆有关的重要神经递质，它在神经末梢由 ChAT 和胆碱合成，储存于突触囊泡中，通过 ACh 受体发挥生物学效用，可被 AChE 水解而终止效应。ACh 易水解、极不稳定，所以一般通过测定 AChE 的活性来间接推断 ACh 含量变化。ChAT 在胆碱能神经元细胞胞质内合成 ACh，可直接反映出 ACh 水平的高低。我们发现老年期痴呆组与三个典型证候组的 AChE 活性均明显升高，海马的 ChAT 含量下降，表明各组均存在神经递质的异常。

e. 性激素水平的下降：对认知功能可造成不同程度的影响[83]，根据流行病学调查研究[84]，老年期痴呆发病具有性别差异，与不同性别间存在的两种性激素水平不均衡有关。E2 及其受体广泛分布于中枢神经，能够增加大脑中 ChAT 的活性，有助于胆碱能神经元的生长和存活，改善老年人的学习记忆能力，E2 还可以舒张血管，增加脑血流量，改善大脑缺血缺氧状态，从而减轻因此造成的认知功能障碍。T 有着类似雌激素的作用，可以改善记忆力、情绪及认知功能，对神经元有保护作用；T 还可以转化为脱氢表雄酮，增加神经元兴奋性，保护神经细胞,并通过抑制 $Ca^{2+}$ 内流,减少脂质过氧化物(Lipid peroxide,LPO)的生成进而保护拟衰老反应中的大脑皮质神经细胞。本研究中,与正常组相比,老年期痴呆组及三个病证结合模型组大鼠的 T、E2 含量均显著降低;与老年期痴呆组相比,病证结合肾虚精亏证组性激素含量明显降低,且睾丸、肾脏的病理切片结果也显示出各组均有不同程度的病变,其中以肾虚精亏证组最为严重。

B. 老年期痴呆证候演变机制

a. 肾虚为本,精亏髓减:肾藏精,精生髓,髓上聚为脑,脑主思维记忆功能之正常有赖于肾中精气的充实,随着年龄增长而出现的肾精亏损是老年期痴呆发生的最基本病机。"脑髓"的生物学基础主要是神经元,当胆碱能神经元大量萎缩和丢失时,就会表现为"髓海不足",认知功能下降。在肾虚的发病机制中,神经体液(内分泌)的调节功能失常是一个重要环节[85],本研究中与老年期痴呆组相比,三个典型证候组的 AChT 和 ChAT 的活性差异虽多无统计学意义,但就其趋势可以看出病证结合肾虚精亏证组相对更为严重。另外,性激素水平下降也会对认知功能造成不同程度的影响,老年期痴呆常常伴有下丘脑–垂体–性腺轴的损害及性激素水平的下降[83]。本研究中病证结合肾虚精亏证组性激素 T、E2 含量显著下降,且各组大鼠的肾脏切片及睾丸切片也提示老年期痴呆组和三个典型证候模型大鼠均出现不同程度的肾和睾丸的损害,尤以肾虚精亏证组为甚。此外,还有研究[86]认为氧化应激可能与肾虚精亏证的形成有关系,本研究中老年期痴呆组与三个典型证候组均存在氧化应激的异常,其中病证结合肾虚精亏证组相对更为严重,这提示氧化应激反应可能引导老年期痴呆肾虚精亏证的病机演变趋势。

b. 痰浊阻窍,髓海不充:人年老后脾肾之气皆虚衰,肾虚水无所主,脾虚不能运化水湿,水湿停聚化生痰浊,痰浊闭阻清窍,肾精不能上充髓海,则昏蒙呆钝;无形痰气上泛,蒙蔽清灵,清阳不展,浊阴更甚,亦可出现元神失聪。IL-6、TNF-α 的含量在老年期痴呆组及三个典型证候组都表现出了较高的水平,其中病证结合痰浊阻窍证组的炎性因子表达更高。tau 蛋白和 $A\beta_{1-42}$ 的含量在病证结合痰浊阻窍证组也表现出较高的趋势,提示 IL-6、TNF-α 等炎性因子的大量表达,加剧了神经纤维缠结,参与了老年斑的形成过程,同时引起异常的 β 淀粉样蛋白在老年斑中沉积,加速了痴呆的病程。脑内炎性介质的弥漫,神经纤维缠结、老年斑形成沉积于神经元内,造成神经元数量减少和突触的丢失,这与中医痰浊闭阻清窍,髓海不充的机制类似,提示炎性因子的激活和蛋白的异常沉积可能与老年期痴呆痰浊阻窍证候的演变有关。

c. 寒凝血瘀,脑髓枯萎:中医学素有"久病必瘀""虚久致瘀"的说法,年高体弱,脏腑之气虚衰,无力推动血液运行,停而成瘀。脉络瘀阻,气机逆乱,血随气上,停于脑络,发为瘀血,则脑络不通,脑髓失养枯萎,神明失常,发为呆病。同时,寒邪客于血脉,寒为阴邪,易伤阳气,阳气受损,无力温煦推动气血,气血不通,久而成瘀。NO 作为信使分子在神经系统的细胞中发挥作用,还参与突触可塑性、神经元兴奋毒性及炎症性损害等过程,生理状态下,NO 能轻易地穿过细胞膜,向血管周围的平滑肌细胞传递信号,使血管扩张,增加血流量,改善瘀血状态。在本研究中,虽然老年痴呆组和三个典型证候组模型大鼠血清中 NO 的含量与正常组相比均有升高,但病证结合寒凝血瘀证组大鼠的血清NO 含量是四个升高组中最低的,原因在于其长期受寒冷刺激,血管收缩,内皮细胞损伤,血管壁通透性增高，血浆大量渗出，血液增黏、增稠，血流减慢，出现微循环障碍，NO也相应分泌减少，增加了整体的瘀血程度。由此，可以推断 NO 水平的高低与老年期痴呆寒凝血瘀证候的演变有关。

d. 因痰致瘀，因瘀致痰：痰浊与瘀血可互生互化、相互影响，血瘀日久，水液停聚，久而成痰；反之若痰阻时长，气随痰阻，血亦随之而停，化为瘀血。现代研究也显示，属于"痰浊"范畴的高脂血症与血液黏稠度呈正相关性，其血流变检测也会出现改变。有研究显示[87]，从投喂高脂饲料造模 8 周后大鼠开始出现血黏度升高、血流速度减慢等变化，血液呈现出"浓、黏、凝、聚"的状态。本研究中痰浊阻窍证大鼠没有表现出血流变的改变，可能与造模时间过短有关。

e. 因虚致实，实中有虚：中医学认为痴呆的病机属本虚标实，两者相间为病，渐成虚实夹杂之象。痴呆初起，表现为学习记忆能力的轻度障碍，中医学认为人的记忆，全凭脑中的精髓之海，而髓海依赖于肾精化生，肾精不足，则髓海不充，可见头晕耳鸣、倦怠乏力、胫酸痿软、颧红盗汗、耳鸣眩晕等肾精亏虚之证。随着病程的推移，正气本已亏虚，若有痰、瘀等实邪乘虚而入，阻碍气机，蒙蔽清窍，则致痰瘀胶着互结，髓亏更甚，可见认知功能继续下降，出现失语失认等痴呆症状。随着疾病进入末期，久病肾水极亏，元气大衰，表现出高度的智力低下，表情呆滞、沉默寡言、口齿含糊、腰膝酸软、食少纳呆、气短懒言等脾肾虚衰之证。但是，无论病机如何变化，肾虚是贯穿于痴呆发病始终的主线。本研究中四个模型组的肾脏、睾丸和海马切片均显示不同程度的损伤，性激素水平也均下降，提示肾虚在痴呆发病过程中有重要地位。而炎性因子、异常蛋白、自由基和 LPO 的高表达则体现出因虚致实、虚实夹杂的特点。

### 3. 老年期痴呆典型证候血液代谢组学研究

（1）研究内容

通过与正常组大鼠、老年期痴呆疾病模型大鼠血液 $^1$H-NMR 代谢指纹图谱比较，观察老年期痴呆痰浊阻窍证、肾虚精亏证及寒凝血瘀证三个典型证候模型大鼠血液中代谢物的变化，探求老年期痴呆三个典型证候潜在的生物标志物。

（2）研究结果

1）五组样本的 $^1$H-NMR 图谱两两比较模式识别分析

A. 正常组与老年期痴呆组：两组血清样本的 PCA 得分图显示两组有分开趋势，但正常组分布较为离散，组内差异较大，两组存在交叉和重叠，进一步通过 PLS-DA 得分图显示两组可沿第一主成分 t[1]轴方向分开，说明两组间小分子代谢物可以区分。与正常组相比，老年期痴呆组血清中缬氨酸（1.04）、D-3-hydroxybutyrate（1.2）、乳酸（1.32）、丙氨酸（1.5）、乙酰乙酸（2.27）、肌苷（3.03）、N-乙酰糖蛋白（2.04）、酪氨酸（6.89、7.18）含量降低，α-葡萄糖（5.23）含量升高。

B. 正常组与病证结合痰浊阻窍证组：两组血清样本的 PCA 得分图显示两组有分开的趋势，进一步通过 PLS-DA 得分图显示两组可沿第一主成分 t[1]轴方向分开，说明两组间小分子代谢物可以区分。与正常组比较，病证结合痰浊阻窍证组血清中缬氨酸（3.6、1.04）、乳酸（1.32）、柠檬酸（2.65）、肌苷（3.03）、酪氨酸（6.89、7.18）含量降低，α-葡萄糖（5.23）

含量升高。

C. 正常组与病证结合肾虚精亏证组：两组血清样本的 PCA 得分图显示两组有分开的趋势，但样本分布较为离散，组内差异过大，采用 PLS-DA 得分图可见两组基本可沿第一主成分 t[1]轴方向分开，说明两组间小分子代谢物可以区分。与正常组比较，病证结合肾虚精亏证组血清中 D-3-hydroxybutyrate（1.2）、乳酸（1.32）、肌苷（3.03）、N-乙酰糖蛋白（2.04）含量降低，α-葡萄糖（5.23）、乙酸（1.91）含量升高。

D. 正常组与病证结合寒凝血瘀证组：两组血清样本的 PCA 得分图显示两组有分开的趋势，PLS-DA 得分图显示两组基本可沿第一主成分 t[1]轴方向分开，说明两组间小分子代谢物可以区分。与正常组比较，病证结合寒凝血瘀证组血清中缬氨酸（1.04）、乳酸（1.32、4.11）、丙氨酸（1.48）、柠檬酸（2.55）、肌苷（3.03）含量降低，α-葡萄糖（5.23）含量升高。

E. 老年期痴呆组与病证结合痰浊阻窍证组：两组血清样本的 PCA 得分图显示两组可沿第二主成分 t[2]轴方向明显分开，PLS-DA 得分图显示两组可沿第一主成分 t[1]轴方向明显分开，说明两组间小分子代谢物存在明显差异。与老年期痴呆组相比，病证结合痰浊阻窍证组血清中缬氨酸（1.04）、柠檬酸（2.65）、α-葡萄糖（5.23）、二甲基甘氨酸（2.93）含量降低，D-3-hydroxybutyrate（1.2）、乙酰乙酸（2.27）、N-乙酰糖蛋白（2.04）含量升高。

F. 老年期痴呆组与病证结合肾虚精亏证组：两组血清样本的 PCA 得分图显示两组有明显交叉和重叠，但进一步通过 PLS-DA 得分图两组可明显分开，说明两组间小分子代谢物可以区分。与老年期痴呆组相比，病证结合肾虚精亏证组血清中乳酸（1.32、4.11）、柠檬酸（2.65）含量降低，乙酸（1.91）、D-3-hydroxybutyrate（1.2）、乙酰乙酸（2.27）、酪氨酸（6.89、7.18）含量升高。

G. 老年期痴呆组与病证结合寒凝血瘀证组：两组血清样本的 PCA 得分图显示两组有分开的趋势，PLS-DA 得分图显示两组基本可沿第一主成分 t[1]轴方向分开，且无明显交叉和重叠，说明两组间小分子代谢物可以区分。与老年期痴呆组相比，病证结合寒凝血瘀证组乳酸（1.32、4.11）、丙氨酸（1.48）含量降低，D-3-hydroxybutyrate（1.2）、乙酰乙酸（2.27）、酪氨酸（6.89、7.18）含量升高。

H. 病证结合痰浊阻窍证组与病证结合肾虚精亏证组：两组血清样本的 PCA 得分图显示两组可沿第二主成分 t[2]轴方向明显分开，PLS-DA 得分图显示两组可沿第一主成分 t[1]轴方向明显分开，说明两组间小分子代谢物存在明显差异。与病证结合痰浊阻窍证组相比，病证结合肾虚精亏证组血清中乳酸（1.32、4.11）、N-乙酰糖蛋白（2.04）含量降低，缬氨酸（1.04）、乙酰乙酸（2.27）、肌酐（3.03）、柠檬酸（2.65）、乙酸（1.91）、酪氨酸（6.89、7.18）、二甲基甘氨酸（2.93）含量升高。

I. 病证结合痰浊阻窍证组与病证结合寒凝血瘀证组：两组血清样本的 PCA 得分图显示两组有分开的趋势，但寒凝血瘀证组组内差异过大，进一步进行 PLS-DA 分析显示两组可沿第一主成分 t[1]轴方向明显分开，且无交叉和重叠，说明两组间小分子代谢物可以区分。与病证结合痰浊阻窍证组相比，病证结合寒凝血瘀证组血清中乳酸（1.32、4.11）、N-乙酰糖蛋白（2.04）含量降低，缬氨酸（1.04）、柠檬酸（2.65）、α-葡萄糖（5.23）、二甲基甘氨酸（2.93）、酪氨酸（6.89、7.18）含量升高。

J. 病证结合肾虚精亏证组与病证结合寒凝血瘀证组：两组血清样本的 PCA 得分图显示两组样本分布离散，组内差异较大，存在明显交叉，经 PLS-DA 分析可见两组可沿第一主成分 t[1]轴方向明显分开，说明两组间小分子代谢物可以区分。与病证结合肾虚精亏证组相比，病证结合寒凝血瘀证组血清中丙氨酸（1.48）、肌苷（3.03）、乙酸（1.91）、酪氨酸（6.89、7.18）含量降低，乳酸（1.32、4.11）、柠檬酸（2.65）、二甲基甘氨酸（2.93）含量升高。

2）讨论：血液代谢组学研究找出的差异代谢物与尿液中代谢物有部分相同，故将血液、尿液代谢组学研究的结果合并讨论，详见下一部分"老年期痴呆典型证候尿液代谢组学研究"的讨论部分。

### 4. 老年期痴呆典型证候尿液代谢组学研究

（1）研究内容

通过与正常组大鼠、老年期痴呆疾病模型大鼠尿液 $^1$H-NMR 代谢指纹图谱的比较，观察老年期痴呆痰浊阻窍证、肾虚精亏证及寒凝血瘀证三个典型证候模型大鼠尿液中代谢物的变化，探求老年期痴呆三个典型证候潜在的生物标志物。

（2）研究结果

1）五组样本的 $^1$H-NMR 图谱两两比较模式识别分析

A. 正常组与老年期痴呆组：两组尿样磁共振氢谱的 PCA 结果显示两组有分开的趋势，进一步采用 PLS-DA 可见两组可以明显分开，表明两组间尿液中的代谢物存在差异。与正常组相比，老年期痴呆组尿液中乳酸（1.32）、丙氨酸（1.48）、乙酸（1.91）、乙酰乙酸（2.27）、Methylmalonate（1.25）含量降低，二甲胺（2.72）、马尿酸（7.84、8.55）含量升高。

B. 正常组与病证结合痰浊阻窍证组：两组尿样磁共振氢谱的 PCA 结果显示两组有明显分开的趋势，PLS-DA 得分图显示两组基本可沿第一主成分 t[1]轴方向分开，且无明显交叉和重叠，表明两组间尿液中的代谢物存在差异。与正常组相比，病证结合痰浊阻窍证组尿液中乳酸（1.32）、丙氨酸（1.48）、乙酸（1.91）、乙酰乙酸（2.27）、Methylmalonate（1.25）、乙酰胺（1.99）、琥珀酸（2.41）、N-乙酰糖蛋白（2.04）含量降低，马尿酸（7.84）、三甲基甘氨酸（3.93）、甘氨酸（3.57）、苯乙酰甘氨酸（3.68）含量升高。

C. 正常组与病证结合肾虚精亏证组：两组尿样磁共振氢谱的 PCA 得分图显示两组有分开的趋势，PLS-DA 得分图显示两组基本可沿第一主成分 t[1]轴方向分开，表明两组间尿液中的代谢物存在差异。与正常组相比，病证结合肾虚精亏证组尿液中乳酸（1.32）、丙氨酸（1.48）、乙酸（1.91）、乙酰乙酸（2.27）、Methylmalonate（1.25）、乙酰胺（1.99）、甲酸（8.45）含量降低，马尿酸（7.84）、三甲基甘氨酸（3.93）、二甲胺（2.72）、柠檬酸（2.55、2.65）、琥珀酸（2.41）、α-酮戊二酸（2.45）含量升高。

D. 正常组与病证结合寒凝血瘀证组：两组尿样的 PCA 得分图显示两组基本可沿第一主成分 t[1]轴分开，PLS-DA 得分图显示两组可沿 t[1]轴方向较好地分开，两组间无交叉和重叠，说明两组的代谢表型有差异，组间差异显著。与正常组相比，病证结合寒凝血瘀证组尿液中乳酸（1.32）、丙氨酸（1.48）、乙酸（1.91）、乙酰乙酸（2.27）、乙酰胺（1.99）、Methylmalonate（1.25）、N-乙酰糖蛋白（2.04）含量降低，三甲基甘氨酸（3.93）、甘氨酸

（3.57）、延胡索酸（6.53）、马尿酸（7.84）含量升高。

E. 老年期痴呆组与病证结合痰浊阻窍证组：两组尿样的 PCA 得分图显示两组可沿 t[1] 轴方向明显分开，PLS-DA 得分图显示两组可沿第一主成分 t[1]轴方向明显分开，且无明显交叉和重叠，表明两组间尿液中的代谢物存在明显差异。与老年期痴呆组相比，病证结合痰浊阻窍证组尿液中乙酸（1.91）、乙酰胺（1.99）、柠檬酸（2.55、2.65）、二甲胺（2.72）、琥珀酸（2.41）、α-酮戊二酸（2.45）、N-乙酰糖蛋白（2.04）含量降低，甘氨酸（3.57）、苯乙酰甘氨酸（3.68）含量升高。

F. 老年期痴呆组与病证结合肾虚精亏证组：两组尿样的 PCA 得分图显示两组有明显交叉和重叠，但进一步通过 PLS-DA 得分图可见两组可明显分开，表明两组间尿液中的代谢物存在差异。与老年期痴呆组相比，病证结合肾虚精亏证组尿液中丙氨酸（1.48）、乙酰胺（1.99）、马尿酸（8.55）、甲酸（8.45）含量降低，乳酸（1.32）、乙酰乙酸（2.27）、二甲胺（2.72）、α-酮戊二酸（2.45）含量升高。

G. 老年期痴呆组与病证结合寒凝血瘀证组：两组尿样的 PCA 得分图显示两组有分开的趋势，PLS-DA 得分图显示两组可沿第一主成分 t[1]轴方向明显分开，且无明显交叉和重叠，表明两组间代谢物有明显差异。与老年期痴呆组相比，病证结合寒凝血瘀证组尿液中丙氨酸（1.48）、乙酸（1.91）、乙酰乙酸（2.27）、Methylmalonate（1.25）、乙酰胺（1.99）、琥珀酸（2.41）、甲酸（8.45）、N-乙酰糖蛋白（2.04）含量降低，三甲基甘氨酸（3.26、3.93）、甘氨酸（3.57）、延胡索酸（6.53）含量升高。

H. 病证结合痰浊阻窍证组与病证结合肾虚精亏证组：两组尿液的 PCA 得分图显示两组可沿第一主成分 t[1]轴方向明显分开，PLS-DA 得分图显示两组可以明显分开，无交叉和重叠，表明两组间代谢物有明显差异。与病证结合痰浊阻窍证组相比，病证结合肾虚精亏证组尿液中三甲基甘氨酸（3.26、3.93）、甘氨酸（3.57）、甲酸（8.45）含量降低，乳酸（1.32）、乙酰乙酸（2.27）、乙酰胺（1.99）、柠檬酸（2.65）、二甲胺（2.72）、琥珀酸（2.41）、α-酮戊二酸（2.45）、N-乙酰糖蛋白（2.04）含量升高。

I. 病证结合痰浊阻窍证组与病证结合寒凝血瘀证组：两组尿样的 PCA 得分图显示两组有明显分开的趋势，由 PLS-DA 得分图可见两组可沿第一主成分 t[1]轴方向明显分开，且无交叉和重叠，表明两组间代谢物存在明显差异。与病证结合痰浊阻窍证组相比，病证结合寒凝血瘀证组尿液中 Methylmalonate（1.25）、甘氨酸（3.57）、甲酸（8.45）含量降低，乙酰胺（1.99）、柠檬酸（2.65）、琥珀酸（2.41）、二甲胺（2.72）、N-乙酰糖蛋白（2.04）含量升高。

J. 病证结合肾虚精亏证组与病证结合寒凝血瘀证组：两组尿样的 PCA 得分图显示两组有明显分开的趋势，由 PLS-DA 得分图可见两组可沿第一主成分 t[1]轴方向明显分开，无交叉和重叠，表明两组间代谢物有明显差异。与病证结合肾虚精亏证组相比，病证结合寒凝血瘀证组尿液中乳酸（1.48）、丙氨酸（1.48）、乙酰乙酸（2.28）、Methylmalonate（1.25）、琥珀酸（2.41）、α-酮戊二酸（2.45）含量降低，马尿酸（7.84、8.56）、三甲基甘氨酸（3.26、3.93）含量升高。

2）讨论：代谢组学技术包含了生物系统生理表型直接的、全面的生物标志物信息，与中医学整体观念思想相吻合，可以为中医的证本质的探索提供强大的技术与方法支持[88]。

从代谢组学的观点而言，"证"很可能是人体代谢网络功能发生变化后的一种特异病理状态，或者两者间存在某种对应关系[89]。中医证候之间可能存在着非常明显的代谢产物的不同，这种不同是基于不同证候存在着不同物质代谢或代谢网络的改变，它的生物学基础可能用代谢组学技术来找出特异的标志性代谢产物，并用生物信息学方法分析生物标志物的功能，确定"中医证候相关代谢谱"[90]。可见，代谢组学技术是揭示证候物质基础非常有用的实验手段。当前，代谢组学技术已越来越广泛地应用于疾病的中医证候研究，如高血压、冠心病等并取得了一定进展，但老年痴呆的中医证候研究报道较少，鉴于此，本研究采用代谢组学技术探寻老年期痴呆不同证候的内在生物学机制。

血液是生物体系统中最为重要的生物体液，承担着向机体各组织、器官输送营养物质的任务，同时还是机体输出各种代谢产物的主要途径，包含着十分丰富的信息，其中的代谢物成分或含量的微小波动，可能会及时地反映机体在某种生理或病理状态下特有的代谢状况。尿液是排出机体代谢产物的主要途径之一，还具有维持体内水、电解质和酸碱平衡的作用，其中代谢物的波动也能够反应机体整体代谢的特征[91]。本研究选取血液、尿液这两种反映机体整体代谢水平的生物体液作为检测样本，血液、尿液代谢组学分析得出的各组间的差异代谢物主要涉及以下几个方面的代谢状况。

A. 能量代谢：得出的差异代谢物中，与能量代谢有关的化合物有柠檬酸、α-酮戊二酸、琥珀酸、延胡索酸、乳酸、肌酐。

柠檬酸、α-酮戊二酸、琥珀酸、延胡索酸均为三羧酸循环的中间产物，三羧酸循环是生物体获取能量的主要方式，是糖、脂肪、蛋白质三大类有机物在体内彻底氧化供能的共同代谢途径。这些中间产物的异常反映机体三羧酸循环的状况。病证结合肾虚精亏证组尿液中柠檬酸、α-酮戊二酸、琥珀酸含量均升高，病证结合寒凝血瘀证组尿液中延胡索酸升高，这些中间产物的堆积提示三羧酸循环受阻，能量代谢障碍，该结果提示病证结合肾虚精亏证组和病证结合寒凝血瘀证组的三羧酸循环功能减弱，病证结合肾虚精亏证组三羧酸循环中的多个中间产物均升高，病证结合寒凝血瘀证组三羧酸循环中仅延胡索酸升高，而延胡索酸在三羧酸循环中位于后端，该结果提示病证结合肾虚精亏证组三羧酸循环功能异常较严重，病证结合寒凝血瘀证组三羧酸循环中仅为后端的某些环节异常，相对较轻。

乳酸是葡萄糖无氧氧化（糖酵解）的代谢产物，其代谢异常是能量代谢紊乱的标志。乳酸产生于骨骼、肌肉、脑和红细胞，经肝脏代谢后由肾分泌排泄。血中乳酸含量可反映机体组织氧供和代谢状态及灌注量不足。乳酸含量减少可能就是说明新陈代谢及其组织氧化能力的缓慢，三个病证结合组血、尿中乳酸含量均降低，血中病证结合肾虚精亏证组降低更明显，提示病证结合肾虚精亏证组能量代谢紊乱更为严重。

肌酐是人体内肌肉细胞组织代谢过程中产生的代谢物，尿中肌酐主要来自于血液，大部分从肾小球滤过而不被肾小管吸收，随尿液排出，其变化主要反映肾小球的滤过功能。在排除影响肌酐代谢的肾外因素外，尿和血中的肌酐含量通常可作为内生肌酐清除率即肾滤过功能的重要指标。机体蛋白质含量减少时可以使机体自有的代谢成肌酐的产物减少，另外外源性蛋白质如动物蛋白、植物蛋白摄入过少时也可以使血中的肌酐降低，多提示机体肌肉含量相对偏低的可能，本研究中老年期痴呆组与三个病证结合组大鼠血中肌酐含量均降低，可能与模型组大鼠整体营养状态较差，肌肉含量相对偏低有关。

B. 酮体代谢：酮体是人体利用脂肪的正常现象，由脂肪酸的 β-氧化及其他代谢所产生的乙酰 CoA，在一般的细胞中可进入三羧酸循环进行氧化分解，但在动物的肝脏、肾脏、脑等组织中，乙酰 CoA 还有另一条代谢去路，生成乙酰乙酸、β-羟基丁酸和丙酮，这三种产物统称为酮体。与酮体代谢相关的是乙酰乙酸、β-羟基丁酸，两者含量的降低，提示机体内通过脂肪酸氧化产能降低。本研究中老年期痴呆组血清、尿液中乙酰乙酸均降低，三个病证结合模型组尿液中乙酰乙酸均降低，提示模型组大鼠通过脂肪酸氧化产能的功能异常。

C. 氨基酸代谢：缬氨酸、丙氨酸、甘氨酸均为组成蛋白质的氨基酸之一。缬氨酸属于支链氨基酸，是人体必需的 8 种氨基酸之一，是生糖氨基酸，它与异亮氨酸和亮氨酸共同促进身体正常生长，修复组织，调节血糖，并提供需要的能量，在参加剧烈体力活动时，可以给肌肉提供额外的能量产生葡萄糖，以防止肌肉衰弱，还帮助从肝脏清除多余的氨等潜在的毒素，并将身体需要的氮运输到各个部位，当缬氨酸不足时，大脑中枢神经系统功能会发生紊乱。甘氨酸、丙氨酸均为非必需氨基酸，还具有神经递质的功能，均为抑制性神经递质；丙氨酸还是葡萄糖代谢的重要参与和调控者，其代谢异常还与肾小球的滤过和回收功能有关[92]，丙氨酸含量的降低表明，体内蛋白质和氨基酸的分解代谢加强。本研究中老年期痴呆组血中缬氨酸、丙氨酸、酪氨酸含量降低，病证结合痰浊阻窍证组酪氨酸、缬氨酸含量降低，病证结合寒凝血瘀证组缬氨酸、丙氨酸含量降低，老年期痴呆组与三个病证结合模型组尿中丙氨酸含量均降低，该结果提示模型大鼠体内存在氨基酸代谢的异常，缬氨酸、酪氨酸含量的降低还提示模型大鼠大脑中枢神经系统功能可能发生紊乱。

D. 糖代谢：在得出的差异代谢物中，与糖代谢有关的化合物有 α-葡萄糖、N-乙酰糖蛋白。葡萄糖是生物体新陈代谢不可缺少的重要物质之一，它参与包括糖代谢、脂代谢、能量代谢等很多代谢过程。与葡萄糖相关的代谢途径有多条，以糖酵解/糖异生为主。疾病模型组与三个病证结合模型组血液中的 α-glucose 均升高，说明葡萄糖生成增多，利用减少，均存在糖代谢紊乱，相对而言，病证结合痰浊阻窍证组的糖代谢紊乱较轻。

E. 脏器功能异常：机体内的马尿酸主要由肠道微生物代谢产生，其含量的变化提示可能有肠道环境的改变。有研究表明马尿酸可反映肝脏的能量代谢情况，是肝脏能量代谢的负荷指标，任何因素影响肝细胞线粒体氧化磷酸化的能力从而引起肝脏能量代谢的障碍均可影响马尿酸的合成[93]。马尿酸是由苯甲酸和甘氨酸在肝内结合而成，经肾小球滤过后，肾小管不对其进行重吸收而直接排出，因此其变化还可反映肾小管病变[94]。老年期痴呆组与三个病证结合组尿液中马尿酸均升高，表明均存在肝脏的损伤。

马尿酸、二甲胺与肝胆、胃肠功能变化相关。二甲胺和马尿酸来自消化道微生物产生的腐败产物，两者含量的变化一方面与饮食有关，茶、果汁等摄入增多时则尿液中浓度增加，另一方面反映了肠道微生物菌群的失调。病证结合肾虚精亏证组二甲胺含量升高明显，提示病证结合肾虚精亏证组存在相对较重的肠道功能异常。

本研究从建立合理可靠的病证结合老年期痴呆动物模型入手，对老年期痴呆肾虚精亏证、痰浊阻窍证、寒凝血瘀证三个典型证候的部分微观机制进行了探索，结果发现，老年期痴呆疾病的发生发展，与炎性细胞因子的激活、氧化应激反应的启动、蛋白异常的修饰和沉积、胆碱能系统的负载、性激素水平的下降及代谢网络的改变有关。

各模型组间有共同的病理变化，比如均存在 IL-6、TNF-α、MDA、GSH-Px、NO、SOD、tau、Aβ$_{1-42}$、AChE、ChAT、T 和 E2 异常，以及乳酸、肌酐、丙氨酸、乙酰乙酸、乙酸的含量降低，α-葡萄糖、马尿酸的含量升高，反映出模型大鼠存在炎性细胞因子的激活、氧化应激反应的启动、蛋白异常的修饰和沉积、胆碱能系统的负载、性激素水平的下降，以及能量、糖类、脂类、氨基酸代谢的紊乱，这些均是组成机体整个"内环境稳态"的局部或小范围的平衡状态破坏的表现，可见老年期痴呆组与三个典型证候组均存在"内环境稳态"的失衡，因其属于同一疾病，疾病的基本矛盾决定其必定存在共同的病理变化，本研究中各模型组相同的病理改变即是由此决定。同时，每一种证候模型大鼠的内环境的状态是不同的，因此其对应激源刺激后的反应不尽相同，从而出现该证候特异的变化，本研究中氧化应激反应的启动、性激素水平的下降、胆碱能系统的负载、三羧酸循环的障碍及肠道功能的异常在病证结合肾虚精亏证模型大鼠更为明显；炎性细胞因子的激活、蛋白异常的修饰和沉积在病证结合痰浊阻窍证模型大鼠更为明显；寒冷刺激引起的血管损伤进而诱导的 NO 释放，则在一定程度上影响着寒凝血瘀证的发展。

综上所述，同病异证是在病因主导下，季节气候、地域、社会环境等外因作用于机体体质之内因形成的，整体观念是其理论渊源，体质是其形成基础。机体内环境在受到应激源刺激后出现"内环境稳态"失衡导致疾病产生，但由于机体不同的内环境状态（外在表现为体质差异）产生不同的应答反应而表现出不同的证，稳态失衡的程度不同及机体应答后脏腑功能损伤的偏重不同可能是同一疾病表现出不同证候类型的内在原因。对于老年期痴呆而言，肾精不足是老年期痴呆的基本病机，血瘀、痰浊是在肾虚基础上形成的因虚致实的病机变化，肾精亏虚气化功能障碍导致血液运行迟缓形成血瘀，津液代谢失常形成痰浊，血瘀、痰浊是在肾虚基础上产生的，阐明其核心病机肾精亏虚的内在机制对于本病的证候研究尤为重要。

秦亚莉 韩 诚 著

## （二）阿尔茨海默病同病异证 tau 蛋白异常磷酸化机制研究

AD 是年龄、性别、饮食习惯、高血糖、血管因素等多因素综合作用的疾病，中医学在整体观念和同病异治理论的指导下，采用辨证分型论治，取得了较好的临床效果。辨证论治是中医学的特长所在，这与现代医学只重视研究 AD 的某一种病理改变不同，但同病异治之根源即同病异证的生物学基础尚不清楚。本次研究基于 tau 蛋白不同位点的磷酸化对 tau 蛋白结构和功能的影响不同，来研究不同 AD 证候中 tau 蛋白磷酸化位点的差异，为同病异证理论寻找现代生物学依据。

### 1. AD 病证结合动物模型的制备及验证

（1）研究内容

本研究构建了 AD 肾精亏虚证、痰浊阻窍证、瘀血阻络证病证结合动物模型，并进行了模型验证，以便在此基础上进一步研究不同证候类型与 tau 蛋白异常磷酸化位点的关系。

研究中 Western blot 实验结果采用 GelPro31 对目的蛋白条带进行灰度分析。采用 GraphPad Prism 5.0 软件进行数据统计分析，实验数据以 $\bar{x} \pm s$ 表示，行为学数据采用重复测量双因素方差分析，Tukey 检验；其余数据采用单因素方差分析，Newman-Keuls 检验，以 $P < 0.05$ 认为有显著性差异。

（2）研究结果

1）抗氧化能力检测结果

A. 与假手术组相比，肾精亏虚组大鼠皮层抗氧化能力（T-AOC）活力降低（$P < 0.01$）；痰浊阻窍组（$P < 0.01$）、瘀血阻络组（$P < 0.01$）的 T-AOC 活力也降低；肾精亏虚组、痰浊阻窍组、瘀血阻络组三者相比，组间无显著性差异（$P > 0.05$）；AD 组与假手术组比较差异不明显（$P > 0.05$）。与 AD 组相比，痰浊阻窍组 T-AOC 活力下降（$P < 0.05$），其余组的 T-AOC 活力均较 AD 组低，但无显著性差异（$P > 0.05$）。

B. 与假手术组相比，肾精亏虚组海马组织过氧化氢酶（CAT）活力降低（$P < 0.01$），痰浊阻窍组（$P < 0.01$）、瘀血阻络组（$P < 0.01$）的 CAT 活力降低；AD 组的 CAT 活力也有下降（$P < 0.05$）。与 AD 组相比，痰浊阻窍组 CAT 活力降低（$P < 0.05$）。三证候组间比较无明显差异。结合 T-AOC 检测结果，表明 D-gal 长期皮下注射使机体的抗氧化能力下降，而局部注射 $A\beta_{25-35}$ 也可一定程度上引起脑组织抗氧化能力下降，但下降幅度较复合注射 D-gal 者为小。

C. 与假手术组相比，肾精亏虚组血浆一氧化氮合成酶（NOS）含量增高（$P < 0.05$），痰浊阻窍组（$P < 0.05$）、瘀血阻络组（$P < 0.05$）的 NOS 含量也增高；AD 组与假手术组比较，无显著性差异。与 AD 组比，三证候组 NOS 的含量均增高（$P < 0.05$）。表明 D-gal 长期皮下注射使机体的氧自由基生成增多。

D. 与假手术组相比，肾精亏虚组血浆 MDA 含量增高（$P < 0.05$）；痰浊阻窍组（$P < 0.05$）、瘀血阻络组（$P < 0.05$）的 MDA 含量也增高；AD 组与假手术组相比无显著性差异（$P > 0.05$）。与 AD 组比，肾精亏虚组血浆 MDA 含量增高（$P < 0.05$）。表明 D-gal 长期皮下注射使机体产生了大量有害的过氧化产物。

综上，给予 D-gal 长期皮下注射可使机体抗氧化能力下降，氧自由基生成增多，过氧化产物生成增多，进而促进机体衰老，表明 AD 三典型证候模型肾精亏虚的本虚模型构建成功。

2）血脂检测结果：与假手术组、AD 组、肾精亏虚组、瘀血阻络组相比，痰浊阻窍证组大鼠血总胆固醇（total cholesterol，TC）、甘油三酯（triglyceride，TG）及低密度脂蛋白（low density lipoprotein，LDL）含量明显升高（$P < 0.001$），而假手术组、AD 组、肾精亏虚组、瘀血阻络组组间比较无明显差异（$P > 0.05$）。表明以高脂饲料长期喂养的大鼠会形成高脂血症，可模拟中医学嗜食肥甘厚味所形成的痰浊证。

3）血液流变学及凝血四项检测结果：与假手术组相比，瘀血阻络组大鼠全血黏度（$P < 0.01$）、血浆黏度（$P < 0.05$）、纤维蛋白原含量（$P < 0.05$）及血细胞比容值（$P < 0.05$）均增高，表明该组大鼠血液处于高凝、高黏状态，符合血瘀证血液流动慢、易凝血的特征。与假手术组相比，痰浊阻窍组大鼠的全血黏度（$P < 0.01$）、血浆黏度也增高（$P < 0.05$），是长期高脂饮食所致高脂血症的特征。AD 组、肾精亏虚组全血黏度、血浆黏度、纤维蛋

白原含量及血细胞比容值与假手术组比，差异不明显（$P>0.05$）。表明寒冷刺激可造成血液流动变慢、血液黏滞性增高，符合中医学"寒则脉凝涩"的理论，瘀血阻络证候模型构建成功。

4）MWM 行为学检测结果：在定位航行实验中，随着训练时间的延长，假手术组大鼠寻找水下平台的逃避潜伏期明显缩短，而经双侧海马 CA1 区脑立体定位注射凝聚态 Aβ$_{25-35}$的 AD 组、肾精亏虚组、痰浊阻窍组、瘀血阻络组大鼠的逃避潜伏期未见明显缩短（$P<0.01$）；而且 AD 组及三证候模型组间比较无显著性差异，表明 Aβ$_{25-35}$对大鼠的空间学习记忆能力造成了损伤。空间探索实验中，与假手术组相比，AD 组、肾精亏虚组、痰浊阻窍组、瘀血阻络组大鼠穿越平台次数明显减少（$P<0.01$）；在目标象限停留的时间较假手术组明显缩短（$P<0.01$），与定位航行实验的结果一致。表明 Aβ$_{25-35}$对大鼠的学习记忆能力造成了损伤，而高脂饮食和 D-gal 对大鼠学习记忆能力的影响不明显。

5）尼氏染色结果：假手术组大鼠海马神经元细胞排列整齐、形态完整，核仁清晰可见。与假手术组相比，AD 组、肾精亏虚组、痰浊阻窍组、瘀血阻络组大鼠海马神经元均出现不同程度的损伤，细胞排列松散、层次紊乱，形态不规则，并可见到浓染的细胞。统计各组神经元凋亡率可知，与假手术组相比，AD 组、肾精亏虚组、痰浊阻窍组、瘀血阻络组大鼠海马神经元均出现不同程度的凋亡现象。其中，与 AD 组相比，痰浊阻窍组大鼠海马 CA1 及 CA3 区神经元凋亡增多（$P<0.01$）；瘀血阻络组海马 CA1 区神经元凋亡较多（$P<0.05$）。与肾精亏虚组相比，痰浊阻窍组大鼠海马 CA1 区神经元凋亡率显著增高（$P<0.01$）。与瘀血阻络组相比，痰浊阻窍组大鼠海马 CA1 及 CA3 区神经元凋亡率均较高（$P<0.01$）。说明有毒性的凝聚态 Aβ$_{25-35}$造成了海马神经元的损伤，而在 AD 三典型证候组中，痰浊阻窍组海马神经元的损伤最为严重，表明高脂饮食加重了 Aβ$_{25-35}$对海马神经元的损伤。结合 MWM 行为学检测结果，证明 AD 疾病模型构建成功。

6）讨论：中医学以整体观念为指导，基于"同病异治"理论，采用辨证论治和三因制宜的原则对 AD 进行有针对性的精准性个体化诊治，取得了一定的临床效验。但同病异证的生物学基础尚不明晰，AD 同病异证现象在 AD 特征性病理变化的 tau 蛋白过度磷酸化位点上有何种表现，尚未见报道。因此，本次研究采用长期皮下注射 D-gal 促进大鼠衰老，以构建肾精亏虚证候模型；在长期皮下注射 D-gal 的基础上，给予长期高脂饲料喂养，以构建痰浊阻窍证候模型；在长期皮下注射 D-gal 的基础上给予冰水浴以构建瘀血阻络证候模型。在这三个证候模型的基础上，给予各组大鼠双侧海马 CA1 区注射凝聚态 Aβ$_{25-35}$多肽片段复合构建病证结合的 AD 模型，用以研究 AD 三典型证候与 tau 蛋白过度磷酸化位点间的相关性，以期为同病异证理论寻找现代生物学依据，也为 AD 分型论治的方药研究奠定基础。

A. 肾精亏虚证候模型的验证："人始生，先成精，精成而脑髓生"，可见先天之精是脑髓生成的物质基础，先天之精充盛与否直接影响了脑髓的发育。肾藏精，为先天之本，肾中所藏之精包括先天之精和后天之精。先天之精禀受于父母，是形成生命的原始物质，是后天之精赖以化生的基础；后天之精来源于水谷精微及其他脏腑，"肾者主水，受五脏六腑之精而藏之"，后天之精不断充养先天之精，两者共同发挥维持生命活动，促进机体生长、发育和生殖的功能，也影响了脑髓的盈亏。肾中精气充盛，人体生长发育功能旺盛；到老年期，肾中精气渐衰，就表现为"形体皆极""齿发去"的衰老状态。肾主骨生髓，髓上充于脑，脑为髓海，肾精亏虚，髓海不足，表现为"脑转耳鸣，胫酸眩冒，目无所见，懈怠安卧""年高无记性者，脑髓渐空"，这些均表明衰老以肾精亏虚为本。散发型 AD 占 AD 患者总数约 95%，患者年龄多在 65 岁以上，这一年龄段在中医学为"八八"之后，"八八肾脏衰，形体皆极"，肾精亏虚为其本质性改变，现代中医学者也据此概括出 AD 患者"以肾精亏虚为本"的病理机制。

现代医学认为，衰老指人体的细胞、组织、器官在结构和功能上随着年龄增长而逐渐衰退的过程，是生命的自然过程，这一过程受自然社会环境中诸多因素的影响，常伴随抗氧化能力的降低。自由基是机体正常代谢的中间产物，生理状态下，自由基的产生和清除处于平衡状态，但随着年龄的增长，自由基的生成增多，而机体对其清除能力却下降，不断积累的自由基可损伤线粒体及 DNA，并使生物膜发生脂质过氧化，生成 LPO，如丙二醛（MDA）等，这些有害物质会引发毒性反应进而造成机体衰老[95]。

机体的抗氧化防御系统包括酶促抗氧化防御系统和非酶促抗氧化防御系统，抗氧化酶包括超氧化物歧化酶（SOD）、CAT、谷胱甘肽过氧化物酶（GSH-P$_X$）等，非酶促抗氧化剂包括维生素 C、维生素 E、胡萝卜素、转铁蛋白等。这两个系统协同作用，主要通过消除自由基和活性氧、分解过氧化产物、清除起催化作用的金属离子，进而阻断过氧化链，发挥抗氧化作用。机体的抗氧化物质中有很多可以将 $Fe^{3+}$ 还原为 $Fe^{2+}$，T-AOC 检测试剂盒即利用此原理检测机体的 T-AOC。CAT 是一种常见的高效抗氧化酶，能够催化 $H_2O_2$ 分解为水和氧气，是检测机体抗氧化能力的重要指标。

NO 是体内信号转导的气体信号分子，在舒缓血管平滑肌、增强突触可塑性及记忆功能等多种生理活动中有重要作用[96]，它是一种包含一个未配对电子的自由基，在高浓度状态下，可与超氧阴离子（$O_2^-$）反应，生成过氧亚硝酸离子（$ONOO^-$），该物质及其分解产物对细胞有毒性作用。NO 的生成有赖于 NOS，NOS 有三种亚型——神经型（neuronal NOS，nNOS）、内皮型（endothelial NOS，eNOS）、诱导型（inducible NOS，iNOS）[97]。nNOS 主要在神经元中，对神经元的发育、神经传导、突触可塑性等有重要作用，但当神经元损伤时，nNOS 表达增多，进而产生大量的 NO，产生神经毒性[98]；iNOS 主要存在于星形胶质细胞、小胶质细胞、巨噬细胞中，在组织损伤时 iNOS 被激活，抵抗微生物和病原体，若 NO 合成增多，超过代谢范围则引起病理反应；eNOS 主要分布于血管内，其生成的 NO 有助于调节血管功能，而 NOS 的这三种同工酶中，以 iNOS 产生 NO 的量最多。

D-gal 长期皮下注射可使细胞内半乳糖浓度增高，并在醛糖还原酶的催化下形成半乳糖醇，这种半乳糖醇不能被进一步代谢，当其大量堆积在细胞内时，会影响细胞的渗透压，导致细胞肿胀，功能障碍，同时还能破坏机体的抗氧化防御系统，使自由基堆积，进而引起机体衰老，因此常用这种方法构建大鼠亚急性衰老模型。其相应的表现主要为组织抗氧化能力及相关抗氧化酶类如 CAT、SOD 等活性的降低，NOS 活力增高，以及脂质过氧化产物 MDA 的生成增多。

本次研究通过检测大鼠皮质 T-AOC、海马 CAT 活力，以及血清 MDA 含量、NOS 活力来验证衰老期的肾精亏虚证模型。结果显示，给予 D-gal 处理的肾精亏虚组、痰浊阻窍组、瘀血阻络组大鼠皮质 T-AOC 较假手术组下降；海马 CAT 活力降低；血清 MDA 含量增高，总 NOS 活力增高，表明三典型证候组大鼠抗氧化能力减弱、自由基生成过多、过氧化产物增多，老年期肾精亏虚证候模型构建成功。

B. 痰浊阻窍证候模型的验证：肾为先天之本，脾胃为后天之本，老年人气血渐衰，脾胃运化能力本已减弱，若饮食不知节制，嗜食肥甘厚味，常导致中焦运化不及，水湿停聚而为痰浊。痰之为病，随气上下，闭阻脑络，则头蒙不清，痴呆善忘，即陈士铎所谓"痰势最盛，呆气最深"。对于无形之痰的实质问题，学者们进行了很多研究，目前形成的观点认为，痰浊与脂肪代谢障碍关系密切，血脂升高与痰湿、痰热证相关，宋剑南等通过药物反证，证明了痰浊与高脂血症的相关性。有学者发现痰浊证患者血清 TC、TG、LDL 的含量均较正常人及非痰浊证者高，且运用具有化痰泻浊功效的瓜蒌、泽泻、茵陈等药物可以降低 TC、TG 的水平，因此高脂血症可能是痰浊证的生化基础，可作为痰浊证的微观辨证指标之一。

痰浊证动物模型的构建通常采用投喂高脂饲料的方法[99]，模拟人类饮食不节、嗜食肥甘厚味的不良生活习惯。本次研究中痰浊阻窍组大鼠采用 6 周高脂饲料喂养，通过检测该组大鼠血清 TC、TG、LDL 水平，结果显示，与假手术组相比，该组大鼠血清 TC、TG、LDL 水平均明显增高，痰浊阻窍证候模型构建成功。由于血液中脂类物质含量增高，在血流变检测结果中，该组大鼠全血黏度和血浆黏度也增高，符合痰浊模型的表现。

C. 瘀血阻络证候模型的验证：一方面，老年人肾精亏虚，气化无源，温煦机体及推动血行的能力下降，致寒凝血瘀、气虚血瘀；另一方面，精不化血，血液化生乏源，脉道失于濡养，致血虚血瘀。瘀血阻滞脉络，清窍失养，元神失聪，则病善忘痴呆[100]。

血瘀证动物模型的构建方法有多种，如模拟中医血瘀证的致病因素，寒凝、气滞、阳虚、气虚、外伤等；或采用手术方法造成血管阻塞、微循环障碍等。该证候模型多用血液流变学和凝血功能来评价模型构建是否成功，主要表现为"浓、黏、凝、聚"状态，即血细胞比容增加，全血及血浆黏度增加，纤维蛋白原含量增加（血液凝固性增加），血小板聚集性增加[101]。本次研究中瘀血阻络组大鼠采用冰水游泳的方式，通过低温伤阳、运动耗气两种方式构建全身性的瘀血阻络模型。经检测血液流变学及凝血相关指标，该组大鼠全血黏度、血浆黏度、血细胞比容均增高，纤维蛋白原含量也增高，表明该组大鼠血液处于瘀滞状态，瘀血阻络模型构建成功。

D. AD 疾病模型验证：AD 患者最显著的临床表现为近事记忆障碍，在脑内与海马的关系最为密切。海马属于大脑边缘系统，是与学习记忆能力相关性最大的脑区，由海马回（hippocampus）、齿状回（dentate gyrus，DG）、下托及邻近的内嗅皮质区构成。海马细胞分为分子层、锥体层、多形层，并据此将其分为 CA1～CA4（cornu ammonis，CA）四个区，在啮齿类动物海马分为 CA1～CA3 三个区[102]，居于顶部的 CA1 区细胞层数较少，也最容易受到损伤。

海马区的学习记忆信息传导通路主要为内嗅皮质区的神经冲动经前传通通路投射到齿状回，并与齿状回的颗粒细胞建立突触联系；齿状回与 CA3 区锥体细胞的树突棘形成联系；到达 CA3 区的神经冲动通过 Schaffer 侧支传递至同侧海马 CA1 区锥体细胞，再通过脑下脚和穹隆海马伞到达主管记忆储存的大脑皮质[103]，可见 CA1 区细胞损伤可直接影响记忆信息的形成和储存。

现行的 AD 疾病模型主要有两种：药物致 AD 和转基因 AD 模型。药物致 AD 构建方法主要有脑内注射 Aβ$_{25-35}$ 毒性片段[104]、脑内注射冈田酸、腹腔注射东莨菪碱、灌胃致铝元素中毒[105]、脑内注射鹅膏蕈氨酸等。Aβ 是 SP 的核心毒性成分，而 Aβ$_{25-35}$ 多肽片段是主要的活性片段，脑内注射该毒性片段可导致神经细胞发生退行性病变，引起学习记忆障碍[106]，该方法也是应用最多的 AD 造模法。冈田酸（Okadaic acid，OKA）是选择性磷酸酯酶 2A（phosphatases 2A，PP2A）抑制剂[107]，PP2A 是脑内参与 tau 蛋白去磷酸化最重要的磷酸酯酶之一，脑内注射 OKA 可抑制 PP2A 活性，导致 tau 蛋白过度磷酸化，引发严重的记忆损伤。东莨菪碱是非特异性 M 受体阻断剂，能够抑制大脑信息的传递，模拟神经退行性疾病中胆碱能系统功能下降的病理变化，该模型常用于药物筛选[108]。转基因动物模型主要有可形成 SP 沉积的 APP 转基因鼠或 APP/PS1 双转基因小鼠；可形成神经原纤维缠结（NFTs）的 tau 转基因鼠；快速老化-8 系鼠（senescence accelerated mouse-prone 8 strain，SAMP8），以及复合 SP 和 NFTs 的三转基因鼠。这些模型均以模拟 AD 临床表现或特征性病理产物为基础，其中 Aβ$_{25-35}$ 毒性多肽片段脑定位注射最符合经典的 Aβ 级联假说，也与大部分 AD 患者的发病历程类似，而且本次研究的目的在于观察 AD 不同证候间 tau 蛋白磷酸化的特异性改变，因此选择了 CA1 区脑定位注射 Aβ$_{25-35}$ 毒性多肽片段的造模方法。

MWM 于 1981 年由 Morris 发明，是研究学习记忆能力最常用的实验方法之一。该实验利用啮齿类动物天生会游泳但又厌恶水环境的特性，将鼠置于圆形水池中，水下平台是其唯一可栖息的场所，通过多次训练，使其学会寻找在水中固定位置隐藏着的平台的技能，进而形成稳定的空间位置记忆。

水是啮齿类动物非常厌恶的环境，当它处于水中时会急于寻找逃生出口，但垂直光滑的圆形水池壁并没有提供出口，并且被迫在水中游泳的动物也看不到水下隐藏的平台，它们若想尽快找到平台脱离水环境就必须利用环境中的线索对平台定位。因此，该实验主要检测经过多次训练后，鼠对平台位置的定位能力，也即空间学习记忆能力。定位航行实验中，假手术组大鼠寻找平台的潜伏期在训练的四天内明显缩短，表明该组大鼠记住了平台的位置；而 AD 组及三证候模型组大鼠的潜伏期却没有明显的改变；空间探索实验中，假手术组大鼠在目标象限停留的时间较其余组大鼠的时间长，穿越平台的次数也较其余组大鼠多，表明脑内注射凝聚态 Aβ$_{25-35}$ 损伤了大鼠海马神经元，造成大鼠空间学习记忆能力的损伤。

以上实验结果从行为学、抗氧化能力、血脂水平、血液流变学、凝血功能、海马神经元病理改变等方面证明了 AD 组疾病模型，以及肾精亏虚组、痰浊阻窍组、瘀血阻络组病证结合动物模型构建成功。

**2. AD 同病异证 tau 蛋白异常磷酸化的机制研究**

tau 蛋白是一种含量最多的可促进微管组装和维持微管稳定的微管相关蛋白，可参与轴突运输、调节微管的乙酰化作用，并能与微管之外的其他蛋白结合，进而影响其功能的发挥。现已发现 tau 蛋白的 80 多个磷酸化位点，其中有 40 多个磷酸化位点与 AD 关系密切，但不同位点的磷酸化对 tau 蛋白的影响不同，这与中医学同病异证理论有相通处。因此，本次研究在病证结合动物模型的基础上进一步研究 AD 不同证型与 tau 蛋白不同磷酸化位点间磷酸化改变的相关性，以期为 AD 同病异证理论寻找现代生物学依据。

（1）研究内容

在 AD 肾精亏虚证、痰浊阻窍证、瘀血阻络证病证结合动物模型的基础上，进一步研究不同证候类型与 tau 蛋白异常磷酸化位点的关系。

tau 磷酸化位点的选择主要参考现在已有的文献，选择 tau 蛋白脯氨酸富集区的 T181、S199、T205、T212、S214、T231 及 C 端的 S396、S404、S409 为研究对象。

研究采用 GraphPad Prism 5.0 软件进行数据统计分析，实验数据以 $\bar{x} \pm s$ 表示，采用多因素方差分析进行组间比较，Newman-Keuls 检验，以 $P<0.05$ 认为有显著性差异。

（2）研究结果

1）AD 痰浊阻窍证 tau 蛋白异常磷酸化位点

A. Thr181 位点的磷酸化改变：Western blot 法检测 tau 蛋白异常磷酸化位点，与假手术组相比，AD 组（$P<0.01$）、肾精亏虚组（$P<0.01$）、痰浊阻窍组（$P<0.001$）、瘀血阻络组（$P<0.01$）Thr181 位点的磷酸化均有增加，其中以痰浊阻窍组的过度磷酸化增加最为显著（$P<0.001$）；与 AD 组比，三证候模型组 Thr181 位点的磷酸化均明显增加（$P<0.01$），其中痰浊阻窍组的过度磷酸化增加最为明显（$P<0.001$）。与肾精亏虚组及瘀血阻络组比，痰浊阻窍组 Thr181 位点的磷酸化显著增加（$P<0.001$）。表明 A$\beta_{25-35}$ 促进了 tau 蛋白 Thr181 位点的过度磷酸化，D-gal 引起的衰老加重了该位点的磷酸化；对于衰老且脑内有 A$\beta$ 沉积的动物，长期高脂饮食会加剧该位点的过度磷酸化。

免疫组化法检测 tau 蛋白 Thr181 位点的磷酸化改变，与假手术组相比，三证候模型组海马 CA3 区均出现了棕黄色阳性染色，其中以痰浊阻窍组阳性染色密度最大、颜色最深，且该磷酸化位点主要定位于海马 CA3 区的轴突中。

免疫荧光法检测 tau 蛋白 Thr181 位点的磷酸化改变，在三证候模型组中 CA3 区 Thr181 位点染色呈阳性的绿色荧光，而以痰浊阻窍组呈强阳性染色，该结果也验证了 Western blot 与免疫组化的结果。

B. Thr231 位点的磷酸化改变：Western blot 法检测 tau 蛋白异常磷酸化位点，与假手术组相比，AD 组（$P<0.05$）、肾精亏虚组（$P<0.01$）、痰浊阻窍组（$P<0.001$）、瘀血阻络组（$P<0.001$）Thr231 位点的磷酸化均有增加，其中三证候模型组的增加较 AD 组更显著（$P<0.05$）。与 AD 组比，肾精亏虚组（$P<0.05$）、痰浊阻窍组（$P<0.001$）、瘀血阻络组（$P<0.001$）Thr231 位点的磷酸化明显增加；与肾精亏虚组比，痰浊阻窍组及瘀血阻络组 Thr231 位点的磷酸化显著增加（$P<0.001$）；与瘀血阻络组比，痰浊阻窍组 Thr231 位点的磷酸化改变更明显（$P<0.001$）。表明 A$\beta_{25-35}$ 促进了 tau 蛋白 Thr231 位点的过度磷酸化，D-gal 引起的衰老加重了该位点的磷酸化；对于衰老且脑内有 A$\beta$ 沉积的动物，长期高脂饮食或由寒冷刺激、阳气虚衰引起血瘀，均会加重该位点的过度磷酸化，又以高脂饮食引发的痰浊证影响最大。

免疫组化法检测 tau 蛋白 Thr231 位点的磷酸化改变，与假手术组相比，三证候模型组海马 CA1 及 CA3 区均出现了棕黄色阳性染色，其中以痰浊阻窍组阳性染色密度最大、颜色最深。与假手术组相比，三证候模型组 Thr231 位点的磷酸化明显增加，其中以痰浊阻窍组的增加最明显，且该磷酸化位点主要定位于海马 CA1 及 CA3 区的神经元胞体及轴突中。

C. Ser409 位点的磷酸化改变：Western blot 法检测 tau 蛋白异常磷酸化位点，与假手术组相比，肾精亏虚组（$P<0.01$）、痰浊阻窍组（$P<0.01$）、瘀血阻络组（$P<0.01$）Ser409 位点的磷酸化均有增加；AD 组在该位点的磷酸化也呈增加趋势，但差异无统计学意义（$P>0.05$）。与 AD 组相比，肾精亏虚组（$P<0.05$）、痰浊阻窍组（$P<0.01$）Ser409 位点的磷酸化增加显著。与肾精亏虚组比，痰浊阻窍组 Ser409 位点的磷酸化增加明显（$P<0.05$）；与瘀血阻络组比，痰浊阻窍组 Ser409 位点的磷酸化增加明显（$P<0.01$）。

综上，tau 蛋白 Thr181、Thr231、Ser409 三位点在 AD 组、肾精亏虚组、痰浊阻窍组、瘀血阻络组均发生了过度磷酸化，但各组间磷酸化的程度不同，现有结果提示，Thr181、Thr231、Ser409 三个位点的过度磷酸化与 AD 痰浊阻窍证的关系最为密切。

2）AD 瘀血阻络证 tau 蛋白异常磷酸化位点

A. Thr212 位点的磷酸化改变：Western blot 法检测 tau 蛋白异常磷酸化位点，与假手术组相比，AD 组、肾精亏虚组、痰浊阻窍组 Thr212 位点的磷酸化呈增加趋势，但差异无统计学意义（$P>0.05$）。与假手术组比，瘀血阻络组 Thr212 位点的磷酸化明显增加（$P<0.001$）；与 AD 组及肾精亏虚组比，瘀血阻络组 Thr212 位点的磷酸化也明显增加（$P<0.001$）；与痰浊阻窍组比，瘀血阻络组 Thr212 位点的磷酸化明显增加（$P<0.01$）。

B. Ser396 位点的磷酸化改变：Western blot 法检测 tau 蛋白异常磷酸化位点，与假手术组相比，肾精亏虚组、痰浊阻窍组 Ser396 位点的磷酸化呈增加趋势，但差异无统计学意义（$P>0.05$）；AD 组在该位点的磷酸化略降低；瘀血阻络组在该位点的磷酸化较其余四组均明显增加（$P<0.001$）。

综上，Thr212、Ser396 两个位点在肾精亏虚组、痰浊阻窍组、瘀血阻络组均发生了过度磷酸化，但各组间磷酸化的程度不同，现有结果提示，Thr212、Ser396 两个位点的过度磷酸化与 AD 瘀血阻络证的关系最为密切。

3）AD 组 tau 蛋白异常磷酸化位点：Western blot 法检测 tau 蛋白异常磷酸化位点，与假手术组相比，肾精亏虚组、痰浊阻窍组、瘀血阻络组 Ser214 位点的磷酸化均呈增加趋势，但差异无统计学意义（$P>0.05$），而 AD 组在该位点的磷酸化明显增加（$P<0.001$）。与肾精亏虚组、痰浊阻窍组、瘀血阻络组相比，AD 组在 Ser214 位点的磷酸化明显增加（$P<0.01$）。

该结果显示，$A\beta_{25\text{-}35}$ 可促进 Ser214 位点的过度磷酸化，且其磷酸化幅度比同时给予 D-gal 的组别大，表明单独给予 $A\beta_{25\text{-}35}$ 与在衰老大鼠体内给予 $A\beta_{25\text{-}35}$，对 tau 蛋白磷酸化的影响是不同的。

4）无明显改变的 tau 蛋白磷酸化位点：Western blot 法检测各组 tau 蛋白异常磷酸化位点，Ser199、Ser404、Thr205 三位点在 AD 组及三证候组中的磷酸化均有增加，但差异不显著（$P>0.05$）。

5）AD 肾精亏虚组 tau 蛋白异常磷酸化位点：综合以上各组 tau 蛋白异常磷酸化位点结果可知，与假手术组相比，肾精亏虚组 Thr181、Thr231、Ser409、Thr212、Ser396、Ser214、Ser199、Thr205 位点的磷酸化均有增加，其中具有统计意义的 tau 蛋白异常磷酸化位点包括 Thr181、Thr231、Ser409 三个位点。痰浊阻窍组和瘀血阻络组的特异性位点磷酸化水平均在肾精亏虚组的基础上又有增加，这一结果表明肾精亏虚可能是 AD 不同证候中 tau 蛋白发生过度磷酸化的基础。

6）CDK5、GSK3β 在 AD 三典型证候中的表达情况：CDK5 和 GSK3β 都是参与 tau 蛋白磷酸化的蛋白激酶，与假手术组相比，AD 组 CDK5 的表达量明显增加（$P<0.01$）；肾精亏虚组（$P<0.001$）、痰浊阻窍组（$P<0.001$）、瘀血阻络组（$P<0.05$）的 CDK5 表达量亦有增加，其中肾精亏虚组和痰浊阻窍组中 CDK5 的表达量较 AD 组高，而瘀血阻络组的表达量较 AD 组为低，但差异无统计意义（$P>0.05$）。

与假手术组相比，AD 组 GSK3β 的表达量有增加（$P<0.05$）；肾精亏虚组、痰浊阻窍组 GSK3β 的表达量明显增加（$P<0.001$）；在瘀血阻络组，GSK3β 的表达量略有增加（$P<0.05$）。而且在三证候组中 GSK3β 的表达量增加幅度较 AD 组明显，但组间比较无明显差异，表明这两种蛋白激酶可能都参与了 AD 三证候模型 tau 蛋白磷酸化改变的过程。

比较上述 tau 蛋白各磷酸化位点的表达量与这两种激酶表达量的变化趋势，可见 Thr181 和 Ser409 的变化趋势与 CDK5、GSK3β 的变化趋势较为一致，表明这两种激酶可能更多地参与了 Thr181、Ser409 位点过度磷酸化的调控。

7）讨论

A. AD 与 tau 过度磷酸化：AD 以高度磷酸化的 tau 蛋白形成的神经纤维缠结为特征性病理标志物，属于 tau 病的一种。高度磷酸化的 tau 蛋白与微管结合能力下降、丧失了维持微管稳定的功能，进一步导致轴突运输障碍、神经元退行性变。tau 基因突变会导致 NFTs 的形成，现代研究有很多采用 tau 转基因动物模型研究 AD 的发病机制及进行药物研发，但目前尚未发现与 AD 直接相关的 tau 突变基因。

现已发现的与 AD 相关的 tau 磷酸化位点约 45 个，其中大部分位于脯氨酸富集区（20 个位点）和 C 端（14 个位点）。不同位点的磷酸化对 tau 功能的影响不同，如由 GSK3β 介导的 Thr231 的过度磷酸化，会使 tau 与微管结合能力下降；Ser396 及 Ser404 位点的过度磷酸化会使 tau 的可溶性降低、形成更容易聚积的纤维状；Thr231、Ser396、Ser404 位点的过度磷酸化，会促进 Ser262、Ser199 位点的磷酸化增加。在氧化应激细胞模型中 tau 蛋白 Thr231、Ser396 位点的磷酸化增加，同时 GSK3β 的活性增强；不同位点的磷酸化对 tau 结构和功能改变的影响不同，单一位点或多位点同时磷酸化改变对 tau 造成的影响也不同，但可以肯定的是目前已经发现的 tau 蛋白各过度磷酸化位点的主要功能为降低 tau 与微管的结合能力、失去其稳定微管的功能及促进 tau 自身的纤维化改变和聚积。

B. AD 典型证候相关的 tau 蛋白过度磷酸化：在中医学整体观念理论的指导下，我们认为疾病的发生受到个人的先天禀赋、所生活的自然和社会环境、工作性质、生活起居、饮食偏嗜等多方面综合因素的影响，所以同一种疾病在不同个体及疾病的不同阶段会表现为不同的临床证候，即"同病异证"。AD 患者多为老年期发病，肾精亏虚为其根本性虚性生理改变，痰浊阻窍及瘀血阻络是其常见的实性病理改变。临床所见，肾精亏虚证以虚为主，除表现出近事记忆减退、认知障碍、社交障碍等典型 AD 症状外，还伴见头晕耳鸣、腰膝酸软、发脱齿摇、懒言少动、舌体瘦薄、脉沉细弱等症；痰浊阻窍证患者常伴见头蒙不清或头重如裹、嗜睡、脘腹胀满、口中多涎沫、舌苔白腻或黄腻、脉滑等症；瘀血阻络证常伴面色晦暗、皮肤色素斑增多、舌质紫暗或有瘀斑瘀点、脉沉涩之象[109]。

AD 的发病机制目前尚不清楚，但对于占绝大多数的散发性 AD 患者，高龄、低教育水平、吸烟、膳食因素、高胆固醇、高血糖、血管因素等都是危险因素；在基因方面，载脂蛋白 Eε4（apolipoprotein Eε4，APOEε4）基因携带者是散发性 AD 的高危人群，约有 50% 的 AD 患者至少携带一个 APOEε4 等位基因。可见 AD 是由多因素综合作用的结果，受不同因素影响的 AD 患者必然会表现为不同的临床证候。

那么，在 AD 不同证候中 tau 蛋白的磷酸化位点有何不同表现呢？本课题选取 tau 蛋白脯氨酸富集区的 T181、S199、T205、T212、S214、T231 及 C 端的 S396、S404、S409 位点进行探索。

肾精亏虚证与 tau 蛋白过度磷酸化：在成熟期之后，随着年龄增长，机体在形态结构和生理功能方面出现的退行性变化，即为衰老。结合先天之本肾在人体生、长、壮、老、已中的重要作用，学者们得出肾精亏虚是衰老的根本原因这一结论。氧化应激反应是机体新陈代谢中的一种基本反应，在此过程中会生成氧自由基。在生理状态下，自由基的生成和清除维持在动态平衡状态；但在衰老状态下，随着机体生理功能的减退，自由基的生成增多而清除减少，打破了机体的动态平衡状态，过多的自由基损伤蛋白质、核酸、线粒体等，影响细胞的代谢，最终导致细胞凋亡。

氧化应激作为 AD 病理改变的早期事件，可因 Aβ 沉积产生的 $H_2O_2$、LPO 而诱发 DNA 氧化损伤及线粒体功能障碍，进而伴随 tau 蛋白的过度磷酸化，诱发细胞凋亡[110]。这一观点与中医学认为的 AD 以肾精亏虚为本的观点一致。

痰浊阻窍证与 tau 蛋白过度磷酸化：中医学的痰浊证与现代医学的高脂血症最为接近，因此在研究中多用高脂饲料喂养大鼠构建高脂血症模型来模拟中医的痰浊证。与高脂血症关系最密切的遗传因素是 APOE 基因，此外高脂饮食、吸烟等也会导致高脂血症。

APOE 主要由肝脏合成，脑中的小胶质细胞和星形胶质细胞也能少量合成，其在中枢神经系统内主要参与胆固醇和脂蛋白的转运及代谢、神经元的可塑性调节及炎症反应。APOE 基因位于第 19 号染色体，有三个等位基因（ε2、ε3、ε4），可表现出六个基因型，在血浆中 APOEε4 与极低密度脂蛋白的亲和力较高，携带该等位基因的患者血胆固醇水平较高。更重要的是，APOEε4 等位基因与脑内 Aβ 沉积增加有关，可能在生命早期阶段促发 Aβ 的病理级联改变，是散发型 AD 的危险基因，可剂量依赖性但非正比例地增加 AD 的患病风险[111]。

吸烟、高脂饮食都可引起血胆固醇水平升高，中年时期的高胆固醇水平可增加老年 AD 的发病率[112]，而在中年时期应用他汀类降脂药物的人群可降低老年期 AD 的发病率，其作用机制可能涉及抑制 Aβ 沉积、抗脑萎缩、抗炎等[113]。另外，血脂代谢紊乱常会引起动脉粥样硬化等血管疾病，而脑血管硬化会引起脑灌流不足，进一步引发脑组织局部缺血、缺氧，造成患者认知功能减退，也是 AD 的危险因素。

本次研究通过长期高脂饲料喂养构建 AD 痰浊阻窍证候模型，经 Western blot、免疫组化、免疫荧光检测，结果显示，与假手术组、AD 组、肾精亏虚组、瘀血阻络组相比，痰浊阻窍组大鼠海马组织中 Thr181、Thr231、Ser409 位点的磷酸化明显增加，表明 tau 蛋白 Thr181、Thr231、Ser409 位点的过度磷酸化与老年期肾精亏虚 AD 者过食肥甘厚味关系更密切。

瘀血阻络证与 tau 蛋白过度磷酸化：血液的正常运行与心、脾、肾等脏腑的功能密切相关，"血得热则行，得寒则凝"，老年人肾精亏虚，肾阳不足，血液失于温煦，阴寒内盛则血液凝涩而瘀积；气虚无力推动血行，导致血液运行不利而瘀滞。再者老年人脏腑功能减退，气血津液运行失常，又容易生痰生饮，这些病理产物停留于机体局部，可引起脉络阻滞，若瘀阻脑络则发为健忘痴呆。

AD 患者最常见的一种脑血管病为 Aβ 在大脑皮质血管壁和软脑膜血管壁沉积引起的淀粉样脑血管病（cerebral amyloid angiopathy，CAA），临床症状以痴呆和多发性脑叶出血为主，与 SP 的核心成分 Aβ 一样，CAA 中在血管壁沉积的 Aβ 也可以看作是内生毒邪。有学者应用三转基因 AD 鼠研究老龄鼠的低体温调节状态与 AD 的关系，结果发现低温环境诱发了高龄鼠的 tau 蛋白磷酸化增加[114]，且以 Thr181、Thr231 的磷酸化增加为主，这与中医学老年阳虚，温煦推动能力不足而出现各种病理产物的观点类似。

本次研究采用冰水浴诱导 AD 瘀血阻络证大鼠模型，结果显示，该证候模型组大鼠以 tau 蛋白 Thr212、Ser396 位点的过度磷酸化为特征。本实验结果与 Marine Tournissac 等研究结果不同，可能与所用的实验动物不同有关。

本次研究采用长期皮下注射 D-gal 诱发慢性衰老大鼠模型，构建 AD 肾精亏虚证候模型，经检测，该组大鼠在 Thr181、Thr231、Ser409、Thr212、Ser396 位点的磷酸化均有增加，但该组大鼠各磷酸化位点表达量的增加幅度不如痰浊阻窍证、瘀血阻络证模型中明显。这一结果从 AD 的微观病理改变现象中验证了 AD 以肾精亏虚为本的病机变化特点，其在痰浊阻窍组、瘀血阻络组中不同磷酸化位点的改变为 AD 同病异证理论找到了生物学依据。

相关蛋白激酶的变化：CDK5 属于细胞周期依赖性蛋白激酶家族，是由脯氨酸介导的苏氨酸/丝氨酸激酶，在神经系统分布的 CDK5 在神经元迁移、轴突生长、突触传导、神经元存活和可塑性等多方面具有活性，同时它也是引起 tau 蛋白生理性和病理性磷酸化的重要激酶[115]。在神经退行性疾病中，抑制 CDK5 的活性，可以发挥神经元保护作用[116]。本次研究中，CDK5 的表达在 AD 组及三证候模型组的表达量明显高于假手术组，其中以痰浊阻窍组的表达量最高，表明 CDK5 可能参与了痰浊阻窍证候模型中相关位点的过度磷酸化。

GSK3 蛋白激酶家族几乎在所有组织中都有表达，GSK3β 是它的一个亚型，是一种脯氨酸介导的丝氨酸/苏氨酸激酶，在中枢神经系统中高表达。GSK3β 在生理情况下参与细胞周期调节、神经系统的发育和代谢[117]，有助于巩固记忆和维持细胞存活，在 AD、2 型糖尿病、情感障碍等多种疾病的病理过程中也发挥着重要作用[118]。就 AD 而言，GSK3β 是非常重要的促进 tau 蛋白磷酸化的激酶，可以直接促进 tau 蛋白 Ser396、Ser199、Ser404 等多个位点磷酸化，还可以通过与微管结合力调节激酶 2（microtubule affinity-regulating kinase2，MARK2）的相互作用使 tau 蛋白的 Ser262、Ser356 等位点磷酸化。Aβ 的大量沉积可以激活 GSK3β，GSK3β 的过度激活又会降低 PP2A 的活性，进而表现为 tau 蛋白过度磷酸化[119]。本次研究中，GSK3β 在 AD 组及三证候模型组的表达量明显增多，而在肾精亏虚组和痰浊阻窍组的表达量最高，表明 GSK3β 可能参与了肾精亏虚和痰浊阻窍证候模型中相关位点的过度磷酸化。

tau 蛋白不同位点的磷酸化对 tau 的结构和功能的影响也不相同，tau 神经毒性作用的发挥更大程度上与 tau 蛋白的特殊磷酸化位点相关，而非 tau 蛋白磷酸化位点总的数目[120]。在本次研究中，可以发现在以 Thr181、Thr231、Ser409 位点的过度磷酸化为特征的痰浊阻窍证候模型中，海马神经元的损伤表现较其他组更为严重。所以，探讨 tau 蛋白不同位点的磷酸化与 AD 不同临床证候间的相关性是非常有必要的。

由于 AD 在发病前有十多年的无症状期，因此寻找 AD 的早期生物标志物，并在病理产物未形成前对疾病进行干预就显得尤为重要。现在已有的早期诊断方法有测定脑脊液中 Aβ42 的浓度，以确定脑内 Aβ 的聚积情况；测定脑脊液中磷酸化 tau 蛋白（pTau）的含量，以评估神经损伤情况；以及观察脑萎缩程度的磁共振成像等。AD 患者脑脊液中磷酸化 Thr181[121]、Thr231[122]的水平常作为 pTau 的代表。但不同位点的磷酸化水平与神经细胞受损伤的严重程度有关，尤其在 NFTs 形成过程中，如 pThr231 出现在早期，pThr181、pSer214 出现在间期，至 NFTs 形成，众多与 AD 相关的位点被磷酸化。对 NFTs 形成过程中出现不同磷酸化位点的认识与本次研究结果类似，tau 蛋白某几个位点的磷酸化水平改变与患者的临床表现密切相关，AD 发展的不同阶段，在不同的患者，tau 蛋白各位点的磷酸化改变不同。

tau 蛋白过度磷酸化后形成 PHF 是 NFTs 形成的始发因素，据此，抑制 tau 蛋白磷酸化，包括抑制相关蛋白激酶的表达、增加 tau 蛋白去磷酸化、减少 tau 蛋白磷酸化，就可以阻止 NFTs 的形成，进而避免神经细胞骨架被破坏，但在生理状态下，磷酸化的 tau 蛋白对维持微管的结构和功能有重要作用，相关蛋白激酶的作用也不只局限于促进 tau 蛋白磷酸化一种，因此一味抑制 tau 的磷酸化或 tau 某一位点的磷酸化可能会造成其他的病变。

AD 是多因素综合作用造成的神经退行性疾病，AD 各特征性病理改变之间也存在相互作用，不同影响因素作用于人体可能产生不同的病理反应，但最终都可能形成相同的病理产物，tau 磷酸化位点在不同中医证候中表现不同就体现了这一点。近年来，针对单一靶点研发的药物临床试验失败也提醒学者们要用系统性、整体性方法研究 AD，而中医药在其中的作用不容忽视。

本次研究结果提示，以 D-gal 长期颈背部皮下注射制备亚急性衰老模型，并以高脂饲料喂养构建痰浊阻窍证、冰水浴构建瘀血阻络证，联合海马 CA1 区定位注射 Aβ25-35 复合制备 AD 肾精亏虚证、痰浊阻窍证、瘀血阻络证病证结合模型，基本符合中医学病因病机证候理论内涵。抗氧化能力水平、血脂水平、血液流变学改变、Morris 水迷宫检测、海马组织尼氏染色可以作为验证证候模型及疾病模型是否成功的生物学指标。

在本次研究中，Aβ25-35 促进了 tau 蛋白相关位点的过度磷酸化改变，且磷酸化增加的位点以肾精亏虚证候最广泛，痰浊阻窍证和瘀血阻络证 tau 蛋白磷酸化增加的位点以肾精亏虚证为基础而某些位点的增加更为明显，这一结果支持了中医学对 AD 病机以"肾精亏虚为本，痰浊、瘀血阻滞脑络为标"的理论认识和同病异证理论。具体表现为：

肾精亏虚证在 tau 蛋白 Thr181、Thr231、Ser409、Thr212、Ser396 位点的磷酸化均有增加；痰浊阻窍证以 tau 蛋白 Thr181、Thr231、Ser409 位点的过度磷酸化显著增加为主；瘀血阻络证以 tau 蛋白 Thr212、Ser396 的过度磷酸化显著增加为主；GSK3β、CDK5 在三证候组及 AD 组均明显增加，这两种激酶可能介导了 Aβ25-35 促进衰老大鼠 tau 蛋白相关位点磷酸化的调控。

AD 不同证候中 tau 蛋白磷酸化位点有不同变化，提示我们在不同证候模型中，tau 蛋白发生了特异性位点磷酸化，这可能是 AD 同病异证的生物学基础之一。

tau 蛋白不同的磷酸化位点由不同的蛋白激酶调控，因此不同的证候模型可能激活不同的信号通路，本次研究中，GSK3β 及 CDK5 的表达在三证候组中均有增加，但增加的幅度不同，其中瘀血阻络证候模型中这两种蛋白激酶的表达较 AD 组均低，提示在瘀血阻络证候模型中这两种蛋白激酶发挥的作用可能较小。在肾精亏虚和痰浊阻窍证候模型中，这两种蛋白激酶的表达均较 AD 组高，表明在这两种证候模型中，GSK3β 和 CDK5 发挥了重要作用。

疾病的发生发展受多种因素影响，在外涉及生活工作环境的复杂性，在内涉及遗传因素、氧化应激、炎症反应等[123]，内外因素相互作用才表现出名目繁多的疾病。因此对于某一种疾病的研究也需要注重整体，不能割裂整体而只关注一个病理产物的作用。现代科学研究已经注意到这一点，并已经开始尝试构建复杂疾病模型[124]。

本次研究通过构建 AD 三典型证候的病证结合动物模型，进一步研究不同证候模型中 tau 蛋白异常磷酸化位点的差异，以此探索 AD 同病异证在 tau 蛋白磷酸化位点的微观物质基础。本次研究结果表明，AD 不同证候模型间 tau 蛋白发生异常磷酸化的位点各不相同，其中以肾精亏虚证候模型的异常磷酸化位点最为广泛，痰浊阻窍证候模型及瘀血阻络证候模型的 tau 蛋白异常磷酸化位点以肾精亏虚证候模型为基础而又有各自不同的磷酸化位点，这一结果阐释了 AD 中医病机以肾精亏虚为本，痰浊、瘀血阻滞为标的理论，也为同病异证理论提供了现代生物学依据。

淀粉样蛋白病以 β 样淀粉蛋白病变为主，tau 病以 tau 蛋白异常折叠为主，而 AD 的特征性病理变化包括了这两种蛋白的异常表达，以往的研究大多只关注某一个蛋白的病变，忽略了两者间的相关性。到目前为止，Aβ 与 tau 在 AD 中的相互关系仍不明确，本次研究结果表明 Aβ$_{25-35}$ 促进了 tau 蛋白某些位点的异常磷酸化，且 CDK5 和 GSK3β 信号通路可能参与了 Aβ$_{25-35}$ 促进 tau 蛋白过度磷酸化的过程。

在既往对 AD 发病机制的研究及药物研发过程中，大多学者都只从一种病理改变入手，如抑制胆碱酯酶以增强乙酰胆碱的活性、减少 Aβ 的生成、增加 Aβ 的清除、抑制 tau 蛋白磷酸化、抑制 tau 聚积等。但是，临床所用有一定疗效的治疗 AD 的药物也只有针对神经递质的胆碱酯酶抑制剂、谷氨酸受体拮抗剂等，这些药物也只能作用于相关神经递质的受体，对 AD 有一定的改善作用，但其长期疗效仍不理想。针对 AD 单一病理改变的药物研发大部分失败，也提示人们，疾病是整体的，人体各部分间有复杂的相互作用，不能割裂整体而只关注局部的某一种病理变化。这种整体观念恰是中医学的特色，因此，深入探讨 AD 疾病病理机制并阐明该病肾精亏虚证、痰浊阻窍证、瘀血阻络证在蛋白水平的同病异证微观机制，可以为三证候的诊断标准提供微观指标参考，有助于证候诊断标准化，也可以为下一步的中药复方有效成分筛选出较为明确的靶标。

侯江洪　著

## 二、退行性脑病的异病同证研究

目前，有关 AD、PD 发病机制的认识主要有蛋白异常学说、炎性反应学说、神经细胞凋亡学说、氧化应激学说等，可见包括 AD、PD 在内的神经退行性疾病是一类多因素疾病。

在异病同证理论的指导下，中医临床治疗神经退行性疾病均以补肾法为基本原则，在运用补肾方剂的基础上针对其他病因结合相应原则治疗。近年来的研究仅注重于研究某一药物对某一单独病种的作用，忽视了中医"异病同证"的理论特色。

本部分研究基于衰老引起泛素蛋白酶体系统（UPS）降解功能紊乱而导致 AD、PD 等一系列神经退行性疾病，在中医异病同证理论指导下，根据中药及其复方多成分、多途径、多靶点的作用方式特点，通过采用补肾名方——地黄饮子来干预 AD 与 PD 的共同病机"肾精虚证"，探索 AD 与 PD 异病同证的现代生物学机制。

## （一）退行性脑病异病同证动物模型构建

### 1. AD 病证结合动物模型的构建

（1）研究内容

本部分研究从 AD 的发病基础肾虚精亏出发，采用腹腔注射 D-gal 制造快速老化肾虚精亏证中医证候模型，双侧海马部位注射 Aβ$_{25-35}$ 制备 AD 疾病模型。从行为学、血液氧化应激指标和下丘脑-垂体-肾上腺（HPA）轴、组织形态学定性及定量等进行了 AD 病证结合动物模型的验证。

（2）研究结果

1）实验结果

A. 一般情况：在整个造模及给药的实验过程中，AD 正常组（ADZC）、AD 假手术组（ADJSS）均无大鼠死亡，AD 模型组（ADMX）因手术中电钻深度未控制好，死亡 1 只。

大鼠造模结束后，ADZC、ADJSS 组大鼠活泼好动、饮食如常、皮毛光滑、反应灵敏；ADMX 组大鼠运动迟缓、体重增长缓慢、饮食较少、皮毛色泽灰暗。

B. 行为学测试结果

a. 定位航行实验结果：本实验采用 Morris 水迷宫定位航行实验中逃避潜伏期来检测 AD 大鼠的学习记忆及空间探索能力，一般学习记忆能力强的大鼠逃避潜伏期较短。随着游泳训练天数的增加，各组大鼠逃避潜伏期在不断下降，充分说明每组大鼠在五天的训练中均有一定的学习记忆能力，但其学习记忆能力具有差异性。第 1、2 天各组大鼠逃避潜伏期均较长，而且各组之间无显著性差异（$P > 0.05$）；随着训练天数的增加，第 3 天开始，ADMX 组逃避潜伏期长于 ADJSS 组并有显著差异（$P < 0.01$）。ADMX 组逃避潜伏期缩短的趋势不如其他各组明显，说明该组大鼠学习记忆能力相对较弱。五天当中 ADZC、ADJSS 组始终无组间差异（$P > 0.05$），说明手术本身对大鼠未造成影响。

b. 空间探索实验结果：训练第 6 天，撤除平台后，将 60s 内大鼠穿过原平台位置的次数及其在原平台所在象限停留的时间作为 AD 大鼠空间探索实验的结果，以此来判定大鼠的记忆能力。与 ADZC、ADJSS 组相比，ADMX 组在目标象限停留时间显著缩短，穿越平台次数明显减少（$P < 0.01$）。ADZC、ADJSS 两组的空间探索结果组间无明显差异（$P > 0.05$）。

c. 血清 T-SOD、T-AOC、LPO 检测结果：ADZC、ADJSS 两组之间无组间差异（$P > 0.05$）；与 ADJSS 组相比，ADMX 组血清中 T-SOD、T-AOC 明显降低（$P < 0.01$），LPO 含量显著升高（$P < 0.01$）。

d. 血清 CRH、ACTH、CORT 的检测结果：本实验通过测定 HPA 轴中促肾上腺皮质激素释放激素（CRH）、促肾上腺皮质激素（ACTH）、皮质酮在血清中的含量变化来验证中医衰老所致的肾精虚证。ADZC 组与 ADJSS 组无差异性（$P>0.05$）；ADMX 组大鼠血清中 CRH、ACTH、CORT 含量均显著高于 ADJSS 组（$P<0.01$）。

e. AD 海马区组织形态学观察结果：HE 染色结果显示，ADZC、ADJSS 组海马 CA1 区病理切片中神经元形态结构及数量未见明显异常，细胞排列层次正常，形态完整，结构清晰，排列整齐，未见紊乱现象，细胞核体积较大，核仁清晰。ADMX 组海马 CA1 区神经元存在损伤，表现为神经元细胞数量及层次减少，细胞稀疏，排列紊乱无序，细胞核体积变小，胞核深染，疑似胶质细胞，神经突起数量减少。

f. AD 海马区神经细胞凋亡定量分析情况：结果显示，ADZC、ADJSS 组在海马中可见少量神经细胞核内呈深染的棕黄色颗粒，但无显著性差异。与 ADJSS 组相比，ADMX 组则可见较多的阳性棕黄色细胞，凋亡细胞数及凋亡率明显高于正常组及假手术组，具有显著性差异（$P<0.01$）。

2）讨论

A. AD 病证结合动物模型的建立：目前，动物模型已成为医学界研究的重要工具，中医要想走出国门，走向世界，并得到世界的公认，必然要借助动物模型这一有力工具。

中医"辨证论治"的特色决定了其以"辨证"为主，"证"是理、法、方、药的关键，证候的研究是中医基础理论和临床研究的关键、核心问题。中医基础研究以证候动物模型为研究工具。中医证候动物模型从 20 世纪 60 年代至今虽已建立百余种，但因中医证候无确切的生物学基础，内在机制不明，证候动物模型可重复性较差，其已成为中医证候本质研究向前发展的瓶颈。现代医学以辨病为主，所使用的疾病动物模型虽有明确的病理机制，但体现不出中医辨证论治的特征。所以在中医辨证与西医辨病指导下的病证结合动物模型凸显出它的重要性。

病证结合动物模型将疾病阶段性病理特征——"证"与疾病整个病理变化过程——"病"相结合，汲取了传统中医辨证论治的特色和现代医学辨病治疗的优势，通过西医"病"的制约使中医"证"的不确定因素变得清晰、明确，更加有利于中医证候特征与疾病病理生理变化之间关系的研究。其在中医学理论的指导下，宏观与微观相结合，运用实验方法进行证实，可见实用性和操作性较强；该模型因为以疾病模型为基础，所以具有较好的可靠性、稳定性[125, 126]。因此选取病证结合动物模型作为本部分研究的技术平台。

a. AD 疾病模型的建立：AD 是发生于老年期或老年前期原发性神经系统退行性脑病。其临床表现以进行性、不可逆性全面认知障碍为主，具体表现为认知力、记忆力、语言、判断力、定向力、推理能力等多种功能障碍。其典型组织病理特征为：NFTs、老年斑的形成及神经细胞的大量死亡。

目前，AD 疾病动物模型的制备方法主要有 Aβ 注射模型、转基因模型、快速老化模型、胆碱能模型等。其中转基因模型虽与人类病理改变过程最接近并被广泛使用，但其仍存在转入的基因是否会引起动物自身基因的突变、转入基因的表达效率等有待解决的问题；快速老化小鼠虽然衰老状态稳定，4~6 个月后可出现 AD 学习记忆障碍的临床表现及细胞分子生物学上的病理改变，但该类型动物寿命短（平均 340 天）、价格昂贵，不利于国内大量推广；胆碱能损毁模型则只出现 AD 临床表现，未见 AD 特征性的组织病理学改变并且作用范围广，致病症状具有可逆性。

Aβ，由 β 淀粉样前体蛋白（APP）水解产生，由 39～43 个氨基酸组成，有关报道称 Aβ 在离体与在体状态下均具有神经毒性作用。其 25～35 片段为其发挥毒性的效应片段[127]。Aβ 是构成 AD 病理性特征——老年斑的核心成分，也是导致神经纤维缠结和血管淀粉样变性的生化基础。Aβ 注射模型可直接导致脑内 Aβ 过度沉积，形成老年斑，损伤中枢神经系统，导致神经元及神经细胞的大量死亡，最终引发 AD。并且，该造模方法针对性强、简便易行，值得推广。根据相关文献，本部分研究采用 SD 大鼠双侧海马 CA1 区注射凝聚状态的 $Aβ_{25-35}$ 这一经典造模方法，模拟 AD 病理变化。

b. 肾精虚证模型的建立：中医学理论认为衰老的发生是肾中精气亏损的结果。现代中西医结合关于肾本质的研究成果更将衰老定义为生理性肾虚[128]。因此本部分研究将通过制造衰老模型来模拟中医的肾精虚证动物模型。

目前大鼠衰老模型的制备方法主要有以下几种：辐照 γ 射线、去除胸腺、D-gal、自然衰老，其中由我国学者龚国清等在 1991 年首次提出的连续注射 D-gal 制造亚急性衰老动物模型得到了国内外专家学者的公认。其主要机制为注入体内的 D-gal 导致细胞内半乳糖浓度升高，醛糖还原酶将其催化后形成的半乳糖醇为代谢终产物，日久在胞内堆积，引起细胞肿胀、代谢紊乱，使组织细胞功能障碍并受到损伤出现类似衰老时的功能改变。同时，打破了机体抗氧化防御系统，导致自由基大量积聚，致使体内活性氧的产生与消除失去平衡，引起过氧化效应，最终导致衰老。与其他衰老模型比较，此模型简便易行，可操作性强，成本低，周期短，模型成功率高，因此本研究选择此方法制造衰老（肾精虚证）的模型。

B. 病证结合动物模型的验证

a. AD 疾病模型的验证

行为学验证

临床上 AD 患者最初以陈述性记忆受损为主，主要表现为学习、近期记忆能力、思维障碍等，故应该选取一种能检验模型大鼠学习和记忆能力的方法。目前，经典 Morris 水迷宫所检测的记忆属性即为上述海马依赖性的陈述性记忆，并被世界公认为是验证 AD 模型的最客观的行为学评价方法。

Morris 水迷宫是于 20 世纪 80 年代由英国心理学家 Morris 设计并研制的，起初用来研究学习记忆机制，后被广泛用于 AD 动物模型对空间的学习记忆能力的检测，并且得到了国内外研究者的一致认可[129, 130]。

经典 Morris 水迷宫实验包括定位航行实验和空间探索实验两个部分，定位航行实验历时 5 天，主要检测大鼠的学习记忆能力，第 6 天撤除平台，通过观察记录大鼠在目标象限停留的时间和穿越次数来检测各组大鼠对空间的记忆能力。本研究运用此方法成功检测了 AD 大鼠的学习记忆能力。通过运用 SPSS21.0 统计分析实验数据，结果表明，随着大鼠游泳天数的增加，逃避潜伏期逐渐缩短，提示各组大鼠在寻找平台这一过程中进行了学习记忆，但具有差异性。海马区注射 $Aβ_{25-35}$ 后的模型大鼠在定位航行中第 3～5 天逃避潜伏期缩短的趋势明显减慢，与假手术组具有显著差异（$P < 0.05$），第六天的空间探索实验中，

与假手术组相比，模型组大鼠在目标象限的停留时间明显缩短，穿越次数减少（$P<0.01$）。表明模型组大鼠学习记忆能力严重受损。这与AD患者早期最典型的首发症状——学习和记忆力障碍是相吻合的，假手术组与正常对照组在整个水迷宫实验中组间始终无明显差异，提示手术对大鼠无学习记忆的损伤，排除了手术对AD疾病的影响。由此说明，从行为学上评价，AD疾病模型造模是成功的。

形态学定性验证

海马属于大脑边缘系统，富含多种神经递质，主要负责学习、记忆和认知等，尤其是空间记忆和短期记忆。而学习、记忆等功能障碍是AD患者一个重要的临床症状和特征，该病发病最初首先累及部位即为海马，因此研究时选取海马部位作为AD疾病的形态学验证。

海马主要有CA1、CA2、CA3、CA4四个区：CA2与癫痫发病有关，并且体积较小，不易被辨识，文献记载已不多用；针对CA4区结构的认识，目前存在分歧，现已不常用；CA1区体积较大，由内向腹外方向延伸，其转向腹内侧的部分转变为CA3。越来越多的研究结果证明CA1区是陈述性记忆神经回路的重要环节[131-134]，在AD早期阶段，海马神经元丢失仅见于CA1区和下托[135, 136]。本部分研究造模使用脑立体定位仪垂直进针，在CA1区面积大，横向分布，较易注射，而且大多文献所采用的注射部位为CA1区，且造模比较成功，所以选取CA1为注射位点及组织形态变化观察区域。

HE染色后的实验结果提示，正常对照组与假手术组海马部位神经元形态结构正常，而通过海马部位注射凝聚状态的A$\beta_{25-35}$后，模型组海马神经元细胞出现严重损伤，并且与假手术组相比存在明显差异，说明该模型从组织形态上评价，AD疾病模型造模是成功的。

神经元细胞凋亡定量验证

细胞凋亡，又称程序性细胞死亡，是指由机体基因控制的细胞自主并且有序的死亡，是一个主动过程，有别于细胞死亡，此过程会涉及一系列基因的激活、表达及调控等的作用，具有复杂的分子生物学机制。是机体生、长、壮、老、已的重要机制。细胞凋亡后最显著的形态学特征为胞膜皱缩、染色质固缩、出现凋亡小体。随着研究的深入，越来越多的证据证明神经细胞的凋亡是导致AD、PD神经元大量丢失的主要原因之一[137-141]。

随着科学技术的发展，细胞凋亡的检测技术也越来越多，其中原位末端标记法（TUNEL）即脱氧核糖核苷酸末端转移酶介导的dUTP缺口末端标记技术，可在单细胞水平上显现凋亡细胞，已被广泛用于生物及医学研究领域。其原理为当细胞发生凋亡时，一些DNA内切酶被激活，这些内切酶会切断染色质核小体间的基因组DNA，并使其产生一缺口甚至断裂，此时在缺口或断裂端会暴露出大量的3'-OH末端，这些端口可在脱氧核糖核苷酸末端转移酶作用下，与生物素标记的dUTP连接，再以其他一些化学物质与生物素连接，最后在POD底物二氨基联苯（DAB）的作用下呈现棕色，显色后在普通光学显微镜下即可观察并计数，从而完成对体内凋亡细胞的检测，该方法简便易行。反之，因正常或增殖的细胞中没有形成DNA断裂，未形成3'-OH，因此不能被染成棕色，由此可见，本方法特异性较强。另外，死亡的细胞虽有DNA的裂解，也呈现棕色，但形态与凋亡细胞不同，镜下较易区分。另外，一些早期凋亡但形态尚未改变的凋亡细胞也可通过此方法进行定性定量分析。因此本部分研究运用此法进行AD、PD凋亡细胞的检测。

本部分研究运用原位末端标记法（TUNEL）即脱氧核糖核苷酸末端转移酶介导的 dUTP 缺口末端标记技术进行 AD、PD 凋亡细胞的检测，结果显示：模型组海马神经元凋亡细胞数及凋亡率明显高于假手术组，具有显著性差异（$P<0.01$），更加证实 AD 疾病模型是成功的。

b. 证候模型的验证

本部分研究通过制造衰老模型来模拟中医的肾精虚证动物模型。相关研究发现，衰老与神经能分泌系统功能紊乱存在着密切的关系[142, 143]。而 HPA 轴是该系统的主要方面之一，衰老可引起 HPA 轴功能的虚性亢进。

衰老模型的验证

本实验通过引发氧化应激而致衰老，并且大量研究证实，氧化应激在 AD 与 PD 发病过程中起着极其重要的作用。研究发现，老年斑主要成分 Aβ 的毒性作用与自由基关系密切，氧化应激参与了 Aβ 形成神经毒性的调节[144]。同时，氧化应激还是黑质变性的主要原因。黑质中的 DA 神经元对氧化应激中产生的活性氧（ROS）特别敏感，很容易引起细胞内 DNA、线粒体、蛋白质及细胞膜氧化损伤，进而引起细胞功能发生障碍，甚至于死亡[145]。

氧化应激是由于活性氧产物和抗氧化防御之间的失衡产生的[146]，它可使体内氧自由基过多蓄积，从而对机体进行攻击。为了避免过氧化对人体的损伤，机体内形成了一套复杂的抗氧化防御系统，包括酶促和非酶促两大防御体系，这两大系统对自由基氧化的总体抵抗能力被称为总抗氧化能力（T-AOC）。超氧化物歧化酶（T-SOD）能清除机体内各种过氧化物和超氧阴离子自由基（$O_2^-$），是一种重要的抗氧化酶，属于 T-AOC 酶促防御体系。T-AOC、T-SOD 的活性降低，含量减少[147]，造成活性氧水平在机体内积聚增加是衰老过程中生理病理变化的重要环节。因此检测 T-AOC、T-SOD 具有非常重要的生物学意义。

由于氧化应激中产生大量的氧自由基已超过机体的 T-AOC，因此，过多的氧自由基对体内多不饱和脂肪酸进行攻击，进而产生 LPO。因此，通过检测 LPO 含量的变化可间接测得抗氧化功能的强弱。

本部分研究结果中，与正常组、假手术组相比较，ADMX 组大鼠血清中 T-AOC、T-SOD 含量显著降低，LPO 含量明显上升，提示各模型大鼠的抗氧化功能受到损伤，清除氧自由基能力降低，提示 D-gal 确实可形成衰老模型。

肾精虚证模型的验证

由于现代中西医结合肾本质研究成果将肾本质定位于 HPA 轴，因此本部分研究拟采用 HPA 轴功能变化来评价实验动物肾精虚证模型。

糖皮质激素（大鼠主要为皮质酮，人为皮质醇）是 HPA 轴的终末激素。HPA 轴通过下丘脑分泌促肾上腺皮质激素释放激素（CRH）而作用于腺垂体，以此来调控其促肾上腺皮质激素（ACTH）的分泌，而 ACTH 又可调节肾上腺皮质对终末激素——皮质酮的分泌，由此构成了由 HPA 轴上到下的顺行调控。而各激素又可反过来反向作用于上级中枢，调节上级激素的分泌，从而构成了复杂的调节通路。衰老时会引发 HPA 轴虚性亢进，如人类调查研究证实 65 岁以上老年人皮质醇基础分泌增高[148]，动物实验结果显示，老年大鼠外周血中皮质酮水平增高[149]。因此部分研究通过酶联免疫法检测大鼠外周血中 CRH、ACTH、皮质酮的含量来检测大鼠衰老程度，即肾精虚证的证型验证。

本部分研究结果显示，AD 各模型组与正常对照组相比，CRH、ACTH、皮质酮明显上调，提示 D-gal 可造成衰老，导致 HPA 轴功能的虚性亢进，说明本部分研究肾精虚证模型造模成功。

**2. PD 病证结合动物模型的构建**

（1）研究内容

本部分研究从 PD 的发病基础肾精亏虚出发，采用腹腔注射 D-gal 制造快速老化肾精虚证模型，背部注射鱼藤酮制备 PD 疾病模型。从行为学、血液氧化应激指标和 HPA 轴、组织形态学定性和定量等进行了 PD 病证结合动物模型的验证。

（2）研究结果

1）实验结果

A. 一般情况：在整个实验过程中，PD 正常组（PDZC）无大鼠死亡，PD 模型组（PDMX）因耐受不了鱼藤酮毒性死亡 4 只。

大鼠造模完毕，PDZC 组大鼠皮毛光滑、活泼好动、反应灵敏、饮食如常；PDMX 组大鼠从注射鱼藤酮第二周开始出现弓背姿势、活动减少、体重明显减轻、重心降低、毛色发黄脏乱、鼻角和眼角有血迹，并出现死亡现象，个别大鼠有全身抖动、四肢僵硬的表现。

B. 行为学测试结果

a. Morris 水迷宫实验：PD 大鼠露台 Morris 水迷宫实验结果显示，PDMX 组大鼠寻台平均速度明显小于 PDZC 组（$P<0.01$）；寻台时间，PDMX 组长于 PDZC 组（$P<0.01$）。说明 PDMX 组大鼠的四肢协调能力减弱。

b. 平衡木实验：PDMX 组大鼠过杆时的潜伏期及通过时间均长于 PDZC 组，且具有显著性差异（$P<0.01$）。提示 PDMX 组大鼠的始动性及平衡、协调能力较差。

c. 血清抗氧化能力及 HPA 轴的检测结果：血清 T-SOD、T-AOC、LPO 检测结果显示，与 PDZC 组相比，PDMX 组血清中 T-SOD、T-AOC 含量明显降低（$P<0.01$），LPO 含量显著升高（$P<0.01$）。

PD 中模型组大鼠血清中 CRH、ACTH、CORT 含量均显著高于正常对照组（$P<0.01$）。

d. PD 黑质区光镜下组织形态学观察结果：HE 染色结果显示，PDZC 组大鼠黑质区致密部多巴胺能神经元数目较多，胞体形态正常，为大中型锥体细胞，细胞排列相对整齐，核呈锥形或圆形，大而清晰，核仁明显，神经突起未见异常变化。PDMX 组、模型组大鼠神经元数目和细胞突体不同程度减少，胞体缩小且染色加深，部分胞体体积增大，胞核形态不一，核仁不明显，胶质细胞增多，神经纤维结构疏松。

e. PD 黑质区神经细胞凋亡情况：结果显示，PDZC 组在中脑黑质中可见少量神经细胞核内呈深染的棕黄色颗粒。与 PDZC 组相比，PDMX 组则可见较多的阳性棕黄色细胞，凋亡细胞数及凋亡率明显高于正常组，具有显著性差异（$P<0.01$）。

2）讨论

A. PD 病证结合动物模型的建立

a. PD 疾病模型的建立

PD 主要以静止性震颤、肌肉僵直、运动迟缓（启动困难）和姿势不稳为主要临床表现，其病理特征为中脑黑质多巴胺能神经元变性坏死、路易小体形成。

PD 动物模型的制备主要有 6-羟基多巴胺（6-OHDA）模型、百草枯模型、基因模型、MPTP 模型、鱼藤酮模型等。6-OHDA 模型是目前应用最多的模型之一，该模型动物行为改变持久而稳定，利于观察并可进行量化检测，在生理病理上与 PD 患者有较多相似之处，但未能模拟出 PD 的主要临床表现及病理特征性改变——路易小体。百草枯模型中使用的除草剂百草枯可损伤黑质纹状体多巴胺能神经元，促进神经系统功能退行性改变，但在造模时其暴露方式有别于实际环境因素作用方式，故该模型尚待进一步研究。基因模型所需技术条件较高，费用昂贵，不利于模型的发展。MPTP 模型为 1-甲基-4-苯基-1,2,3,6-四氢吡啶（MPTP）模型，该模型可引发 PD 症状及多巴胺能神经元损伤，但无路易小体形成。

鱼藤酮，是从醉鱼科豆属植物毛鱼藤中提取的化学物质，是一种具有高效、低毒、残留期短的特点的有机杀虫剂，具有很强的脂溶性，能透过血脑屏障，抑制脑细胞内线粒体复合酶 I [150]，产生大量氧自由基和释放凋亡诱导因子，引发氧化应激和细胞凋亡[151]，并可产生路易小体[152]。该模型大鼠还可表现出 PD 患者的屈曲姿势和运动障碍。很好地模拟了 PD 患者行为学、病理生理学及流行病学特征，故本部分研究根据相关文献，选择长期低剂量背部皮下注射鱼藤酮的方法来制造 PD 疾病模型。

b. 肾精虚证模型的建立同 AD 肾精亏虚证模型。

B. 病证结合动物模型的验证

a. PD 疾病模型的验证

行为学验证

查阅有关文献发现[153]，通过对经典 Morris 水迷宫进行一些变动，可用来检测 PD 大鼠的四肢协调及运动能力。原先水迷宫平台是隐蔽性的，大鼠只能通过学习记忆的经验寻找平台，而检测 PD 大鼠时，可将平台裸露在外面，并将周围的帘子合拢时保留一空隙，使光线能从侧面照射到水中的平台，以便大鼠不用凭借学习记忆经验即可看见该平台。大鼠看到平台后只要游过去并爬上去即可，要完成游泳和爬台的动作需要大鼠四肢动作保持充分协调。通过测试平均游泳速度及寻台时间，可间接测试大鼠四肢协调及运动能力。实验结果显示，与正常组相比，PD 模型组大鼠寻台时间明显延长，游泳速度明显减慢，充分说明背部长期皮下注射鱼藤酮破坏了 PD 模型大鼠四肢协调及运动能力。

除此之外，本部分研究通过平衡木实验检测了大鼠的始动性及平衡能力[154]。平衡木宽度较窄，大鼠在上面不像平地可随意走动，要想通过必须使身体保持平衡并沿直线行走。设定起始端 20cm 区域为起始区，通过测验大鼠通过起始区的时间可检测大鼠的始动能力的强弱，与 PD 患者欲动不能的症状相似。通过结果可知，PD 模型大鼠过杆潜伏时间和通过时间明显增加，提示大鼠的运动始动性及平衡能力明显低于正常对照组。与 PD 临床上的行为学障碍相类似。

通过上述两种行为学的检测充分证明从行为学评价，PD 大鼠疾病模型造模是成功的。

形态学定性验证

PD 发病部位主要在黑质致密部，通过 HE 染色发现与 PDZC 组相比，PDMX 组大鼠神经元数目和细胞胞体不同程度减少，胞体缩小且染色加深，部分胞体体积增大，胞核形态不一，核仁不明显，胶质细胞增多，神经纤维结构疏松，从组织形态学上提示造模成功。

神经元细胞凋亡定量验证

检测结果显示，PD 模型组大鼠黑质部位存在大量的凋亡细胞，并且与正常组相比具有显著差异，说明疾病模型造模成功。

b. 肾精虚证模型的验证

由上述研究结果可知，PD 模型组与正常对照组相比，T-SOD、T-AOC 含量明显降低（$P < 0.01$），LPO 含量显著升高，提示 D-gal 可通过氧化应激造成衰老。

CRH、ACTH、皮质酮明显上调，证明衰老已经导致 HPA 轴功能的虚性亢进，说明本部分研究肾精虚证模型造模成功。

## （二）地黄饮子对 AD 和 PD 肾精虚证的干预作用研究

### 1. 地黄饮子对 AD 和 PD 疾病与证候指标的干预作用

（1）研究内容

本部分研究基于衰老引起 UPS 降解功能紊乱而导致 AD、PD 等一系列神经退行性疾病，在中医异病同证理论指导下，采用补肾名方——地黄饮子来干预 AD 与 PD 的共同病机"肾精虚"，从行为学、血液衰老指标和 HPA 轴、组织形态学等探索地黄饮子对 AD、PD 异病同证的干预机制。

（2）研究结果

1）实验结果

A. 一般情况：在整个造模及给药的实验过程中，AD 地黄饮子组（ADDHY）因手术中电钻深度未控制好，死亡 2 只。PD 地黄饮子组（PDDHY）因灌胃操作不当死亡 1 只。

AD 大鼠造模结束后，ADDHY 组较 ADMX 组饮食增多，活动敏捷，皮毛柔顺，体重增长明显。

PD 大鼠造模结束后，PDDHY 组相对 PDMX 组活动灵敏，体重减轻不明显，鼠毛光滑有光泽，无重心降低、眼鼻出血现象，死亡现象较少，死亡 1 只。

B. 行为学测试结果

a. ADDHY 组大鼠行为学测试结果

定位航行结果

随着游泳训练天数的增加，ADDHY 组大鼠逃避潜伏期在不断下降，第三天开始，ADDHY 组较 ADMX 组逃避潜伏期明显缩短（$P < 0.05$）。

空间探索实验结果

与 ADMX 组相比，ADDHY 组原平台穿越次数明显增加（$P < 0.05$），停留时间延长（$P < 0.05$）。

b. PDDHY 组行为学测试结果

水迷宫测试结果

PD 大鼠露台 Morris 水迷宫实验结果显示，与 PDMX 组相比，PDDHY 组平均游泳速度加快，但无显著性差异（$P > 0.05$）；寻台时间缩短，但无显著性差异（$P > 0.05$）。

平衡木实验结果

PDDHY 组与 PDMX 组相比，潜伏期和过杆时间缩短，但无显著性差异（$P>0.05$）。

C. 血清检测结果

a. T-SOD、T-AOC、LPO 检测结果

ADDHY 组大鼠血清 T-SOD、T-AOC、LPO 检测结果，与 ADMX 组相比，ADDHY 组血清中 T-SOD、T-AOC 明显升高，显著性分别为 $P<0.01$、$P<0.05$，LPO 含量显著降低（$P<0.05$）。

PDDHY 组大鼠血清 T-SOD、T-AOC、LPO 检测结果显示，与 PDMX 组相比，PDDHY 组 T-SOD、T-AOC 含量明显升高，显著性分别为 $P<0.05$、$P<0.05$，LPO 含量显著降低（$P<0.05$）。

b. CRH、ACTH、CORT 的检测结果

ADDHY 组和 PDDHY 组大鼠血清 CRH、ACTH、CORT 检测结果显示，与 AD、PD 各模型组相比，给予地黄饮子中药灌胃的 ADDHY、PDDHY 组血清 CRH、ACTH、CORT 含量下降明显（$P<0.05$）。

D. 组织形态学观察结果

ADDHY 组可见神经细胞轻度损伤，表现为细胞数量相对减少，胞体体积相对变小，着色加深，与模型组比较病变程度减轻，范围减少。

PDDHY 组可见黑质部神经元胞体体积变小，数量较 PDZC 组减少，少量胶质细胞增生，但病变程度与 PDMX 组比较，有所改善。

E. 神经细胞凋亡情况

与 ADMX 组相比，ADDHY 组凋亡阳性细胞数明显减少（$P<0.01$）。

与 PDMX 组相比，PDDHY 组凋亡阳性细胞数明显减少（$P<0.05$）。

2）讨论：地黄饮子干预 AD 和 PD 病证结合动物模型疾病指标的变化

A. 行为学变化

AD 大鼠 Morris 水迷宫结果显示，地黄饮子干预 AD 大鼠后，地黄饮子可明显缩短 AD 大鼠寻台时间，延长目标象限停留时间及增加过台次数。提示通过给予地黄饮子补肾的方法可显著提高 AD 模型大鼠学习记忆能力。

PD 大鼠露台 Morris 水迷宫和平衡木实验结果显示，与 PDMX 组比较，PDDHY 组在加快 PD 大鼠的平均游泳速度，缩短上台时间及平衡木的过杆潜伏期和通过时间等方面均无显著性差异，但有改善趋势。提示给予地黄饮子补肾未能显著改善 PD 模型大鼠四肢协调、平衡及始动能力。

以上结果提示，地黄饮子对 AD 和 PD 病证结合动物模型的行为学改善方面存在差异性，造成此结果的原因，可能与两者存在疾病的差异性有关。

B. 疾病病理组织学定性和定量的变化

a. AD 疾病组织学定性和定量的变化

AD 大鼠海马形态学观察结果提示，地黄饮子组细胞形态和组织结构与模型组相比，胶质细胞减少，神经元损伤有所减轻。

采用原位末端标记法（TUNEL）针对神经细胞凋亡情况作的定量分析结果显示，地黄

饮子确实显著降低了海马区域神经元细胞的凋亡情况，且 ADDHY 组与 ADMX 组相比具有显著性差异（$P<0.01$）。提示，地黄饮子可显著降低海马神经元细胞的凋亡数量。

b. PD 疾病组织学定性和定量的变化

黑质形态学观察显示，与 PDMX 组比较，PDDHY 组神经元细胞数量增多，发生固缩的神经细胞减少，可见到少量胶质细胞增生。

通过原位末端标记法获得的神经细胞凋亡定量结果显示，PDDHY 组与 PDMX 组比较，凋亡率确实得到显著降低（$P<0.05$）。说明地黄饮子对黑质神经细胞的凋亡起到抑制作用。

通过定量检测地黄饮子对 AD 海马和 PD 黑质部位的凋亡改善情况可以看出，虽然该药对两者病证结合模型主要发病部位神经细胞的凋亡都有抑制作用，但存在程度上的差别：地黄饮子对 PD 的改善程度（$P<0.05$）小于 AD（$P<0.01$）。本部分研究认为，AD 与 PD 发病机制比较复杂，很可能是疾病的差异性造成了此结果。

C. 地黄饮子干预 AD 和 PD 病证结合动物模型证候指标的变化

本部分研究结果中，与 ADMX、PDMX 组相比较，给予地黄饮子灌胃后的 ADDHY、PDDHY 组 T-AOC、T-SOD 含量得到显著回升，LPO 含量显著降低。提示地黄饮子可显著提高 AD、PD 病证结合动物模型的抗氧化能力，对抗衰老能力。

HPA 轴功能测定结果显示，与 ADMX、PDMX 组相比，给予地黄饮子补肾后，明显下调了 HPA 轴，使其从虚性亢进的紊乱状态恢复正常，提示地黄饮子可纠正衰老引起的 HPA 轴功能紊乱。

可见，补肾名方地黄饮子干预 AD 和 PD 肾虚证病证结合动物模型后，在对两者肾虚证改善方面都比较显著，印证了地黄饮子平补阴阳的作用机制。

**2. 地黄饮子对 AD 和 PD 泛素蛋白酶体系统的干预作用**

（1）研究内容

本部分研究针对 AD 与 PD 的共同发病基础肾精虚证，采用补肾名方地黄饮子为干预药物，采用实时荧光定量 RT-PCR 技术、蛋白免疫印迹法从异常蛋白清除机制泛素蛋白酶体系统中相关蛋白、mRNA 水平检测地黄饮子对 AD、PD 异病同证的干预作用。

（2）研究结果

1）实验结果

A. mRNA 检测结果

a. 溶解度曲线结果分析：经过对 Real-time RT-PCR 溶解度曲线的分析证实，β-actin、α-syn、PUB、UBE3b 是所有扩增产物中唯一的扩增因子。溶解度曲线分析显示，每个标本每种 mRNA 的溶解度曲线产生的峰具有单一性，β-actin 基因 PCR 产物的熔解曲线的峰值：Tm=80.5℃；α-syn 基因 PCR 产物的熔解曲线的峰值：Tm=79.5℃；PUB 基因 PCR 产物的熔解曲线的峰值：Tm=82.0℃；UBE3b 基因 PCR 产物的熔解曲线的峰值：Tm=81.0℃。提示各熔解温度均一，显示出峰的形状较为锐利，具有单一性，未见杂峰，证明扩增产物的特异性良好。

b. 扩增曲线结果分析：设定扩增阈值为 0.10，通过扩增曲线获得 β-actin、α-syn、PUB、UBE3b 的 CT 值，通过计算获得的 $2^{-\Delta\Delta CT}$ 值即为标本中 mRNA 相对含量，结果显示，与

ADJSS 组相比，ADMX 组海马中 α-syn 有所提高，但无显著性差异（$P>0.05$）；PUB 含量显著升高（$P<0.01$）。与 ADMX 组相比，ADDHY 组 α-syn 有所下降，但无统计学意义（$P>0.05$）；PUB 明显低于 ADMX 组（$P<0.05$）。各组 UBE3b 含量无明显差异（$P>0.05$）。

与 PDZC 组相比，PDMX 组大鼠中脑黑质中 α-syn、PUB 含量显著提高（$P<0.01$）；与 PDMX 组相比，PDDHY 组 α-syn、PUB 含量则明显下降，具有显著性（$P<0.05$）。各组间 UBE3b 含量无明显差异。

结果显示，PD 三组大鼠纹状体中 α-syn、PUB、UBE3b 含量均无显著性差异。

B. 蛋白表达检测结果

结果提示，与 ADJSS 组相比，ADMX 组 α-syn 蛋白表达水平增强，但无统计学意义（$P>0.05$）；PUB 蛋白表达水平显著升高（$P<0.01$）；与 ADMX 组相比，ADDHY 组 α-syn 蛋白含量有所下降，但无显著性（$P>0.05$）；PUB 蛋白表达明显下降（$P<0.01$）；各组间 UBE3b 含量无显著性差异（$P>0.05$）。

结果表明，与 PDZC 组相比，PDMX 组 α-syn、PUB 表达水平大大增强（$P<0.01$）；与 PDMX 组相比，PDDHY 组 α-syn、PUB 表达明显下降（$P<0.05$）；各组间 UBE3b 含量无显著性差异（$P>0.05$）。

结果表明，PDZC、PDMX、PDDHY 组中的 α-syn、PUB、UBE3b 表达水平无显著差异。

2）讨论：AD 与 PD "异病同证"的基础是具有相同的证——肾精虚，"证"是生命活动在病理状态下的外在表现的概括，而蛋白质是生命活动的主要执行者，蛋白质的表达由基因决定，因此相同的"证"可能受相同的基因调控。从基因分子、蛋白表达水平研究中医证候是目前热门的研究课题，因此本部分研究从基因、蛋白水平上研究 AD 与 PD 的 UPS 功能变化。

基因分析技术广泛应用于医学的各个领域，基因表达在 mRNA 水平的检测方法主要有 Northern blot 杂交、实时荧光定量 RT-PCR 及原位杂交等。用 Northern blot 方法对 mRNA 进行定量分析，结果可靠，操作简单，但其对 RNA 质量、探针标记效率、洗膜时间要求比较严格，稍有不慎就会影响实验结果；原位杂交技术是研究细胞内基因表达及有关因素调控的有效工具，但其测定结果是阳性细胞数量，不能确定 mRNA 的绝对含量。RT-PCR 法，是将 RNA 的反转录（RT）和 cDNA 的聚合酶链式扩增（PCR）相互结合的技术，该方法首先将检测样本的 mRNA 反转录成 cDNA，然后将 cDNA 作为模板进行扩增，最后合成目的片段，此过程还引入了荧光信号，通过对荧光信号的实时检测实现对待测样本的定量分析，该方法所用样本量较小，敏感度高，特异性强，已被广泛应用于医学的各个领域。因此，本部分研究选择实时荧光定量 RT-PCR 技术检测 UPS 系统相关蛋白 mRNA 含量。

目前，检测蛋白含量的方法较多，在分子生物学、生物化学和免疫遗传学中使用最广泛的为 Western blot 方法，即蛋白免疫印迹法，该方法是由美国斯坦福大学的乔治·斯塔克（George Stark）教授所发明的，1981 年首次命名为 Western blot。该技术采用聚丙烯酰胺凝胶电泳将蛋白质样品进行分离，并转移到固相载体（如聚偏二氟乙烯膜、PVDF 膜）上，以固相载体上的蛋白质作为抗原，然后与目标蛋白相应抗体进行免疫反应，随后，将其与被同位素或者酶标记过的第二抗体发生反应，反应结束后，经过底物显色或者放射自显影，通过显色或者显影结果来检测目的基因表达的蛋白成分。本部分研究采用此方法检测 UPS 系统相关蛋白的含量。

本部分研究在前面理论研究中已提到，AD 海马中老年斑及 PD 黑质纹状体中路易小体共同存在的异常聚集蛋白成分——α-syn，选取 α-syn 作为检测指标之一；UPS 系统中降解错误折叠蛋白质时，泛素从游离态变为聚合状态，通过检测聚泛素——PUB 可测知泛素蛋白媒体系统的功能状态；泛素系统中泛素蛋白连接酶 E3 有几千种，具有底物特异性，即每一种 E3 只结合特定的一种或一类蛋白，国外相关资料显示，UBE3b 与神经系统疾病最为密切，因此，选取 PUB、UBE3b 作为检测指标。

RT-PCR 检测 mRNA 结果与 Western blot 检测蛋白表达的结果较为一致，与 ADJSS 组相比，ADMX 组海马中 PUB mRNA 含量及蛋白表达水平显著提高（$P<0.01$），提示 AD 海马中有异常聚集的蛋白，且启动了泛素蛋白酶体降解系统，PUB 代偿性增多，但未恢复正常水平，说明该降解系统功能已出现紊乱。ADMX 组 α-syn 增加不明显（$P>0.05$），但 α-syn 有增加趋势。此结果说明，AD 海马中存在 α-syn，但异常蛋白的主要成分并非 α-syn，而是其他蛋白，与大家公认的异常蛋白聚集形成的病理性特征——老年斑主要成分为 β 淀粉样蛋白，α-syn 为非 β 淀粉样蛋白的成分相一致。

与 PDZC 组相比，PDMX 组黑质中 α-syn 和 PUB mRNA 含量及蛋白表达水平显著提高，并有统计学意义（$P<0.01$），说明 PD 黑质中存在大量错误表达、异常聚集的 α-syn，印证了 PD 黑质中病理特征——路易小体主要成分为 α-syn。并且 α-syn 的异常增多启动了 UPS 系统，PUB 代偿性增多，但未恢复正常水平，证明该降解系统功能已出现紊乱。

给予补肾名方地黄饮子灌胃的 ADDHY 组，与 ADMX 组相比，PUB mRNA 和蛋白表达含量明显得到了下调，说明补肾可改善 AD 疾病 UPS 功能紊乱，并可减少异常蛋白（非 α-syn 蛋白）的含量；与 PDZC 组相比，PDDHY 组中脑黑质中 α-syn、PUB mRNA 和蛋白表达含量得到了明显下调，提示地黄饮子很可能是通过补肾改善了 UPS 功能，从而增强对异常蛋白 α-syn 的降解能力，达到保护神经元，起到防治 AD 与 PD 的目的。

地黄饮子的干预作用结果，从反面印证了衰老性肾虚可破坏 UPS 蛋白降解系统功能，造成异常蛋白在 AD 海马、PD 黑质中的异常聚集，并产生神经毒性，破坏神经元细胞，导致疾病的发生。

AD、PD 各组 UBE3b 含量均无组间差异性，说明 UBE3b 与 AD、PD 异常蛋白的降解无关。PD 各组纹状体中 α-syn、PUB、UBE3b 均无组间差异性，说明本实验尚未造成 PD 纹状体中错误折叠蛋白降解异常；或者 PD 纹状体可能不是 UPS 功能紊乱、异常聚集蛋白聚集主要之处。

中医"异病同证"理论是有现代科学实验依据的，本实验就是一个很好的证明。

本部分研究在中医理论指导下，在中医认为 AD 与 PD 具有共同的发病基础——肾虚精亏，属中医异病同证范畴；西医认为衰老引起的 UPS 功能紊乱是 AD 和 PD 共同的部分病理机制；中西医将衰老定义为生理性肾虚的基础上，提出衰老引起的 UPS 功能紊乱可能是 AD 和 PD 异病同证的部分生物学机制的假说，并试图通过补肾名方"地黄饮子"的干预作用反证该假说的真实性。

本实验中 AD 疾病病理指标的学习记忆能力、病理组织及神经细胞凋亡定性和定量结果在模型组中发生显著变化，说明 AD 疾病模型造模方法成功，能够充分再现 AD 疾病的病理变化机制。PD 疾病病理指标的平衡协调能力、始动能力、病理组织及神经细胞凋亡定性和定量结果在模型组发生显著变化，说明 PD 疾病模型造模方法成功，能够充分再现 PD 疾病的病理变化机制。

ADMX、PDMX 组与 ADJSS、PDZC 组相比，大鼠血清中 T-AOC、T-SOD 含量显著降低，LPO 含量明显上升，提示各模型大鼠的抗氧化功能受到损伤，清除氧自由基能力降低，提示 D-gal 确实可形成衰老模型。HPA 轴明显上调，证明衰老已导致 HPA 轴功能的虚性亢进，说明本 AD、PD 肾精虚证证候模型造模成功。

地黄饮子干预后，AD 病证结合模型中的行为学改善，抗氧化能力提高，HPA 轴功能虚性亢进下调，神经细胞凋亡减少，UPS 系统中 PUB mRNA 含量及蛋白表达水平下调，说明以上为地黄饮子干预 AD 肾虚证的部分生物学机制；PD 病证结合模型中的抗氧化能力提高，HPA 轴功能虚性亢进下调，黑质神经细胞凋亡较少，α-syn 和 UPS 系统中 PUB mRNA 含量及蛋白表达水平下调，说明以上是地黄饮子干预 PD 肾虚证的部分生物学机制。

通过对上述各项检测指标的结果综合分析，可以看出，提高抗氧化能力，调节 HPA 轴功能虚性亢进，恢复泛素蛋白酶体系统功能，降低神经细胞凋亡是地黄饮子干预 AD 和 PD 肾虚证的共同生物学机制，而地黄饮子的功效是平补肾阴肾阳，因此，验证衰老——UPS 功能紊乱是 AD、PD 异病同证的部分生物学机制假说的真实性。

成金枝　著

# 第四章 退行性脑病共性证候要素机制研究思路探讨与展望

阿尔茨海默病（Alzheimer's disease，AD）和帕金森病（Parkinson's disease，PD），在中医学中分别对应老年呆证和颤证，是退行性脑病中发病率最高的两种疾病，具有高发病率、高患病率、高致残率的"三高"特点。由于现代医学对其发病机制缺乏清晰的认识，目前尚无确切有效的治疗方法。据抽样调查统计，我国现有1000万AD和PD患者，随着社会人口老龄化发展，50年后将增至3000万以上，给家庭和整个社会带来沉重负担，势必影响我国和谐社会的构建和国民经济的可持续发展，已经成为人口与健康领域中的重大科学与社会问题。

## 一、基于阴阳和系统论研究退行性脑病"异病同证"机制的思考

### （一）中医学对AD和PD的"异病同证"理论诠释及其局限性

中西医学的根本区别在于思维方式的不同，异病同证便是中医学区别于西医学的最显著的特色理论之一。异病同证是指不同的疾病如果发病机制相同，就可以辨识为相同的证候，采用相同的治疗方法。其中，证是决定疾病认识和治疗的关键因素。中医学对证的概念定义是证是疾病发生发展过程中某一阶段的病理概括。就AD和PD来说，之所以采用补肾填髓法为共同的治疗原则，就是因为这两种疾病具有"同证"的属性。异病既然可以同治，必有其共同的物质基础[155]。

衰老是目前AD和PD唯一可以确定的病因[156]。包括AD和PD在内的脑老化相关疾病，是在整个生命体衰老（现代中西医结合医学称之为生理性肾虚）[157]的基础上发生的神经系统功能退化。中医学认为衰老的发生是肾中精气亏损的结果，正如《内经》中以七和八为基数对人体生长发育的动态描述，肾中精气的盛衰影响人体的发育、生长和老化。"肾为先天之本，肾藏精，化髓，上充于脑，脑为髓海"是中医学基于整体观念对肾脑之间生理联系的理论描述。肾精足则髓化有源，脑髓足而神旺；反之，肾精虚则髓不足，不能上充于脑，这也是中医学基于整体观念对脑老化相关疾病发病基础的理论阐释。中医学将脑老化疾病的发病基础归结为肾虚，临床所见脑老化相关疾病也不外乎是在肾虚的基础上，

受痰、瘀、内风等病邪相互影响而发病。由此可见，中医学将包括 AD 和 PD 在内的脑老化相关疾病统一看作是一类具有共同发病原因和机制的疾病，它们具有共同的发病基础，即肾虚。在整体观念和异病同证理论的辨证思维指导下，临床辨证中将这两种疾病的基本证候统一辨证为肾虚髓空，治疗上也采用补肾填髓法作为基本治疗原则，在此基础上再辅以其他治法，可获得独特的疗效[158-161]。

中医学的独特思维方式和对生命现象的认识无疑是科学的和具有前瞻性的。然而，随着生命科学的飞速发展，我们已经逐渐认识到，中医学仅仅局限于对生理病理的朴素描述，对生命现象的宏观把握是远远不够的；还需要有现代科学内涵的诠释和微观机制的补充。因此，微观辨证和辨证微观化便可能是中西医学交通汇融的切入点[155]。

## （二）西医学对 AD 和 PD 的还原认识论局限和系统论思维转变

神经元凋亡或者死亡是 AD 和 PD 的共同病理特征[162]。以往的研究认为在 AD 中，Aβ 蛋白的毒性作用引起海马神经元的凋亡或死亡；在 PD 中，α 突触核蛋白的毒性作用引起多巴胺能神经元的凋亡或者死亡。这些研究片面注重神经元的作用，而忽略了胶质细胞与神经元存在的双向调控作用。另外，对于 AD 的 Aβ 蛋白及 PD 的 α 突触核蛋白，究竟是这些疾病的致病因素还是病理产物，还没有明确的认识[163, 164]。

随着生命科学的发展，人们越来越认识到整体调控是生命现象本身所固有的特征，这也正符合中医理论对生命现象的认识[157]。大脑主要由两种主要类型的细胞组成，即神经细胞和胶质细胞。过去认为神经细胞是脑功能的主要执行单位，而胶质细胞只作为支持元件存在。近年来，人们逐渐认识到胶质细胞并不仅仅作为支持元件存在，而是发挥着与神经细胞同等重要的功能，甚至神经细胞的很多重要功能都是由胶质细胞调控，如谷氨酸神经递质的分泌和转运。在生理状态下，胶质细胞是大脑形态的支架，为神经细胞提供营养物质，排除神经细胞的代谢产物，调控神经细胞的突触可塑性；在病理状态下，胶质细胞第一时间启动对神经细胞的保护信号和对有害物质的清除作用，尽最大能力保护脑组织，而在损伤程度严重到胶质细胞的保护能力之外时，胶质细胞会启动杀伤机制和自杀机制，使局部神经组织形成瘢痕，试图将损伤局限在最低程度以保护周围的正常组织[162, 165, 166]。在 AD、PD、中风、癫痫等脑功能障碍中，由于机体老化引起的自身调节机制失常，会引发胶质细胞过度反应的现象[167]。近年来，国际神经科学界已经开始注重研究胶质细胞的功能及其在中枢神经系统疾病中的调节机制。这个转变也体现出现代医学从以往的还原论思维方式向系统论思维方式的转变。

## （三）"兴奋性神经递质"谷氨酸和"抑制性神经递质"GABA 的阴阳属性

### 1. 生理作用的对立制约属性

脑功能的调控在细胞分子层面主要由神经递质所介导的信息传递完成。神经递质是指神经末梢释放的特殊化学物质，它能作用于支配的神经元或效应细胞膜上的受体，从而完成信息传递功能。脑内存在两大类神经递质，以谷氨酸为代表的兴奋性神经递质和以 GABA

为代表的抑制性神经递质[168]。这两类具有阴阳对立制约属性的神经递质相互协调作用，共同维持脑的生理稳态。两者之间的功能失调，普遍见于包括 AD 和 PD 在内的脑老化相关疾病。可见具有阴阳对立制约属性的谷氨酸和 GABA 的功能稳态失衡，是包括 AD 和 PD 在内的脑老化相关疾病的一个共同机制[169]。

**2. 代谢机制的互根互用属性**

谷氨酸和 GABA 不仅在功能上具有阴阳的对立制约属性，还具有阴阳的互根互用属性。具体来讲，两者之间在代谢上存在耦联机制，即谷氨酸/GABA-谷氨酰胺代谢循环。神经元自身因天然缺失丙酮酸羟化酶，而无法在神经元内部利用葡萄糖合成谷氨酸和GABA。谷氨酸/GABA-谷氨酰胺代谢循环，是指由神经元释放的神经递质谷氨酸和 GABA，被星形胶质细胞摄取，然后在星形胶质细胞内部通过谷氨酰胺合成酶的催化作用转化成谷氨酰胺，再将其释放出去以被神经元摄取用作合成谷氨酸和 GABA 的原材料。在这个循环中，星形胶质细胞每合成一个谷氨酰胺分子，就要利用掉一个氨基。而神经元每合成一个谷氨酸或 GABA 就会产生一个氨基。游离的氨基必须由神经元排出，被星形胶质细胞重摄取再利用，神经元才能维持正常的功能，否则会产生氨的神经毒性，诱发神经元凋亡或者死亡[170]。由此可见，谷氨酸和GABA 的功能稳态，以及两者之间的代谢耦联机制，是由星形胶质细胞和神经元互相协调完成的，并非由神经元独立承担，从这一点来讲，这种协调机制具有中医学整体观念的内涵。

## （四）异病同证理论指导下的退行性脑病共性机制研究意义

从肾论治脑病是中医"肾生髓"理论的临床具体应用，体现了整体观念和辨证论治的独特思维方法。关于在中医理论指导下研究不同脑退行性疾病共性机制的临床意义，我们认为有以下两个方面：第一，基于肾生髓理论，"补肾生髓"法是临床防治以 AD 和 PD 为代表的退行性脑病的基本治疗原则，对其微观机制的深入研究有助于明晰临床"补肾生髓"治法的生物学机制，阐明中医临床防治脑病异病同治特色疗法的现代科学内涵；第二，对 AD 和 PD 的共性分子机制进行研究，可进一步明确 AD 和 PD 的发病机制，从"共性机制"的角度认识这两种疾病，用"共性机制"作为筛选治疗 AD 和 PD 的方药的药靶，或可对临床防治 AD 和 PD 提供可行的策略和手段。

未来研究的开展可从中西医学对 AD 和 PD 的共性认识出发，着眼于具有中医理论科学内涵的现代神经科学研究进展，基于阴阳学说和异病同证理论，从"髓空"等于神经元凋亡或者死亡的假设入手，在整体观念指导下，摒弃孤立看待神经元的思维方式，建立星形胶质细胞-海马或多巴胺能神经元双向调控系统模拟 AD 和 PD，对活性化的星形胶质细胞致不同神经元凋亡或者死亡的机制，脑内具有阴阳属性的兴奋性递质谷氨酸和抑制性递质 GABA 动态平衡，及其关键机制谷氨酸/GABA-谷氨酰胺代谢循环进行研究。尽管这一研究思路或不能全面地解释"补肾生髓"法防治退行性脑病的生物学机制，但希望能为中医药防治退行性脑病的异病同证特色理论提供实验室依据，也为中医特色理论应用于西医学发病机制研究提供有益的探索。

# 二、基于退行性脑病共性证候要素的可行性探讨

证候的生物学本质研究是中医学的重要研究内容，证候与疾病的相关性理论被认为是中医基础理论建立的最根本问题。纵观近半个世纪的证候研究成果，如肾虚证、血瘀证等本质的研究在中医现代化研究史上具有里程碑意义，为其他证候研究起到示范性作用。但是，对"异病同证"这一能体现中医学辨证论治思想的特色理论还缺乏深入的研究。证候要素理论的建立为证候本质研究提出了新思路。证候要素是对证候病因病机的表述，具有不可再分性的特征，任一证候都由若干证候要素组成。异病既然同证，必然具有相同的证候要素，我们称之为"共性证候要素"。对共性证候要素的生物学本质进行研究，必然能揭示异病同证的物质基础。中医学认为 AD 和 PD 的基本病因病机是"肾虚髓空"，并且据此指导临床确有疗效，若选择 AD 和 PD 作为研究病种，从脑的电化学机制的角度对 AD 和 PD 共性证候要素的生物学本质进行深入研究，或可阐明 AD 和 PD 异病同证理论的物质基础。

## （一）中医学基于整体观念和异病同证思想治疗 AD 和 PD 的特色优势与不足

衰老是目前 AD 和 PD 唯一可以确定的病因[156]。包括 AD 和 PD 在内的脑退行性疾病，是在整个生命体衰老（现代中西医结合医学称之为生理性肾虚）[157]的基础上出现的脑功能退化。"肾为先天之本，肾藏精，化髓，上充于脑，脑为髓海"，这是中医学基于整体观念对肾脑之间生理联系的理论描述。肾精足则髓化有源，脑髓足而神旺；反之，肾精虚则髓不足，不能上充于脑，这也是中医学基于整体观念对脑退行性疾病发病基础的理论阐释。中医学将脑退行性疾病的发病基础归结为"肾精虚"，病理表现归结为"脑髓空"。"肾精虚"和"脑髓空"的基础上，受痰、瘀、内风等病邪侵袭而发病[171]。由此可见，中医学将包括 AD 和 PD 在内的脑退行性疾病看作是一类具有共同发病原因和机制的疾病。

中西医学的根本区别在于思维方式的不同，异病同证便是体现中医学辨证论治思想的最显著的特色理论之一。异病同证是指不同的疾病如果发病机制相同，就可以辨识为相同的证候，采用相同的治疗方法。其中，证是决定疾病认识和治疗的关键因素[172]。在整体观念和异病同证理论的辨证思维指导下，临床辨证中将 AD 和 PD 的基本证候统一辨证为"肾虚髓空"，治疗上也采用"补肾填髓法"作为基本治疗原则，在此基础上再根据痰、瘀、内风等病邪的存在辅以其他治法[173, 174]，因此中医临床采用"补肾填髓法"作为 AD 和 PD 共同的基本治疗原则。就 AD 和 PD 来说，异病同证特色理论的优势在于将"肾精虚"看作是两者共同的发病基础，"脑髓空"是两者共同的病理表现，也就是说这两种疾病具有"同证"的属性。但仅仅局限于对生理病理的朴素描述，对生命现象的宏观把握，而缺少微观机制的补充，这是包括异病同证理论在内的中医基本理论现代化发展的普遍不足。异病既然可以同治，必有其共同的物质基础[155]，因此，微观辨证和辨证微观化便可能是中西医学交通汇融的切入点。

## （二）将证候要素提取引入 AD 和 PD 异病同证机制研究中的必要性

证候是对人体疾病病理生理变化的整体反应状态的概括，证候要素是指组成证候的主

要元素，是证候发生发展过程中病机层面的特质[175]。就像所有的化合物都可以由基本的化学元素组成一样，从理论上说，所有的证候都可以由证候要素组成。证候要素发生的部位称为证候要素靶位[175]，也就是病位。证候是由证候要素和证候要素靶位组合而成，但证候的临床表现并非证候要素和证候要素靶位的临床表现的简单组合或线性叠加。证候的特异性症状常常与证候要素及其靶位的特异性症状不完全相同，这恰恰体现了证候要素之间和证候要素靶位之间的非线性关系和复杂性，这个特点称为"多维界面"[176]。所谓"维"，指对临床常见证候进行简化分解之后的最基本的证候要素。过多的界面容易扰乱视野，在适当的范围内，维度越小，可辨识和可操作性越大。因此在临床辨证时首先要对复杂的证候进行"降维"处理，也就是证候要素提取[176]。证候要素的提取是证候规范化研究思路的关键。突出证候要素，就可能把复杂问题分解为简单问题来研究。

AD 和 PD 都属于随增龄而出现的脑老化疾病，衰老（生理性肾虚）是目前唯一可以确定的病因[156, 157]。中医学认为增龄的过程是一个肾中精气"弱—盛—衰"演变的过程，衰老的本质是"肾精虚"，肾精虚则髓不足，不能上充于脑，造成脑髓空虚，容易受痰、瘀等浊毒或内风侵蚀而发病，其中 AD 多由痰、瘀等浊毒侵犯，而 PD 除了痰、瘀等浊毒侵犯之外，主要的表现还有内风的症状，因此两者的病因病机是复杂的。应用证候要素理论进行降维分析，辨别 AD 和 PD 的证候要素有肾精虚、脑髓空、痰、瘀、内风等，其中"肾精虚"和"脑髓空"是 AD 和 PD 的共性发病机制[173, 177]，也就是 AD 和 PD 的共性证候要素，"肾"和"脑"为 AD 和 PD 的共性证候要素靶位。"肾精虚"是"脑髓空"的原因，"脑髓空"是"肾精虚"的结果，两者之间有线性联系。"肾精虚–脑髓空"又导致机体容易受到痰、瘀、内风等病邪的侵犯而为病，最终表现为临床上多维界面的复杂证候。但是，要回答"为何中医临床防治 AD 和 PD 的基本原则是补肾填髓"这一问题，就应当透过现象看本质，需洞察到"肾精虚–脑髓空"是 AD 和 PD 共性证候要素的本质现象，这是中医学关于 AD 和 PD 异病同证思想的根本依据。同样，在运用实验科学手段阐释 AD 和 PD 的异病同证机制时，也必须采用降维提取证候要素的方法，先对两者的共性证候要素"肾精虚–脑髓空"进行研究，通过回答若干个简单问题，最终回到复杂的非线性问题本质。因此有必要在 AD 和 PD 异病同证机制的研究中引入证候要素提取的方法，把复杂问题分解为简单问题来逐步解决。

## （三）AD 和 PD 的共性证候要素与脑的电化学机制相关的可能性

"肾精虚"和"脑髓空"是 AD 和 PD 的共性证候要素，"脑"和"肾"是 AD 和 PD 的共性证候要素靶位。中西医结合肾本质的研究成果表明，肾阳虚证在 HPA 轴有不同层次的功能紊乱，中医学所讲的"肾"与 HPA 轴相关[155]。现代脑科学研究表明，大脑边缘系统的海马结构通过负反馈机制调节 HPA 轴的生理功能，是 HPA 轴的调控中枢。海马通过负反馈机制双向调控 HPA 轴的功能[178]。据此，我们在以往的研究中提出中医肾脑相关理论的实质与海马-HPA 轴负反馈机制具有相关性。又鉴于 AD 和 PD 这两种疾病的结果是脑髓病变，这便突显了其共性证候要素靶位中"脑"作为病位的重要性，而另一个证候要素靶位"肾"的重要性主要体现在随增龄出现的"肾精虚"发生发展的动态过程。

脑在《本草纲目·辛夷条》中被称为"元神之府"。这是对脑主神明的功能最简洁的总结，肯定了脑是精神、意识、思维活动的器官，再到王清任的《医林改错》中对脑功能的认识："灵机记性不在心在脑。"又说："两耳通脑，所听之声归于脑……两目系如线长于脑，所见之物归于脑……鼻通于脑，所闻香臭归于脑。"由此说明脑从眼耳口鼻等五官接受外界刺激，产生了感觉，经由大脑，指导着感觉器官产生不同的运动，这时中医学对脑的认识已经形成了初步的理论体系，而且由此可以看出中医学对脑的认识与现代医学的认识是一致的[179]。因此，在中医理论指导下，结合现代脑科学研究成果对 AD 和 PD 的异病同证机制进行研究具有较强的可行性。

随着生命科学的发展，人们越来越认识到整体调控是生命现象本身所固有的特征，这也正符合中医理论对生命现象的认识[157]。脑科学的发展趋势是越来越注重从整体的角度研究大脑的生理和病理机制，这个转变也体现出现代医学从以往的还原论思维方式向系统论思维方式的转变。神经细胞之间通过特异的通讯结构"突触"形成功能性神经环路来传递信息。突触在神经细胞持续活动影响下可发生特异性的结构和功能变化，称为"突触可塑性"[180]。它在神经系统生理和病理中起着至关重要的作用。在神经环路组成中，释放神经递质谷氨酸和 GABA 的神经元通过电信号分别传递兴奋性和抑制性信息，两者对大脑的功能平衡起着关键作用[181]。GABA 能突触的可塑性表现出神经元活动频率依赖的特性——高频率神经元相关活动引起谷氨酸诱发的突触效能的长时程增强（LTP）；而低频活动则引起长时程减弱（LTD）[182]。LTP 和 LTD 作为一对重要的脑电机制，具有显著的阴阳对立制约属性，两者的平衡在大脑生理和病理中起着重要的作用。这种协调机制同样体现了中医学整体观念的内涵。

阴平阳秘和阴阳失衡是中医阴阳学说对健康和疾病的理论认识。LTP-LTD 和谷氨酸-GABA 是具有阴阳属性的脑电现象和化学物质，在脑的生理和病理机制中具有重要而广泛的作用，与 AD 和 PD 的病理机制密切相关。基于阴阳学说和异病同证理论，提出研究假设：脑电化学信号阴阳失衡是 AD 和 PD 共性证候要素的生物学机制。实验研究的设计可从中西医学对 AD 和 PD 的共性认识出发，基于《内经》对肾中精气变化与年龄相关的理论和疾病动物造模技术，构建既能表现 AD 或 PD 疾病特征又能模拟共性证候要素动态变化过程的模型，应用分子细胞生物学、电生理学、电化学分析、荧光成像等多种方法，在分子水平、细胞水平、神经网络水平及整体动物水平，对具有阴阳对立制约属性的脑电化学机制 LTP-LTD 和神经递质谷氨酸-GABA 开展研究，或可阐明 AD 和 PD 的共性证候要素——"肾精虚–脑髓空"的现代科学机制，为中医药防治脑老化疾病的异病同证理论提供实验室依据，也为应用中医理论思维指导现代实验科学研究提供创新性尝试。

## 三、基于糖代谢异常对脑功能影响的退行性脑病共性证候要素机制探讨

随着全球老年人口数量的不断增加，伴随衰老过程出现的以脑老化、学习记忆功能减退为主要表现的退行性脑病发病率也逐年上升。2017 年我国人口平均预期寿命已达 76.34

岁，65 岁及以上人口占总人口的 10.85%[183]。AD 和 PD 作为两种最常见的退行性脑病，目前两者的治疗方案仍局限在病症的控制方面，尚未发现能阻止疾病发生的药物，近两年礼来和默克公司以 β-淀粉样蛋白（Aβ）等为靶向研发治疗 AD 的几款药物的临床试验失败，提示我们应该转换方向探讨神经退行性疾病的治疗。能量代谢障碍是神经退行性疾病的重要特征之一，葡萄糖几乎是脑组织的唯一能量来源，糖代谢紊乱会引起脑萎缩、神经网络受损、记忆力下降等症状[184]，并且会贯穿疾病发展的始终。实验室研究[185, 186]及大量国内外流行病学调查资料[187-190]都表明葡萄糖和能量代谢的改变是 AD 和 PD 的早期分子事件，与罹患 AD 和 PD 具有相关性，是发病的潜在危险因素。因此，从糖代谢异常的角度探讨 AD、PD 等神经退行性疾病的共性机制具有重要的医疗及社会价值。中医学认为不同的疾病在发展过程中会表现出相同的证，提出了"异病同证"的概念并相应地采用了"异病同治"的治疗方法，AD 和 PD 虽临床表现、发病机制各异，但中医学认为"肾虚髓空"是两者的基本病机，肾精虚是两者共同的证候要素，使用地黄饮子[191-194]等补肾方药后确有疗效。据此，我们在上述对 AD 和 PD 共性证候要素研究探讨[195]的基础上结合相关研究进展，进一步提出从糖代谢异常的角度探讨 AD 和 PD 异病同证共性证候要素生物学机制的可行性。

## （一）生理性肾虚（衰老）是 AD 和 PD 异病同证的中医学理论基础

AD 与中医学的"呆病""健忘""善忘"等疾病类似，病机属本虚标实，其虚涉及心、脾、肺、肝、肾五脏，尤以肾精亏虚为关键，其实主要涉及痰浊、瘀血。先天不足、后天失养等因素可致肾精不足，肾精虚则不能生髓充脑；此外，肾精虚则化气乏源，肾气不足则推动其他脏腑功能之力减弱，脏腑气虚或气化不足则血液、津液代谢失常，产生痰浊、瘀血等病理产物。肾精虚脑失充养，加之痰浊、瘀血阻塞脑络，气血津液等营养物质难以上行充髓养脑，以致脑府失养，神机失用，从而产生健忘、痴呆等种种表现。

PD 中医学归于"颤证""颤振""震颤"等，其病机亦属本虚标实，肾虚髓亏为本，风、痰、瘀为标。随着年龄增长肾中精气逐渐衰少，肾精亏虚则无以生髓充脑，髓海不足则脑府失养，脑主司感觉运动的功能失常可见平衡失调等运动障碍。此外，中医学认为肝肾同源，肾精虚则不能滋养肝，肝阴不足不能涵养肝阳则肝阳上亢，出现手足颤动、身体摇动等风动之表现；又肾精虚不能化生肝血，肝血不足则筋脉失于濡养而致手足拘挛、筋肉跳动等症。因此，无论是肝血不足引发风动还是阴虚阳亢而生内风，都与肾中精气的亏虚密不可分。

综上，AD 和 PD 均是在生命体衰老的基础上发生的神经系统功能失常，脏腑精气亏虚是人体衰老、功能衰退的内在原因，其中肾的作用尤其重要。肾为"阴阳之根"，先天之精和后天之精合化而成的肾中精气激发和推动了人体各个脏腑的功能活动，大脑的功能活动亦与肾息息相关，肾精所化之髓通过督脉上充于脑，激发和推动大脑的功能活动。中医学认为 AD 和 PD 均属本虚标实性疾病，但以肾精虚为主的脏腑精气亏虚导致的衰老是其共同的发病基础。

## （二）葡萄糖代谢能力和利用率异常是机体衰老过程中的典型病理变化

衰老是生物界普遍存在的自然规律，是一个多因素、多层面、复杂的生理病理变化进程，已成为神经退行性疾病、癌症、糖尿病等多种疾病的最大风险因素[196]。随着人体的衰老，机体在形态结构、生理功能等方面会出现一系列的退行性变化，尤其是物质代谢调节功能的下降和（或）紊乱。

衰老也是一种蛋白内稳态的进行性衰退过程，并且会加剧蛋白沉积性疾病的进程，而神经退行性疾病的主要特征之一是出现以异常聚集的蛋白为主要成分的包涵体，在 AD 表现为老年斑，在 PD 表现为路易小体。这些大量聚集的错误折叠、未装配、损伤的蛋白都需要通过泛素蛋白酶体系统（ubiquitinproteasome system，UPS）途径进行降解，而当衰老或者发生蛋白毒性损害时，对调节蛋白毒性具有重要作用的泛素蛋白连接酶就会因大量聚集去清除错误折叠蛋白而降低其提高胰岛素受体（insulin receptor，IR）的能力，从而导致大脑糖代谢异常[197]。研究表明在衰老过程中葡萄糖代谢能力和利用能力都明显下降，老年人的耐糖量明显低于中青年，PET 检测发现随着年龄增加各脑区葡萄糖的代谢率明显减少[198]，20～24 月龄的老年鼠存在胰岛素分泌峰值、胰岛素受体底物（insulin receptor substrate，IRS）、磷酸化蛋白激酶（p-Akt）的表达减少等糖代谢受损的表现[199]。可见，糖代谢异常是机体衰老过程中的典型病理变化。

## （三）葡萄糖代谢异常和胰岛素信号通路障碍是 AD 和 PD 的共性病理改变

先于 AD 和 PD 的临床症状甚至典型病理改变出现葡萄糖代谢异常和胰岛素信号通路障碍是 AD 和 PD 等神经退行性病变的共性病理改变[200]，在疾病发生早期即可出现，甚至先于疾病的临床症状或典型病理改变出现，并且糖代谢异常改变贯穿于疾病发展始终。而以改善糖代谢、胰岛素信号通路为靶标的治疗策略对 AD 和 PD 显示了积极的治疗作用。AD 发病早期即有大脑葡萄糖代谢损伤，其损伤先于临床症状出现[201]，因此 AD 又被称为3 型糖尿病[202]。影像学研究显示 AD 患者海马区、颞叶和顶叶等多个脑区均有不同程度的葡萄糖代谢减低[203]，大脑皮质内葡糖转运蛋白 GLUT1、GLUT3[204]及海马 DG 区 GLUT3[205]的表达明显减少。丙酮酸脱氢酶复合体（pyruvate dehydrogenase complex，PDHC）、α-酮戊二酸脱氢酶复合体（ketoglutarate Dehydrogenase，KGDHC）等细胞内葡萄糖代谢的限速酶活性[206, 207]，脑脊液中的胰岛素水平，IGF-1、IGF-2 及 IR、IGF-1/2R 表达均显著降低[208, 209]。经鼻吸入胰岛素[210]可改善认知功能障碍，二甲双胍具有抑制 tau 磷酸化和 Aβ 异常升高及减轻 Aβ 对长时程增强的抑制作用[211]。

PD 患者 60%以上有糖耐量减低和胰岛素抵抗[212]，胰岛素抵抗系统的功能障碍可能先于多巴胺能神经元死亡[213]。黑质致密部也存在胰岛素受体，且在 PD 患者中表达水平是下降的[189]。胰岛素对多巴胺合成的限速酶（酪氨酸羟化酶）的表达及活性具有调节作用，其水平的降低导致酪氨酸羟化酶的活性降低，进而影响多巴胺在 PD 患者脑组织中的水平。使用胰岛素[214]、罗格列酮[215]和二甲双胍[216]等抗糖尿病的药物可以明显减轻黑质神经元及纹状体神经纤维的损失、小胶质细胞的激活和促炎细胞因子的表达等病理学变化，改善 PD

的症状。

### （四）从大脑糖代谢异常阐释 AD 和 PD 共性证候要素机制的可能途径

#### 1. 葡萄糖转运

大脑约占人体总质量的 2%，需要约 20% 的总耗氧量和 25% 的总葡萄糖消耗，所需能量 99% 来源于葡萄糖。大脑葡萄糖代谢包括葡萄糖通过血脑屏障转运至中枢神经系统和神经细胞内的葡萄糖分解两个过程。血液中的葡萄糖在 GLUTs 的协助下跨过血脑屏障转运至颅内，在哺乳动物大脑中 GLUT1 和 GLUT3 起主要作用，GLUT1 将葡萄糖从血液中通过血脑屏障转运至大脑的细胞外组织中，GLUT3 将葡萄糖转运至神经元细胞内。

#### 2. 葡萄糖分解

葡萄糖的细胞内氧化分解，包括磷酸戊糖途径、糖酵解、三羧酸循环、氧化磷酸化等途径。葡萄糖在细胞质中经糖酵解生成丙酮酸，在 PDHC 的催化下，丙酮酸氧化脱羧生成乙酰辅酶 A（CoA）；三羧酸循环是葡萄糖氧化分解的主要步骤，CoA 是该循环的入口物质，整个循环中柠檬酸合成酶（citrate synthase，CS）、异柠檬酸脱氢酶（isocitrate dehydrogenase，IDH）和 KGDHC 是 3 个关键限速酶；转酮醇酶（transketolase，TK）是磷酸戊糖途径中的关键酶。

#### 3. 胰岛素信号通路

胰岛素信号通路在调控大脑葡萄糖代谢中发挥了重要作用。胰岛素与 IR 上位于膜外的 α 亚基结合，诱发 β 亚基上的酪氨酸残基磷酸化，进而激活 IR 及与 IR 共定位的 IRS，活化的 IRS 激活下游的磷脂酰肌醇 3 激酶（phosphatidylinositol-3-kinase，PI3K）-蛋白激酶 B（protein kinase B，PKB）通路，PI3K 活化后磷酸化磷脂酰肌醇，产生 3,4,5-三磷酸磷脂酰肌醇（phosphatidyl inositol-3,4,5-triphosphate，PIP3），继而激活丝氨酸/苏氨酸蛋白激酶 Akt，Akt 能活化多种底物，介导胰岛素的多种生物效应：①通过单磷酸化 AS160 促进 GLUT4 转位到细胞膜上，摄取葡萄糖；②通过激活糖原合成酶激酶 3（glycogen synthase kinase 3，GSK3）磷酸化，从而增加糖原合成酶活性，促进细胞摄取葡萄糖并合成糖原；③磷酸化叉头框转录因子 O1（forkhead box O1，FOXO1），使 FOXO1 出核失活并降解，抑制其对糖异生关键酶磷酸烯醇式丙酮酸羧激酶和葡萄糖-6-磷酸酶的转录调控作用，抑制肝脏糖异生作用。

## 四、结　语

我们在前期完成的研究中发现：AD 和 PD 肾精虚证动物模型海马与黑质、纹状体中均存在异常蛋白的过度聚集，泛素蛋白酶体系统（UPS）降解功能出现紊乱，由此最终产生神经毒性，诱发了神经细胞凋亡。而 Towo R 等于 2017 年发表在 *Cell* 的最新研究表明：

UPS 系统中的泛素蛋白连接酶大量聚集去清除错误折叠蛋白时，就会降低其提高 IR 的能力，导致大脑糖代谢异常[197]。另外的实验室研究[185, 186]及流行病学研究[187-190]均支持与大脑糖代谢异常相关的葡萄糖和能量代谢的改变是 AD 和 PD 的早期分子事件，是两者发病的潜在危险因素。中医学认为以肾精虚为根本原因的全身脏腑精气亏虚导致的衰老是 AD 和 PD 等退行性脑病的共性发病基础[217-219]。以"肾藏精生髓，脑为髓海"理论为指导，经典补肾方药地黄饮子可通过平补肾中精气改善 AD 和 PD 等脑的退行性病变，具有较好的临床疗效[191-194]，但其作用机制仍未被完全阐明。伴随衰老出现的糖代谢异常是否与肾精虚引起的脑退行性病变及补肾方药地黄饮子的治疗作用有关？这是我们所关注的关键科学问题。

在本书中我们提出假设：糖代谢异常可能是 AD 和 PD "肾精虚"共性证候要素的生物学机制，补肾健脑方药通过"补肾"改善 AD 和 PD 的"脑的学习和记忆功能下降"可能与其改善大脑糖代谢异常有关。据此进一步可将研究重心前置，聚焦于大脑糖代谢状态，继续以 AD 和 PD 肾精虚证为研究对象，以补肾健脑经典名方作为干预方剂，从葡萄糖转运至中枢神经系统、细胞内的葡萄糖分解及胰岛素信号通路三个环节入手，或可进一步阐明 AD 和 PD 肾精虚证异病同证共性证候要素的生物学机制及补肾健脑经典名方的干预作用。

贺文彬 著

# 参 考 文 献

[1] 成中英. 方法概念与本体诠释学. 华东师范大学学报(哲学社会科学版), 1987(6): 20-26.

[2] 洪汉鼎. 理解与解释. 北京: 东方出版社, 2001: 7-14.

[3] 且大有. 论辩证思维概念. 内蒙古师大学报(哲学社会科学版), 1990(2): 26-33, 12.

[4] 彭漪涟. 概念论. 上海: 学林出版社, 1991: 153-156.

[5] 门九章. 辨证论治史论. 哈尔滨: 黑龙江中医药大学, 1998.

[6] 成肇智, 李咸荣. 病机学是中医学理论体系的核心. 中国医药学报, 1994(5): 5-8, 63.

[7] 任秀玲. 中医理论范畴. 北京: 中医古籍出版社, 2001: 1-5.

[8] 马克思, 恩格斯. 马克思恩格斯选集(卷 4). 2 版. 中共中央马克思恩格斯列宁斯大林著作编译局编译. 北京: 人民出版社, 1995: 327.

[9] 印会河. 中医基础理论. 上海: 上海科学技术出版社, 1984: 8

[10] 匡调元. 中医病理研究. 2 版. 上海: 上海科学技术出版社, 1989: 57.

[11] 张枢明. 证的研究专家谈——陆寿康. 中医杂志, 1996(7): 430-434.

[12] 王忠, 王安民, 鞠大宏. "毒邪致络病"与证候及基因组关系的探讨. 中医杂志, 2000(8): 500-501.

[13] 徐木林, 王秋琴. 证的定义. 辽宁中医杂志, 1999(4): 1-3.

[14] 申维玺, 孙燕. 论中医证的化学本质是蛋白质和肽及证本质的分子标准. 中国中西医结合杂志, 1999(11): 57-59.

[15] 陆广莘. "证—病正症"辨. 中医杂志, 1990(4): 11-14.

[16] 王力. 王力古汉语字典. 北京: 中华书局, 2000: 1276.

[17] 宛志文. 汉语大字典. 武汉: 湖北人民出版社, 1999: 1694.

[18] 崔月犁. 中医沉思录. 北京: 中医古籍出版社, 1997: 177.

[19] 童舜华, 段逸山, 童瑶. "证"概念探讨. 上海中医药大学学报, 2002(3): 9-11.

[20] 朱建平. 医学名词"证"、"症"、"征"规范使用的探讨. 科技术语研究, 2003(4): 14-17.

[21] 陈可冀, 董泉珍. "证"、"症"、"征"与相关医学术语规范用字的意见. 科技术语研究, 2003(4): 10-11.

[22] 刘进, 徐月英, 梁茂新. 证及其易混概念的辨析. 医学与哲学, 1998(9): 26-29.

[23] 马克思, 恩格斯. 马克思恩格斯选集(卷 2). 2 版. 中共中央马克思恩格斯列宁斯大林著作编译局编译. 北京: 人民出版社, 1995: 103.

[24] 张巨青. 辩证逻辑导论. 北京: 人民出版社, 1989: 123.

[25] 刘耿. 中医的"证"与人体"状态". 医学与哲学, 2000(11): 39-41.

[26] 许国志. 系统科学. 上海: 上海科技教育出版社, 2000: 27-28.

[27] 王永炎. 完善中医辨证方法体系的建议. 中医杂志, 2004(10): 729-731.

[28] 杨桂华, 常存库, 张天奉. 证候的文化发生学探讨. 医学与哲学, 2003(7): 55-57.

[29] 张大年. 中医方法论特征、实质及现代化. 云南中医中药杂志, 2000(4): 12-14.

[30] 程绍恩, 夏洪生. 中医证候诊断治疗学. 北京: 北京科学技术出版社, 1993: 39.

[31] 张志斌, 王永炎. 证候名称及分类研究的回顾与假设的提出. 北京中医药大学学报, 2003(2): 1-5.

[32] 丁甘仁. 丁甘仁医案. 上海: 上海科学技术出版社, 2001: 9.

[33] 张启明. 脏腑辨证用药的 Logistic 回归分析(2)——胃病篇. 辽宁中医杂志, 2003(2): 95-97.

[34] 张天奉, 常存库, 杨桂华. 证候本质研究的思路与方法. 医学与哲学, 2003(2): 48-50.

[35] 国家中医药管理局脑病急症科研组. 中风病辨证诊断标准(试行). 北京中医药大学学报, 1994(3): 64-66.

[36] 国家中医药管理局脑病急症科研组.《中风病诊断与疗效评定标准》的临床检验报告. 北京中医药大学学报, 1996(1): 57-59, 72.

[37] 王建华, 靳琦, 解庆凡, 等. 中风病诊断系统的研究与验证报告. 北京中医药大学学报, 2000(2): 56-58.

[38] 王泓午, 王玉来, 金章安, 等. 缺血性中风发病前 3～7 天内症状的条件 Logistic 回归分析. 中国中医急症, 2003(1): 6, 40-42.

[39] 王泓午, 王玉来, 金章安, 等. 缺血性中风发病前 7～30d 内症状的病例对照研究. 天津中医药, 2004(6): 470-473.

[40] 王泓午, 王玉来, 金章安, 等. 缺血性中风发病前24～72 小时内症状的条件 logistic 回归分析. 中国中医急症, 2002(5): 370-372, 425.

[41] 王泓午, 王玉来, 王振海, 等. 缺血性中风发病前 24 小时内先兆期症状的病例对照研究. 北京中医药大学学报, 1998(4): 44-49, 73.

[42] 王忠, 张伯礼, 申春娣. 中风病发病病机演变的动态研究. 天津中医, 2002(2): 8-13.

[43] 韩旭, 陈美兰, 胡铣城. 中医辨证分型治疗老年性痴呆病 60 例. 辽宁中医杂志, 1998(12): 13-14.

[44] 赵奕虹, 张琳. 老年性痴呆辨证论治浅识. 实用中医内科杂志, 2005(3): 222-223.

[45] 杨柏灿, 刘仁人, 薛人华, 等. Alzheimer 型痴呆的中医证型研究. 上海中医药杂志, 2000(4): 12-14.

[46] 颜乾麟, 邢斌, 颜德馨. 关于阿尔茨海默病中医辨证论治的探讨. 中国中医药信息杂志, 2002(8): 29-30.

[47] 曹娟, 曹明荣. 中医对老年性痴呆的认识. 中国现代医生, 2008(17): 82, 88.

[48] 张大宁, 张宗礼, 车树强, 等. 补活抗衰老胶囊对 30 例老年痴呆氧自由基代谢的影响. 陕西中医, 2003(2): 120-122.

[49] 赵华, 薛朝霞. 中医对老年痴呆病的认识与治疗初探. 湖南中医杂志, 1995(3): 4-5.

[50] 刘军. 中风后痴呆症的中医治疗. 中国医刊, 2000(4): 21-22.

[51] 郭蕾, 张俊龙, 王永炎. 老年期痴呆证候研究述评. 山西中医学院学报, 2011, 12(4): 70-72.

[52] 王永炎. 老年性痴呆辨治. 中国医药学报, 1994(2): 49-51.

[53] 杨济民. 老年性痴呆的中医论治. 中医药研究, 2001(2): 58-59.

[54] 邓铁涛. 中医诊断学. 上海: 上海科学技术出版社, 1984: 114.

[55] 玛丽亚. 补肾化瘀祛痰法治疗老年痴呆 32 例观察. 新疆中医药, 2001(4): 23-24.

[56] 王伟, 肖景东. 中医辨证治疗老年痴呆症体会. 中外医疗, 2010, 29(7): 132-133.

[57] 史美育, 王剑, 李洁. 中医证候流行病学调查研究文献的质量评价. 上海中医药杂志, 2007, 41(1): 66-67.

[58] 王立存, 张玉莲, 周震. 流行病学与中风病的临床规范化研究. 辽宁中医杂志, 2009, 36(2): 203-204.

[59] 赵玉秋, 陈国林, 潘其民, 等. 流行病学在中医肝证临床辨证标准研究中的应用. 中医杂志, 1991(3): 49-52.

[60] 刘伟, 李敬林, 王丽, 等. 沈阳地区老年期痴呆患者中医证候规律的流行病学调查. 中华中医药学刊,

2009, 27(12): 2551-2553.

[61] 朱克俭, 黄一九. 常见病中医证候临床流行病学调研思路. 中国医药学报, 1999(1): 62-64.

[62] 黄悦勤. 临床流行病学. 北京: 人民卫生出版社, 2002: 270.

[63] GORDON A D. Classification. 2nd Edition. USA: Chapman&Hall/CRC, 1999: 15-34.

[64] ALDENDERFER M S, BLASHFIELD R K. Cluster Analysis. USA: Sage Publication Inc, 1984: 15.

[65] 严石林, 陈为, 于宏波, 等. 中医辨证与症状证候病机辨识. 成都中医药大学学报, 2010, 33(4): 13-14.

[66] 邱宏, 金国琴, 金如锋, 等. 水迷宫重复测量数据的方差分析及其在 SPSS 中的实现. 中西医结合学报, 2007(1): 101-105.

[67] 张荔子. 单刀直入突破瓶颈——治疗老年痴呆药物研究的新思路. 健康报, 2006-06-19.

[68] 韩崇伟. 健脾化痰治疗高脂血症的理论探讨. 山东医药, 2006, 46(10): 78.

[69] 屠浩明. 高脂血症血脂水平与中医辨证分型的相关性研究. 福建中医药, 2003, 34(6): 3.

[70] 宋剑南, 周瑕菁, 周玉萍, 等. 从高脂血症及动脉粥样硬化探讨痰瘀理论及痰瘀同治机制. 医学研究通讯, 2001, 30(8): 24-25.

[71] 姬凤彩, 姚刚, 李琳琳, 等. 对大鼠高脂血症模型分型的探讨. 新疆医科大学学报, 2007, 30(11): 1297-1298.

[72] 关现军, 刘群, 枉云峰. 用沙门氏菌复制兔"热毒血瘀证"病理模型的研究. 西南民族学院学报, 1992, 18(1): 12-19.

[73] 杨兰泽, 高静, 谢顺清, 等. 老年心血管疾病患者细胞因子水平的变化. 中国老年学杂志, 2005, 3(25): 331-332.

[74] 毕胜, 王德生, 张昱, 等. 低密度脂蛋白受体相关蛋白基因 3 号外显子多态性与阿尔茨海默病的相关性研究. 中国神经精神疾病杂志, 2000, 26(3): 167-168.

[75] Lio D, Annoni G, Licastro F, et al. Tumor necrosis factor-alpha-308A/G polymorphism is associated withage at onset of Alzheimer's disease. Mech Ageing Dev, 2006, 127(6): 567-571.

[76] 梅建伟, 张英强. 补肾活血化痰对血管性痴呆小鼠 GSH-Px 表达的影响. 四川中医, 2012, 30(7): 52-54.

[77] Ginsberg M D. Role of free radical reactions in ischemic brain injury. Drug News Perspect, 2001, 14(2): 81-88.

[78] 杨军, 王静, 姜文, 等. 赤芍总苷对 D-半乳糖衰老小鼠学习记忆及代谢产物的影响. 中国药理学通报, 2001, 7(6): 697-700.

[79] Alonso AC, Li B, Grundke Iqbal I, et al. Polymerization of hyperphosphorylated tau into filaments eliminates its inhibitory activity. Proc Natl Acad Sci USA, 2006, 103(23): 8864-8869.

[80] Masters C L, Simms G, Weinman N A, et al. Amyloid plaque core proteinin Alzheimer disease and Down syndrome. Proc Natl Acad Sci USA, 1985, 82(12): 4245-4249.

[81] Luo X, Weher G A, Zheng J, et al. C1q-calreticulin induced oxidative neurotoxicity: relevance for the neuropathogenesis of Alzheimer's disease. Neuroimmunol, 2003, 135(1-2): 62-71.

[82] Kar S, Slowikowski S P, Westaway D, et al. Interactions between beta-amyloid and central cholinergic neurons: implications for Alzheimer's disease. Psychiatry Nemosci, 2004, 29(6): 427-441.

[83] 陈妍. 性激素水平与老年期痴呆的研究进展. 神经疾病与精神卫生, 2010, 10(1): 97-99.

[84] 屈秋民, 乔晋, 杨剑波, 等. 西安地区中老年人的痴呆患病率调查. 中华老年医学杂志, 2001, 20(4): 283-286.

[85] 上海中医学院. 辨证论治. 上海: 上海人民卫生出版社, 1992: 248.

[86] 杜江, 李楠, 王和鸣. 肾虚模型造模方法及相关指标. 中国组织工程研究与临床康复, 2010, 14(50): 9433-9436.

[87] 赵玲, 魏海峰, 张丽, 等. 中医痰浊血瘀证候的生物学基础研究. 中华中医药杂志, 2008, 23(8): 680-683.

[88] 李运伦. 代谢组学是研究证候实质和方剂原理的重要技术平台. 山东中医药大学学报, 2008, 32(3): 187-189.

[89] 朱明丹, 杜武勋, 姜民, 等. 中医证候与基因、蛋白质、代谢组学研究思路探讨. 中国中医基础医学杂志, 2010, 16(1): 69-71.

[90] 张玮. 关于"血瘀证"客观化研究的思考. 中西医结合肝病杂志, 2011, 21(2): 117-119.

[91] 张红栓. 基于代谢组学的冠心病心绞痛痰浊证、血瘀证研究. 广州: 南方医科大学, 2010.

[92] 冯越, 张许, 刘买利. 代谢组学方法分析鸡胚胎发育过程中脑代谢物. 波谱学杂志, 2009, 26(1): 27-36.

[93] Balkan J, Kanbağli O, Aykaç-Toker G, et al. Taurine treatment reduces hepatic lipids and oxidative stress in chronically ethanol-treated rats. Biol Pharm Bull, 2002, 25(9): 1231-1233.

[94] 梁琦, 倪诚, 谢鸣, 等. 广防己的肾毒性及代谢组学研究. 中西医结合学报, 2009, 7(8): 746-752.

[95] 杨帆, 孙晓霞, 孟静岩. 肾藏精与衰老关系的研究进展. 中华中医药杂志, 2013, 28(3): 758-760.

[96] 冯慧, 程秋凤, 贺燕, 等. 脑缺血耐受过程中 NO 作用机制的研究进展. 中国实用神经疾病杂志, 2012, 15(17): 85-86.

[97] Silverman R B. Design of Selective Neuronal Nitric Oxide Synthase Inhibitors for the Prevention and Treatment of Neurodegenerative Diseases. Accounts of Chemical Research, 2009, 42(3): 439-451.

[98] Maccallini C, Amoroso R. Targeting neuronal nitric oxide synthase as a valuable strategy for the therapy of neurological disorders. Neural Regeneration Research, 2016, 11(11): 1731-1734.

[99] 陈燕清, 张俊龙, 郭蕾, 等. 一种病证结合痰浊阻窍证老年期痴呆大鼠模型的建立. 中国中医基础医学杂志, 2016, 22(2): 174-176.

[100] 袁德培, 邱幸凡, 王平, 等. 肾虚髓衰、脑络痹阻是老年性痴呆的基本病机. 中华中医药杂志, 2008, 23(8): 732-734.

[101] 时晶, 田金洲, 王永炎, 等. 血瘀证的生物学基础研究. 中华中医药杂志, 2006, 21(6): 363-364.

[102] 王俊英. 电针镇痛的累积效应与海马神经元可塑性及胞内 MAPK/ERK 信号通路活动关系分析. 中国中医科学院, 2013: 19.

[103] Rolls ET. A quantitative theory of the functions of the hippocampal CA3 network in memory. Frontiers in Cellular Neuroscience, 2013, 7: 98.

[104] 苏芮, 韩振蕴, 范吉平. 脑内注射 β-淀粉样蛋白致痴呆动物模型的效度评价及中医内涵的探索. 中华中医药杂志, 2015, 30(8): 2741-2743.

[105] 荣翠平, 陈云波, 王奇. 基于正邪理论的老年性痴呆动物模型造模思路初探. 新中医, 2012, 44(6): 12-13.

[106] Yamaguchi Y, Kawashima S. Effects of amyloid-beta-(25-35)on passive avoidance, radial-arm maze learning and choline acetyltransferase activity in the rat. Eur J Pharmacol, 2001, 412(3): 265-272.

[107] Kamat PK, Rai S, Swarnkar S, et al. Molecular and cellular mechanism of okadaic acid(OKA)-induced neurotoxicity: a novel tool for Alzheimer's disease therapeutic application. Mol Neurobiol, 2014, 50(3): 852-865.

[108] 杨久山, 孙秀萍, 王忆杭, 等. 连翘酯苷对东莨菪碱模型小鼠学习记忆的影响及其机制研究. 中国实验方剂学杂志, 2016, 22(8): 177-181.

[109] 李敏, 张萍, 李思铭, 等. 陈可冀院士治疗老年痴呆的临床经验. 中西医结合心脑血管病杂志, 2015, 13(2): 254-256.

[110] Qin L, Zhang J, Qin M. Protective effect of cyaniding 3-O-glucoside on beta-amyloid peptide-induced

cognitive impairment in rats. Neurosci Lett, 2013, 534: 285-288.

[111] 任昌菊, 张超, 鄢金柱, 等. 载脂蛋白 E 基因多态性与中国人群散发型阿尔茨海默病相关性的 Meta 分析. 中国循证医学杂志, 2014, 14(7): 813-820.

[112] Anstey K J, Ashby-Mitchell K, Peters R. Updating the Evidence on the Association between Serum Cholesterol and Risk of Late-Life Dementia: Review and Meta-Analysis. Journal of Alzheimer's Disease, 2017, 56(1): 215-228.

[113] Shinohara M, Sato N, Shimamura M, et al. Possible modification of Alzheimer's disease by statins in midlife: interactions with genetic and non-genetic risk factors. Frontiers in Aging Neuroscience, 2014, 6: 71.

[114] Vandal M, White P J, Tournissac M. Impaired thermoregulation and beneficial effects of thermoneutrality in the 3×Tg-AD model of Alzheimer's disease. Neurobiol Aging, 2016, 43: 47-57.

[115] Kimura T, Hatsuta H, Masuda-Suzukake M. The Abundance of Nonphosphory-latedTau in Mouse and Human Tauopathy Brains Revealed by the Use of Phos-Tag Method. Am J Pathol, 2016, 186(2): 398-409.

[116] Mushtaq G, Greig N H, Anwar F, et al. Neuroprotective Mechanisms Mediated by CDK5 Inhibition. Current Pharmaceutical Design, 2016, 22(5): 527-534.

[117] Liang S H, Chen J M, Normandin M D, et al. Discovery of a highly selective glycogen synthase kinase-3 inhibitor(PF-04802367)that modulates tau phosphorylation in brain: Translation for PET neuroimaging. Angewandte Chemie(Internationaled in English), 2016, 55(33): 9601-9605.

[118] Pandey M K, DeGrado T R. Glycogen Synthase Kinase-3(GSK-3)-Targeted Therapy and Imaging. Theranostics, 2016, 6(4): 571-593.

[119] Wang Y, Yang R, Gu J. Cross talk between PI3K-AKT-GSK3β and PP2A pathways determines tau hyperphosphorylation. Neurobiol Aging, 2015, 36(1): 188-200.

[120] Di J, Cohen L S, Corbo C P, et al. Abnormal tau induces cognitive impairment through two different mechanisms: synaptic dysfunction and neuronal loss. Scientific Reports, 2016, 6: 20833.

[121] Roe C M, Fagan A M, Williams M M, et al. Improving CSF biomarker accuracy in predicting prevalent and incident Alzheimer disease. Neurology, 2011, 76(6): 501-510.

[122] Cavedo E, Lista S, Khachaturian Z, et al. The Road Ahead to Cure Alzheimer's Disease: Development of Biological Markers and Neuroimaging Methods for Prevention Trials Across all Stages and Target Populations. The Journal of Prevention of Alzheimer's Disease, 2014, 1(3): 181-202.

[123] Skaper S D. Alzheimer's disease and amyloid: culprit or coincidence?. Int Rev Neurobiol, 2012, 102: 277-316.

[124] Li T, Braunstein K E, Zhang J, et al. The neuritic plaque facilitates pathological conversion of tau in an Alzheimer's disease mouse model. Nat Commun, 2016, 7: 12082.

[125] 赵辉, 王健. 试论多因素复合制作病证结合动物模型思路. 安徽中医学院学报, 2001, 20(5): 57-59.

[126] 白云静, 申洪波, 孟庆刚, 等. 基于复杂性科学的中医学发展取向与方略. 中国中医药信息杂志, 2005, 12(1): 2-5.

[127] Yanker B A, Duffy L K, Kirschner D A. Neurotrophic and neurotoxic effects of mayloidβprotein: reversal by tachykinin neuroprptide. Science, 1990, 250(4978): 297-282.

[128] 沈自尹. 衰老-生理性肾虚证的 HPAT 轴分子网络调控研究. 中国中西医结合杂志, 2004, 24(9): 841-843.

[129] D'Hooge R, De Deyn P P. Applications of the Morris water maze in the study of learning and Memory. Brain Res Brain Res Rev, 2001, 36(1): 60-90.

[130] Patil S S, Sunyer B, Höger H, et al. Evaluation of spatial memory of C57BL/6J and CD1 mice in the Barnes

maze, the MultiPle T-maze and in the Morris water maze. Behav Brain Res, 2009, 198(1): 58-68.

[131] Vianna M R, Alonso M, Viola H, et al. Role of hippocampal signaling Pathways in long-term memory formation of a nonassociative leanring task in the rat. Learn Mem, 2000, 7(5): 333-340.

[132] Selcher J C, Weeber E J, Christian J, et al. A role for ERK MAP kinase in Physiologic temporal integration in hippcoampal area CA1. Learn Mem, 2003, 10(1): 26-39.

[133] Handelmann G E, Olton D S. Spatial memory following damage to hippocamal CA3 pyarmidal cells with kainic acid: Impairment and recovery with preoperative training. Brain Res, 1981, 217(1): 41-58.

[134] Ni J W, Matsumoto K, Li H B, et al. Neuronal damage and decrease of central acetylcholine level following permanent occlusion of bilateral common carotid arteries in rat. Brain Res, 1995, 673(2): 290-296.

[135] Braak H, Braak E. Neuropathological stageing of Alzheimer-related changes. Acta Neuropathol, 1991, 82(4): 239-259.

[136] Bobinski M, Wegiel J, Tarnawski M, et al. Relationships between regional neuronal loss and neurofibrillary changes in the hippocampal formation and duration and severity of Alzheimer disease. J Neuropathol Exp Neurol, 1997, 56(4): 414-420.

[137] Calissano P, Matrone C, Amadoro G. Apoptosis and in vitro Alzheimer disease neuronal models. Commun Integr Bio, 2009, 2(2): 163-169.

[138] Yang D S, Kumar A, Stavrides P, et al. Neuronal apoptosis and autophagy cross talk in aging PS/APP mice, amodel of Alzheimer's disease. AmJ Pathol, 2008, 173(3): 665-681.

[139] Mochizuki H, Goto K, Mori H, et al. Histochemical detection of apoptosis in Parkinson's disease. J Neurol Sci, 1996, 137(2): 120-123.

[140] Anglade P, Vyas S, Javoy-Agid F, et al. Apoptosis and autophagy in nigral neurons of patients with Parkinson's disease. Histol Histopathol, 1997, 12(1): 25-31.

[141] Tompkins M M, Basgall E J, Zanrini E, et al. Apoptotic-like changes in Lewy-body-associated disorders and normal aging in substantia nigral neurons. Am J Pathol, 1997, 150(1): 119-131.

[142] Muller M, Holsboer F, Keck M. Genetic modification of corticosteroid receptor signaling: novel insights into pathophysiology and treatment strategies of human affective disorders. Neuropeptides, 2002, 36(2-3): 117.

[143] Kaneko M, Murata S, Hoshino Y, et al. Dexam ethasone suppression test in schizophrenia: its relation tomonoam inemetabolism in hypothalamic-pituitary-adrenal axis. Neurop sychobiology, 1990, 24(1): 12.

[144] Narayanan S, Kamps B, Boelens W C, et al. alphaB-crystallin competes with Alzheimer's disease beta-amyloid peptide for pepide-pepide interactions and induces oxidation of Abeta-Met35. FEBS Lett, 2006, 580(25): 5941-5946.

[145] 王立真, 朱兴族. 帕金森病致病的分子研究进展. 中国药理学通报, 2004, 20(10): 1081-1085.

[146] Lin M T, Beal M F. Mitochondrial dysfunction and oxidative stress in neurodegenerative diseases. Nature, 2006, 443(7113): 787-795.

[147] 张林波, 黄帅, 马广丽, 等. 氧化应激对 D-半乳糖致衰老小鼠的影响. 中国老年学杂志, 2010, 30(11): 1527-1529.

[148] 周农. 老年期内分泌与痴呆. 国外医学. 神经病学神经外科学分册. 2003, 30(2): 138-141.

[149] Mobbs C V. Not wisely but too well: aging as a cost of neuroendocrine activity. Sci Aging Knowledge Environ, 2004(35): 33-39.

[150] Betarbet R, Sherer T B, MacKenzie G, et al. Chronic systemic pesticide exposure reproduces features of Parkinson's disease. Nat Neurosci, 2000, 3(12): 1301-1306.

[151] Li N, Ragheb K, Lawler G, et al. Mitochondrial complex Ⅰ rotenone induces apoptosis through enhancing mitochondtive oxygen species production. Jn Biol Chem, 2003, 278(10): 8516-8525.

[152] Perier C, Bove J. The rotenone model of Parkin's disease. Trends Neurosci, 2003, 26(7): 345-346.

[153] Whishaw I Q, Dunnett S B. Dopamine depletion, stimulation or blockade in the rat disrupts spatial navigation and locomotion dependent upon beacon or distal cues. Behav Brain Res, 1985, 18(1): 11-29.

[154] Allbutt H N, Henderson J M. Use of the narrow beam test in the rat, 6-hydroxydopamine model of Parkinson's disease. J Neurosci Methods, 2007, 159(2): 195-202.

[155] 刘宁, 张俊龙, 郭蕾. 阿尔茨海默病流行病学现状. 辽宁中医药大学学报, 2011, 13(1): 35-36.

[156] de Lau L M, Breteler M M. Epidemiology of Parkinson's disease. Lancet Neurol, 2006, 5(6): 525-535.

[157] Roman G C, 黄卫东. 北京, 西安和上海地区帕金森病的流行病学调查. 世界核心医学期刊文摘·神经病学分册, 2005, 1(7): 7-8.

[158] Schapira A H, Olanow C W. Neuroprotection in Parkinson disease: mysteries, myths, and misconceptions. The Journal of the American Medical Association, 2004, 291(3): 358-364.

[159] Olanow C W, Agid Y, Mizuno Y, et al. Levodopa in the treatment of Parkinson's disease: current controversies. Movement Disorders, 2004, 19(9): 997-1005.

[160] Yuan H, Zhang Z W, Liang L W, et al. Treatment strategies for Parkinson's disease. Neuroscience Bulletin, 2010, 26(1): 66-76.

[161] 王筠, 鞠大宏, 陈彦静. 从中医"髓"、"肾"、"络"理论探析脑病的发生机制. 中医杂志, 2012, 53(3): 205-206.

[162] 王永炎, 张启明, 张志斌. 证候要素及其靶位的提取. 中华中医药学会中医诊断学分会成立暨学术研讨会论文集, 2006: 21-22.

[163] 张连城, 张玉莲, 张权. 从肾藏精论治老年痴呆. 中医杂志, 2011, 52(17): 1456-1458.

[164] 牛磊. 论肾虚与帕金森病的关系. 中国中医药信息杂志, 2011, 18(11): 99-100.

[165] 郭蕾, 王永炎, 张志斌. 关于证候概念的诠释. 北京中医药大学学报, 2003, 26(2): 5-8.

[166] 闫川慧, 张俊龙, 郭蕾, 等. 帕金森病中医病机学说探讨. 中国中医基础医学杂志, 2011, 17(9): 940-941.

[167] de Kloet E R, Derijk R H, Meijer O C. Therapy Insight: is there an imbalanced response of mineralocorticoid and glucocorticoid receptors in depression? Nature Clinical Practice. Endocrinology & Metabolism, 2007, 3(2): 168-179.

[168] 张俊龙. 从脑主元神论建立中医藏象学说新体系的构想. 中国医药学报, 2001, 16(4): 67-68.

[169] Korb E, Finkbeiner S. Arc in synaptic plasticity: from gene to behavior. Trends in Neurosciences, 2011, 34(11): 591-598.

[170] Korinek M, Kapras V, Vyklicky V, et al. Neurosteroid modulation of N-methyl-D-aspartate receptors: molecular mechanism and behavioral effects. Steroids, 2011, 76(13): 1409-1418.

[171] Xu C, Zhao M X, Poo M M, et al. GABA(B)receptor activation mediates frequency-dependent plasticity of developing GABAergic synapses. Nature Neuroscience, 2008, 11(12): 1410-1418.

[172] 韩恩吉. 老年期痴呆流行病学. 山东医药, 2003, 43(25): 48-49.

[173] 段文利. 中国人帕金森患病率与国际无差异. 中国医学信息导报, 2005, 20(13): 11.

[174] 张东伟, 牛建昭, 陈家旭, 等. 异病同治理论在中医研究中应用的思考. 世界科学技术, 2003, 5(6): 16-21.

[175] 沈自尹. 我的科研历程和思考. 中医杂志, 2000, 44(11): 690-692.

[176] Fotuhi M, Hachinski V, Whitehouse P J. Changing perspectives regarding late-life dementia. Nat Rev Neurol, 2009, 5(12): 649-658.

[177] 沈自尹, 黄建华, 林伟, 等. 从整体论到系统生物学进行肾虚和衰老的研究. 中国中西医结合杂志, 2009, 29(6): 548-550.

[178] 邢长伟, 张学峰, 王景洪. 从肾论治老年性痴呆研究进展. 陕西中医学院学报, 2004, 27(1): 72-74.

[179] 贺文彬, 张俊龙. 补肾复方促智抗老年痴呆作用机理的研究述要. 中华中医药学刊, 2004, 2(5): 856-858.

[180] Gundersen V. Co-localization of excitatory and inhibitory transmitters in the brain. Acta Neurol Scand Suppl, 2008, 188: 29-33.

[181] Moult P R. Neuronal glutamate and GABA receptor function in health and disease. Biochem Soc Trans, 2009, 37(6): 1317-1322.

[182] Bak L K, Schousboe A, Waagepetersen H S. The glutamate/GABA-glutamine cycle: aspects of transport, neurotransmitter homeostasis and ammonia transfer. J Neurochem, 2006, 98(3): 641-653.

[183] 中华人民共和国国家统计局. 2017 中国统计年鉴. 北京: 中国统计出版社, 北京数通电子出版社, 2017.

[184] Sato N, Morishita R. Brain alterations and clinical symptoms of dementia indiabetes Aβtau-dependent and independent mechanisms. Front Endocrinol, 2014, 5: 143.

[185] Craft S. Alzheimer disease: Insulin resistance and AD extending the translational path. Nature reviews Neurology, 2012, 8(7): 360-362.

[186] Sekar S, Taghibiglou C. Elevated nuclear phosphatase and tensin homolog(PTEN)and altered insulin signaling in substantia nigral region of patients with Parkinson's disease. Neurosci Lett, 2018, 666: 139-143.

[187] 王志娟, 肖丽丽, 刘士梅, 等. 糖尿病、阿尔茨海默病及血管性痴呆发病情况及相关性分析. 临床合理用药杂志, 2014, 7(25): 75-76.

[188] Wahlqvist M L, Lee M S, Chuang S Y, et al. Increased risk of affective disorders in type 2 diabetes is minimized by sulfonylurea and metformin combination a population-based cohort study. BMC Med, 2012, 10: 150.

[189] Schernhammer E, Hansen J, Rugbjerg K, et al. Diabetes and the risk of developing Parkinson's disease in Denmark. Diabetes Care, 2011, 34(5): 1102-1108.

[190] Wahlqvist M L, Lee M S, Hsu C C, et al. Metformin-inclusive sulfonylurea therapy reduces the risk of Parkinson's disease occurring with Type 2 diabetes in a Taiwanese population cohort. Parkinsonism Relat Disord, 2012, 18(6): 753-758.

[191] 刘鹤. 加减地黄饮子治疗肾虚髓减型老年性痴呆的临床观察. 黑龙江中医药大学, 2015.

[192] 成金枝, 张俊龙, 郭蕾. 地黄饮子对 Alzheimer's disease 和 Parkinson's disease 大鼠 T-SOD、LPO 的影响. 陕西中医, 2014, 35(7): 926-927.

[193] 汪庆华. 地黄饮子治疗老年性痴呆症的临床效果分析. 中外医疗, 2017, 36(34): 177-179.

[194] 许金波, 韩辉, 吕丹丽. 韩明向运用地黄饮子治疗帕金森病经验. 广州中医药大学学报, 2017, 34(5): 758-760.

[195] 贺文彬, 郭蕾, 张俊龙. 阿尔茨海默病与帕金森病共性证候要素研究的可行性探讨. 中国中医基础医学杂志, 2013, 19(12): 1473-1476.

[196] Jiang-An Yin, Ge Gao1, Xi-Juan Liu, et al. Genetic variation in glia-neuron signalling modulates ageing rate. Nature, 2017, 51: 198-203.

[197] Tawo R, Pokrzywa W, Kevei É, et al. The Ubiquitin Ligase CHIP Integrates Proteostasis and Aging by Regulation of Insulin Receptor Turnover. Cell, 2017, 169(3): 470-482. e13.

[198] Croteau E, Castellano C A, Fortier M, et al. A cross-sectional comparison of brain glucose and ketone

metabolism in cognitively healthy older adults, mild cognitive impairment and early Alzheimer's disease. Exp Gerontol, 2018, 107: 18-26.

[199] 王双. 自然衰老大鼠糖耐量变化及其机理的研究. 成都: 四川大学, 2007.

[200] Chen Y, Deng Y, Zhang B, et al. Deregulation of brain insulin signaling in Alzheimer's disease. Neuroscience Bulletin, 2014, 30(2): 282-294.

[201] Jr Jack C R, Knopman D S, Jagust W J, et al. Hypothetical model of dynamic biomarkers of the Alzheimer's pathological cascade. Lancet Neurol, 2010, 9(1): 119-128.

[202] Steen E, Terry B M, Rivera E J, et al. Impaired insulin and insulin-like growth factor expression and signaling mechanisms in Alzheimer's disease is this type 3 diabetes? J Alzheimers Dis, 2005, 7(1): 63-80.

[203] Sørensen L, Igel C, Liv Hansen N, et al. Early detection of Alzheimer's disease using MRI hippocampal texture. Human Brain Mapping, 2016, 37(3): 1148-1161.

[204] Petra Vogelsang, Lasse Melvaer Giil, Anders Lund, et al. Reduced glucose transporter-1 in brain derived circulating endothelial cells in mild Alzheimer's disease patients. Brain Reserch, 2018, 1678: 304-309.

[205] Szablewski L. Glucose Transporters in Brain: In Health and in Alzheimer's Disease. Journal of Alzheimer's Disease, 2017, 55(4): 1307-1320.

[206] Bubber P, Haroutunian V, Fisch G, et al. Mitochondrial abnormalities in Alzheimer brain: mechanistic implications. Ann Neurol, 2005, 57(5): 695-703.

[207] Gibson G E, Haroutunian V, Zhang H, et al. Mitochondrial damage in Alzheimer's disease varies with apolipoprotein E genotype. Ann Neurol, 2000, 48(3): 297-303.

[208] Moloney A M, Griffin R J, Timmons S, et al. Defects in IGF-1 receptor, insulin receptor and IRS-1/2 in Alzheimer's disease indicate possible resistance to IGF-1 and insulin signalling. Neurobiol Aging, 2010, 31(2): 224-243.

[209] Williams D M, Karisson I K, Pedersen N L, et al. Circulating insulin-like growth factors and Alzheimer disease: A mendelian randomization study. Neurology, 2018, 93(4): e291-e297.

[210] 陈艳杏. 代谢损伤与胰岛素信号通路在阿尔茨海默病发病中的机制研究. 武汉: 华中科技大学, 2013.

[211] Asadbegi M, Yaghmaei P, Salehi I, et al. Neuroprotective effects of metformin against Abeta-mediated inhibition of long-term potentiation in rats fed a high-fat diet. Brain Research Bulletin, 2016, (121): 178-185.

[212] Schelp A O, Mendes-Chiloff C L, Paduan V C, et al. Amnestic dementia impairment in Parkinson's disease: The role of body composition, ageing and insulin resistance. Clin Nutr ESPEN, 2017, 20: 47-51.

[213] Morris J K, Bomhoff G L, Gorres B K, et al. Insulin resistance impairs nigrostriatal dopamine function. Exp Neurol, 2011, 231(1): 171-180.

[214] 樊丽娟, 邱清强, 董秋艳. 胰岛素缓解帕金森病合并糖尿病患者认知功能障碍效果观察. 人民军医, 2015, 58(10): 1190-1191.

[215] 张乘云, 张宇新, 司道文, 等. 罗格列酮联合替米沙坦在治疗小鼠 MPTP 致帕金森病中的神经保护作用. 神经解剖学杂志, 2015, 31(5): 623-628.

[216] 苏存锦. 二甲双胍对 MPTP/p 帕金森病模型小鼠的神经保护作用. 南京: 南京医科大学, 2013.

[217] 陈刚, 郭茂川, 张六通, 等. 肾虚、血瘀、痰浊阻络为衰老的基本病机. 中国中医基础医学杂志, 2001, 7(7): 8-11.

[218] 田盼盼, 赵杨. 从肾论治帕金森病的研究思路及实践. 中西医结合心脑血管病杂志, 2016, 14(17): 2073-2075.

[219] 矫增金, 陈民. 论老年性痴呆中医病因病机. 辽宁中医药大学学报, 2016, 18(6): 58-60.

# 附录　古文献参考书目

说明：论文中由书名或作者引出的古代文献，均出自以下书目。以文中首次出现为序。

1. 王冰. 黄帝内经素问. 刘衡如点校本. 北京：人民卫生出版社，1963.

2. 张珍玉. 灵枢经语释. 济南：山东科学技术出版社，1983.

3. 许慎. 说文解字：三十卷. 陶生魁整理. 北京：中华书局，1963.

4. 熊忠. 古今韵会举要. 甯忌浮整理. 扬州：准南书局，2000..

5. 朱骏声. 说文通训定声. 影印本. 武汉：武汉古籍书店，1983.

6. 郝懿行. 尔雅义疏. 郝联荪、郝联薇点校. 北京：中国书店，1982.

7. 蔡沈注. 书经. 影印本. 上海：上海古籍出版社，1987.

8. 佚名. 尔雅（合刊）. 管锡华译注. 上海：上海古籍出版社，1989.

9. 朱熹. 诗经. 赵长征点校. 上海：上海古籍出版社，1987.

10. 张机. 金匮玉函经. 何义门整理. 北京：人民卫生出版社，2015.

11. 佚名. 古微书. 春秋纬. 上海：上海鸿文书局，1895.

12. 扬雄. 法言：诸子集成本. 陈仲夫点校. 上海：上海书店影印本，1986.

13. 萧统. 文选. 北京：中华书局，1957.

14. 刘安. 淮南子译注. 陈广忠整理. 黄山：黄山出版社，2008.

15. 郑玄注. 周礼：十二经注疏本. 张尔歧点校. 上海：上海古籍出版社，2016.

16. 张玉书. 佩文韵府. 上海：上海书店据商务印书馆万有文库本影印本，1987.

17. 佚名. 颅囟经. 王宏利点校. 北京：中国中医药科技出版社，1956

18. 孙思邈. 千金要方. 李景荣点校. 北京：人民卫生出版社，1955.

19. 陈无择. 三因极一病证方论. 王咪咪整理. 北京：人民卫生出版社，1957.

20. 朱橚. 普济方. 郭志华. 北京：人民卫生出版社，1959.

21. 李时珍. 本草纲目. 北京. 人民卫生出版社，1982.

22. 梁丘子注. 黄庭内景玉经注. 道藏本. 见道藏气功要集. 上海：上海书店影印本，1991.

23. 许浚. 东医宝鉴. 影印本. 北京：人民卫生出版社，1982.

24. 汪昂. 本草备要. 郑金生整理. 北京：人民卫生出版社，1918.

25. 王清任. 医林改错. 李天德整理. 上海：上海科学技术出版社，1966.

26. 陈定泰. 医谈传真. 北京：人民卫生出版社，1966.

27. 朱沛文. 华洋脏象约纂. 影印本. 广州：广东科技出版社，2014.

28. 张锡纯. 医学衷中参西录. 保定：河北人民出版社，1957.

29. 吴有性. 瘟疫论. 唐文吉整理. 北京：中国中医药科技出版社，1957.

30. 余师愚. 疫疹一得. 北京：人民卫生出版社，1957.

31. 杨栗山. 伤寒瘟疫条辨. 李玉清点校. 北京：中国中医药出版社，1966.

32. 张介宾. 类经. 影印本. 北京：人民卫生出版社，1957.

33. 赵献可. 医贯. 郭君双整理. 北京：人民卫生出版社，1959.

34. 谢观. 中国医学大辞典. 北京：中国书店据1921年商务印书馆版影印，1988.

35. 程杏轩. 医述. 时振声整理. 北京：中国中医药出版社，1983.

36. 高士宗. 素问直解. 孙国中点校. 北京：科学技术出版社，1987.

37. 王肯堂. 证治准绳. 倪和宪点校. 上海：上海卫生出版社，1957.

38. 华佗. 中藏经. 谭春雨整理. 北京：中国医药科技出版社，1957.

39. 高镰. 见高镰等气功著作十五种·服内元气论.

40. 吴谦. 医宗金鉴·正骨心法要旨. 北京：人民卫生出版社，1963.

41. 林珮琴. 类证治裁. 李德新整理. 上海：上海科学技术出版社，1959.

42. 尹真人. 性命圭旨全书. 韦溪，钟夏校译. 北京：教育科学出版社，1993.

43. 巢元方. 诸病源候论. 宋白杨整理. 北京：人民卫生出版社影印本，1955.

44. 李东垣. 脾胃论. 文魁整理. 北京：人民卫生出版社影印本，1957.

45. 泥丸陈真人. 翠虚篇. 道藏本. 见道藏气功要集. 上海：上海书店影印本，1991.

46. 王宏翰. 医学原始. 张明锐点校. 北京：学苑出版社，1955.

47. 朱熹注. 周易. 廖名春点校. 上海：上海古籍出版社，1987.

48. 许慎撰，段玉裁注. 说文解字. 上海：上海古籍出版社，1981.

49. 徐仁甫. 左传疏证. 成都：四川人民出版社，1981.

50. 老子. 二十二子本. 上海：上海古籍出版社，1987.

51. 孟柯. 孟子：十三经注疏本. 上海：上海古籍出版社，1987.

52. 白玉蟾. 上清集. 道藏本. 周全彬点校. 北京. 宗教文化出版社，1954.

53. 萧延芝. 修真十书. 道藏本. 见道藏气功要集. 上海：上海书店影印本，1991.

54. 刘思敬. 彻剩八编 内镜. 清康熙刻本. 北京：中医古籍出版社，1965.

55. 喻嘉言. 寓意草. 谷晓红点校. 上海：上海科学技术出版社，1959.

56. 张介宾. 景岳全书. 李继明整理. 上海：上海科学技术出版社，1984.

57. 戴圣. 礼记. 陈浩注. 上海：上海古籍出版社，1987.

58. 孝经. 四库全书本. 上海：上海古籍出版社影印本，1991.

59. 王文禄. 医先. 上海：上海古籍出版社影印本，1991.

60. 孔子. 论语. 金良年点校. 上海：上海古籍出版社，1987.

61. 李梴. 医学入门. 何咏点校. 上海：上海锦章书局石印本，1930.

62. 佚名. 足臂十一脉灸经. 马王堆帛书整理小组点校. 北京：文物出版社，1979.

63. 佚名. 阴阳十一脉灸经. 马王堆帛书整理小组点校. 北京：文物出版社，1979.

64. 程知. 医经理解. 上海：上海石刻本，1925.

65. 李中梓. 内经知要. 胡晓峰点校. 北京：人民卫生出版社，1963.

66. 康容川. 医经精义. 张立光点校. 北京：学苑出版社，2012.

67. 大洞经. 道藏本. 见道藏气功要集. 蒋宗瑛点校. 上海：上海书店影印本，1991.

68. 陈修园. 医学从众录. 王树芬整理. 北京：人民卫生出版社，1963.

69. 陈九思. 难经集注. 北京：人民卫生出版社影印佚存丛书本，1956.

70. 董宿. 奇效良方. 可嘉整理. 北京：中国中医药出版社，1959.

71. 孙沛. 黄帝内经素问注解. 田代华点校. 北京：中华书局，1939.

72. 彭用光. 体仁汇编. 北京：中国中医药出版社，1959.

73. 蔡陆仙. 中国医药汇海. 北京：中国书店据 1941 年中华书局版印，1985.

74. 张志聪. 素问集注. 孙国中点校. 上海：上海科学技术出版社，2001.

75. 张士骧. 类中秘旨. 绍兴：绍兴医药学报社刊本，1920.

76. 陈士铎，辨证奇闻. 柳长华点校. 北京：中国中医药出版社，1958.

77. 李东垣. 珍珠囊补遗药性赋. 伍悦点校. 北京：岳麓书社，1990.

78. 叶天士. 临证指南医案. 苏礼整理. 上海：上海人民出版社，1976.